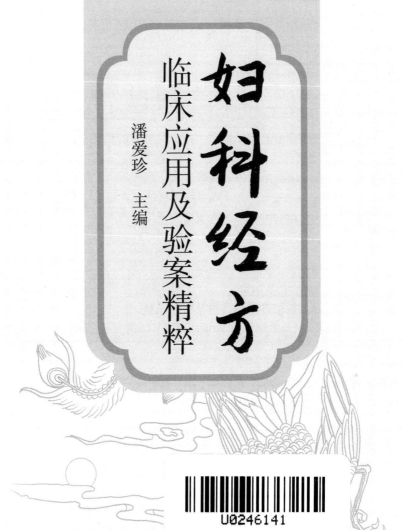

妇科经方

临床应用及验案精粹

潘爱珍 主编

人民卫生出版社
·北京·

U0246141

图书在版编目（CIP）数据

妇科经方临床应用及验案精粹 / 潘爱珍主编 . —北京：人民卫生出版社，2023.11

ISBN 978-7-117-35606-0

Ⅰ.①妇…　Ⅱ.①潘…　Ⅲ.①中医妇科学－验方－汇编②中医妇科学－医案－汇编　Ⅳ.① R289.5 ② R271.1

中国国家版本馆 CIP 数据核字（2023）第 216912 号

人卫智网	www.ipmph.com	医学教育、学术、考试、健康，购书智慧智能综合服务平台
人卫官网	www.pmph.com	人卫官方资讯发布平台

妇科经方临床应用及验案精粹

Fuke Jingfang Linchuang Yingyong ji Yan'an Jingcui

主　　编：潘爱珍

出版发行：人民卫生出版社（中继线 010-59780011）

地　　址：北京市朝阳区潘家园南里 19 号

邮　　编：100021

E - mail：pmph @ pmph.com

购书热线：010-59787592　010-59787584　010-65264830

印　　刷：天津善印科技有限公司

经　　销：新华书店

开　　本：710×1000　1/16　印张：19

字　　数：331 千字

版　　次：2023 年 11 月第 1 版

印　　次：2023 年 12 月第 1 次印刷

标准书号：ISBN 978-7-117-35606-0

定　　价：66.00 元

打击盗版举报电话：**010-59787491**　E-mail：WQ @ pmph.com

质量问题联系电话：**010-59787234**　E-mail：zhiliang @ pmph.com

数字融合服务电话：**4001118166**　E-mail：zengzhi @ pmph.com

妇科经方临床应用及验案精粹

编 委 会

主　编　潘爱珍

副主编　林玉洁　陈　珂　武志娟　李建军

编　委（按姓氏笔画排序）

于长志　朱　敏　李建军　陈　珂　陈柳丹　武志娟

林玉洁　郑勇前　侯祥平　黄俊宏　黄艳霞　蔡学华

潘爱珍　薛小金

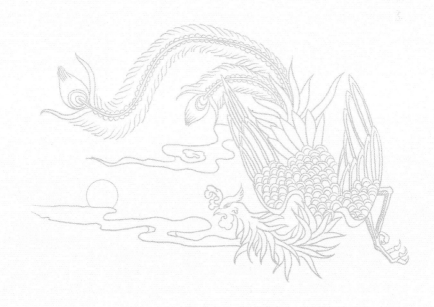

前
言

　　中医妇科学作为中医临床医学的一个专门学科,其形成和发展可谓源远流长,有关资料记载可上溯到先秦时代。东汉张仲景著《金匮要略》列妇人妊娠、产后、杂病三篇,遂开专治妇科疾病分类编制之先河。仲景之方,组方凝练,配伍精当,被称为经方;仲景学术根源于临床,服务于临床,发展于临床,已成为中医药学领域中最具影响力、最活跃的核心理论之一。

　　中医妇科医生欲在临床中正确运用经方治疗妇科常见病、疑难病,就必须对运用经方治病的各个环节了如指掌,需要进一步掌握经方的经典原文、方药组成、用药分析、用方思路、随证加减及注意事项等。本书汇集了50首妇科常用经方,对每首经方按照原文、释义、煎服、功效、方解、精准辨证、妇科临床应用、不传之秘、临证加减等方面进行详细的阐述。书中所选案例以常见妇科病为主,每一经方下,又选入各个不同病种,病虽雷同,方证各异,方虽相同,病种不一,体现中医辨证论治、同病异治、异病同治的精髓,病案解析部分揭示了其遣方用药的心得和独到特色,突出了临床实用性和中医辨证思维。

　　全书伤寒与金匮共言,理论与临床并举,全方位展示了经方临床运用思维与方法,旨在切磋技艺,授人以渔,以达到举一反三、融会贯通之目的,可供妇科医疗、教学研究人员及广大基层医务工作者和中医爱好者阅读参考。

本书付梓之际,感谢同道们的鼎力支持与协作,以及在本书编写过程中付出的辛勤劳动,特此表示感谢。限于时间与水平,恐有疏漏之处,希冀读者多提宝贵意见。

潘爱珍

2023 年 10 月

目录

1 桂枝汤

【原文1】

师曰:妇人得平脉,阴脉小弱,其人渴,不能食,无寒热,名妊娠,桂枝汤主之。于法六十日当有此证,设有医治逆者,却一月,加吐下者,则绝之。

——《金匮要略·妇人妊娠病脉证并治第二十》第1条

【释义1】

本条论述妊娠恶阻之脉象证治。育龄妇女,停经以后,出现平和之脉,而尺脉较关脉稍见小弱,同时并有呕吐、不能食等症,身无外感寒热之象,当为妊娠反应,通常称作妊娠恶阻。妇女在妊娠两个月左右,尺脉多见滑象,今阴脉小弱,乃胎气初结,经血归胞养胎,胎气未盛,以致阴血显得相对不足,故阴脉比阳脉稍弱。妇人初妊,脉无病而身有病,且无寒热邪气,故以桂枝汤化气调阴阳,以使脾胃调和,则恶阻可愈。但如胃虚有热而烦渴喜饮,则不适宜。

妇人妊娠恶阻多为胎气上逆所致,一般可发生在怀孕后两个月左右。所以原文说:"于法六十日当有此证。"此证基本上可自行缓解,逐渐消失。纵有少数较重的,经过用药调治,恶阻也能很快解除。假如经过一段时间的治疗,胎气上逆的恶阻不但未愈,并增加了吐、泻等症状,势必损伤胎气,而导致流产。所以说:"却一月,加吐下者,则绝之。"

《金匮悬解》曰:"桂枝汤,甘草、大枣补其脾精,桂枝、芍药调其肝血,生姜降逆止呕,妊娠初治之良法也。"

【原文2】

产后风,续之数十日不解,头微痛,恶寒,时时有热,心下闷,干呕,汗出,虽久,阳旦证续在耳,可与阳旦汤。

——《金匮要略·妇人产后病脉证治第二十一》

1

【释义2】

本条论述产后中风持续不愈的证治。产后营卫交虚，风邪外袭，其病在表。若持续数十天不愈，仍头微痛、恶寒，时有发热、胸脘闷、干呕、汗出等症，说明病虽迁延日久，但太阳中风表证仍在。有斯证则用斯药，仍当用桂枝汤解表祛邪，调和营卫。

【原文3】

病常自汗出者，此为荣气和。荣气和者，外不谐，以卫气不共荣气谐和故尔。以荣行脉中，卫行脉外。复发其汗，荣卫和则愈。宜桂枝汤。

病人脏无他病，时发热自汗出而不愈者，此卫气不和也，先其时发汗则愈，宜桂枝汤。

——《伤寒论》53条、54条

【释义3】

53～54条文指出桂枝汤不但可治太阳中风证，还可治疗杂病之营卫不和的自汗及卫气虚易感邪而发热汗出证。病常自汗出者，其原因不在脉内的荣气，故谓此为荣气和，是由于在脉外的卫气，因为卫气不与荣气保持协调，所以荣气自行于脉中，卫气自行于脉外。卫失荣则不固，荣失卫则不守，故致常自汗出，宜用桂枝汤复发汗，使荣卫调和则痊愈。脏无他病者，是说内脏无病，言外之意是说病在外。时发热、自汗出者，谓发热自汗出有定时。这也是卫气不和所致，54条之证有时而发作的特点，需要先于证发之前服药，更有利于助卫和营，使卫气的功能容易恢复而加速痊愈。

【方药】

桂枝三两，去皮　芍药三两　甘草二两，炙　生姜三两，切　大枣十二枚，擘

【煎服】

上五味，咬咀三味，以水七升，微火煮取三升，去滓，适寒温，服一升。服已须臾，啜热稀粥一升余，以助药力。温覆令一时许，遍身漐漐微似有汗者益佳，不可令如水流漓，病必不除。若一服汗出病差，停后服，不必尽剂，若不汗，更服依前法。又不汗，后服小促其间，半日许，令三服尽。若病重者，一日一夜服，周时观之。服一剂尽，病证犹在者，更作服。若汗不出，乃服至二三剂。禁生冷、

粘滑、肉面、五辛、酒酪、臭恶等物。

【煎服法及药后护理】

关于桂枝汤煮药服药的要求，说明如下。

一是要掌握微火缓和煮药法，微火缓煮，可避免芳香药物有效成分过多损失，使桂枝汤发挥解肌祛邪，调和营卫之功效。

二是药后啜热粥帮助取汗，药后稍待片刻，大口啜热稀粥约200ml，既可借水谷之气资充汗源，又可借热力振奋卫阳，驱邪外达，使邪随汗而解。

三是温覆微汗，药后温覆是发汗的重要辅助措施，否则难以出汗。有人用桂枝汤效果不理想，常与未能药后温覆盖衣被有关。发汗的程度，一方面要注意应小汗续出遍身，邪气才能与汗共并，排出体外，否则汗出不彻，邪不外解。另一方面要注意汗出不能太过，若大汗出如水流漓，则邪气不去而正气徒伤，导致阴亏阳亡的变证。

四是服药必须中病即止，服药一次即汗出病差者，停服余药。因为药物为补偏救弊而设，若病已解而仍服其药，则会损伤正气。一服之后未能出汗，必须进第二服，若仍无汗，则应当缩短给药时间，可进第三次，病重者应昼夜煎服，以加强药物效力，连进二、三剂。由此可见，服药是在保持原方药量比例的前提下渐进性服用，而不是通过加大或减少药量的变化来达到治疗目的。

【服药后饮食宜禁】

医圣张仲景（后称"仲景"）提出服用桂枝汤需要禁生冷、粘滑、肉面、五辛、酒酪、臭恶等物。

一则，禁生冷。

因为生冷易伤阳气。今时所讲的生冷，多指多数寒凉水果，冰激凌，刚从冰箱取出的食物、饮料等等。桂枝汤所治的往往是太阳病，太阳病的本质是外邪在表，人体正旺以祛邪。此时当扶正解表。生冷食物会损伤阳气，导致正气变弱，无益于祛邪。生活中所见，有的人外感风寒后表现为桂枝汤证，但因为过食冰激凌，导致脾阳受损，正不胜邪而外邪内陷于太阴，转变为太阴病。

二则，禁粘滑、肉面。

这里的粘滑、肉面泛指难消化以及高营养的食品。因为难消化，容易耗损脾阳；因为营养高，既易伤脾，亦易增湿增浊。《黄帝内经》明言，"病热当何禁之？""病热少愈，食肉则复，多食则遗，此其禁也"。说明药后应当忌肉食，以防损伤胃气，使病情反复或变为坏证。临床实践证明，发热者，生冷甘腻之品当

3

禁,因其性易与湿亲和,有助湿生热,损伤脾阳之弊。粘滑也指糯米做的食物,包括糍粑、糯米粽子、月饼等,都是不容易消化的食物。进一步说,感冒后期,病邪已退而正气未复,此时只可清补,忌过早食用滋腻饮食,以防"食复"。

三则,禁五辛、酒酪、臭恶。

仲景所谓的"五辛、酒酪、臭恶"泛指一切气味发散厚浊之品。需要注意的是,这里的"臭恶"不是指腐败之物,而是气味浓烈之意。凡气烈者如五辛、酒,都有散气之弊;味厚者如奶酪、臭恶,也会损耗脾胃之气。脾胃主运化水谷,化生气血。若脾胃气损,则气血化生不足,营卫失调,无益于康复。且胃属阳明,若错误的饮食耗伤胃气,则阳明不固,邪必传变,容易自太阳而下传阳明。

四则,适寒温。

仲景在桂枝汤的方后注中还要求在服药时要"适寒温"。意思是说,煎好桂枝汤后,要趁热服药,忌凉饮,旨在取"寒者热之"之意。趁热服药,有助于温通经络,助阳合气,解肌发汗,驱邪外出。

五则,饮米粥。

仲景还补充说,服桂枝汤后,过一段时间再饮热米粥,使谷气内充,以助药力。功在以米粥鼓舞胃气,培养汗源,为驱邪外达准备了物质条件。

为什么要饮米粥?因为米粥归脾胃二经,其性平和,最能养脾胃,而脾胃为气血生化之源。滋补脾胃的,才能补益气血,才有益于疾病康复。

进一步说,凡是治病服中药,建议最好在药后喝热米粥。目的有三,其一,可以养脾胃,助气化,旺盛气血;其二,药后服热米粥,以助微微汗出,能提高药效;其三,热米粥还有滋补效果,能治诸虚劳损。特别是有人虚不受补时,米粥即是最好的补品。

【功效】

解肌发表,调和营卫,滋阴和阳。

【方解】

方中桂枝辛温为君,助卫阳,通经络,解肌发表而祛在表之风邪。芍药酸寒为臣,益阴敛营,敛固外泄之营阴。桂芍等量相须合用,寓意有三:一为针对卫强营弱,体现营卫同治,邪正兼顾;二为相辅相成,桂枝得芍药,使汗而有源,芍药得桂枝,则滋而能化;三为相制相成,散中有收,汗中寓补。此为本方外可解肌发表,内可调营卫、和阴阳的基本结构。生姜辛温,既助桂枝辛散表邪,又兼和胃止呕;大枣甘平,既能益气补中,又可滋脾生津。姜枣相配,是补脾和胃、调和营卫的常用组合,共为佐药。炙甘草调和药性,合桂枝辛甘化阳以实卫,合芍药酸甘化阴以和营,兼佐使之用。综观本方,药虽五味,但结构严谨,发中有补,散中有收,邪正兼顾,阴阳并调。

柯琴赞其为仲景群方之冠,乃滋阴和阳、调和营卫、解肌发汗之总方也。言其为"冠"者,乃是因其功用之妙,应用之广,居于群方之上,众多方剂皆由其化裁而来,故又有"万方之祖"的美誉。仲景方约二百余首,其中用桂枝汤加减变化而出者,计有二十八方,约占七分之一。

徐忠可谓:桂枝汤,外证得之为解肌和营卫,内证得之为化气和阴阳。可见此方对治疗内伤杂病也有重要价值。

【精准辨证】

汗出、恶风、脉弱。

妊娠恶阻证(脾胃虚弱证):恶心、呕吐、不思饮食、脘腹不适、舌淡、苔薄白、脉弱。

风寒表虚证(太阳中风证):凡属营卫失调,阴阳不和而见汗出、恶风、脉弱等症。

【妇科临床应用】

营行脉中,卫行脉外,所以营卫与血脉的关系极为密切。营气可化生血液,而卫气起固护血脉的作用。女子又以血为本,其经、带、胎、产、乳无一不与营血卫气息息相关,妇科临床的经、带、胎产诸病,一般均与脏腑功能失调、气血不和有关。本方不仅用于外感风寒表虚证,结合临床辨证,可加减治疗多种妇科疾患,如月经病、妊娠病、产后病、更年期综合征等因营卫不和所致的病证。

【不传之秘】

1. 一定要重视桂枝汤药物之间的比例:桂枝、芍药、生姜等量,都是三两,炙甘草是二两,大枣是十二枚;增减桂枝或白芍用量,都会改变本方治疗范围。

2. 注意煎服方法及禁忌。

3. 如用桂枝汤取汗需啜热稀粥,以助汗源,可防伤正,发汗不可令如水淋漓,微似汗。

4. 伤寒表实证及温病禁用此方。

【临证加减】

若夹气虚,可与玉屏风散合用;若夹气郁,可与四逆散合方用之;若夹阳虚,可与四逆汤合方;若夹血虚,可与四物汤合方。

【桂枝汤三禁】

在《伤寒论》中有3个条文专论应用桂枝汤之禁,故谓之"桂枝汤三禁"。

其一,《伤寒论》第16条之下段云:"桂枝本为解肌,若其人脉浮紧,发热汗不出者,不可与之也。常须识此,勿令误也。"这里特别强调的是"发热汗不出",发热是阳郁之象,汗不出是热郁于内不得外泄之象。桂枝汤属于温热之剂,具有和营卫以止汗出之力,表气不开汗不出,为寒邪束于外,阳热郁于内,此时治法应当开表泄汗,使郁热外泄,若用桂枝汤反致汗愈不出,表闭愈甚而阳热郁之更甚,或热迫血溢而为衄,或郁热内扰而为心烦懊侬,所以不可用桂枝汤。

其二,《伤寒论》第17条云:"若酒客病,不可与桂枝汤,得之则呕,以酒客不喜甘故也。"本条所讲的是,温热素蕴的阳盛之人,不可用桂枝汤。酒为刚烈之物,其性炎灼沸腾,常嗜饮者,必致热毒蕴于胃,湿浊积于脾,若再服桂枝,则必易助热碍湿,湿热愈发壅盛,其病变或为呕吐痞逆,或为痈疽黄疸,所以不可用桂枝。这里所言"酒客",是指素体多火多热多湿之人,非专指酒客而言。

其三,《伤寒论》第19条云:"凡服桂枝汤吐者,其后必吐脓血也。"本条所言,与上《伤寒论》第17条基本相似,亦指素来胃中多火多湿之人,湿火内积者,多不喜甘,更恶火热之物。桂枝汤为甘温之剂,其于胃中火热之人,则必然助纣为虐,使火热益盛,火热之气上炎,所以服后容易引起呕吐,且痈疽原是火生成,湿热久蕴于胃,则腐肌烂肉而为疮痈,故使其吐脓血。

综上,关于桂枝汤的禁忌,张仲景主要指出了以上三条,这三个条文所体现的主要是两个问题:一是桂枝汤不可用于表实证;二是桂枝汤不可用于湿热内盛之人。表实或湿热内盛的实质,就是阳盛,所以古人有"桂枝下咽,阳盛则毙"的警示。

【医案】

1. 妊娠恶阻案

患者徐某,女,28岁,干部。妊娠2个月,近10日恶闻食,食入则呕,时吐痰涎,质稀,脉细滑,舌质淡、苔薄白。证属胎气上逆,胃失和降。治宜调和阴阳,和胃止呕。予桂枝汤加味。处方:桂枝12g,白芍9g,炙甘草9g,陈皮5g,生姜10g,大枣12g。日1剂,水煎分2次服。服药3剂后呕吐即止,已能少量进食。上方加砂仁6g,续进3剂,诸症均除。

医案解要:本例属胎气上逆,胃失和降。故投桂枝汤,意在桂枝汤之甘辛可化气以调营卫,和阴阳。营卫调,阴阳和,胃气得降,则呕恶自止。妊娠恶阻,胃气素弱,孕后血聚以养胎,致营气不足,则卫不独行,使营卫不相协调,营卫之气固有赖于中焦水谷精微的资充,而营卫和调也是维持脾胃正常的必要条件之一,而营卫失调,亦可以妨碍脾胃升降。故妊娠早期常见,恶心呕吐,食欲不振,或不能食,伴头晕体倦、恶寒等现象。《医学入门》云:"子宫经络络于胃口,故逢食气引动精气冲上,必食吐尽而后精气乃安。"《金匮要略》云:"妇人得平脉,阴脉小弱,其人渴,不能食,无寒热,名妊娠,桂枝汤主之。"桂枝汤能调营卫,和阴阳,益脾胃,平冲逆,以止呕,能缓解妊娠反应,利于胎儿发育。而桂枝汤治恶阻,以营卫不和,脾胃偏虚者为宜,若证属脾胃虚寒,可合用《金匮要略》干姜人参半夏丸。如兼有肝胃郁热,或胆气上逆者,不宜用之。

2. 月经初潮营卫不和案

患者黄某,女,13 岁,月经初潮 4 个月,每次经期必见头痛身软,汗出恶风,随母就诊于多处医院,治疗未效。患者症见汗出恶风,脉缓,身软乏力,头痛持续时间在月经前后 1 周,经量少,色紫暗,面青,舌淡苔少。辨证为行经之期,血海空虚,太阳受风,营卫气血失调。方药:桂枝 20g,白芍 20g,生姜 3g,炙甘草 15g,大枣 30g,香附 15g,二贴,水煎服,日 3 次。二诊:自觉恶风汗出已解,唯身软乏力,舌脉同前诊。方药用桂枝汤加香附 15g,艾叶 30g,3 剂,治疗 10 天后痊愈。每月经行按期,色量正常,经随访 1 年未发。

医案解要:女子二七而天癸至,任脉通,太冲脉盛,月事初潮,先天肾气尚充盛,冲任督带未熟,气血不足,经络被外邪所忤,寒邪稽留于营卫之间,腠理不密,外邪乘虚而入,气血运行不畅,故治以驱风和营而病退。

3. 月经疹案

患者张某,女,38 岁,经前隐疹 1 年,经前 1 周即发,皮肤瘙痒难忍,伴月经后期,经来腹痛,经色黑紫,夹有血块,量少。平素烦躁易怒,体虚胖,畏寒,纳食、二便正常,舌质紫,苔薄白润。辨为肝郁犯脾,气血不和,治宜平肝缓急,调和气血。方用桂枝加芍药汤:桂枝 10g,白芍 20g,生姜 10g,大枣 12 枚,炙甘草 6g,连服 7 剂,经来腹痛止,经量略增多,色转红,瘙痒减轻。经净后用当归芍药散调治,患者再次来月经前,瘙痒虽发,程度明显减轻,又予桂枝加芍药汤,经后又予当归芍药散,如此调养 3 个月,未再复发。

医案解要:患者素体脾虚,值经前冲任之血下注胞宫,肝血偏虚,肝气偏旺,复加情志所伤,以致肝木横逆,克犯脾土,气血不和,气滞血瘀而致经前隐痛,经来腹痛。桂枝汤究其组成用药,桂枝、生姜、大枣、炙甘草,擅能调补脾胃启化源,脾胃之气旺盛则营卫生化之源充足,营卫和调则气血阴阳随之也和。

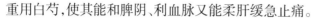

重用白芍,使其能和脾阴、利血脉又能柔肝缓急止痛。

4. 痛经案

患者,女,20岁,未婚,2013年10月12日初诊。月经初潮14岁,月经周期、经量正常,无痛经,末次月经2013年9月10日。2013年4月正值经期,因不慎受凉感冒,发热头痛身痛,伴有小腹疼痛,经治感冒痊愈,至此开始,每到月经将要来潮前1～2天小腹疼痛,得温痛减,悠悠不休,月经干净方止,伴有自汗纳差,身困头昏,经色鲜红、量稍多、有血块,周期正常,服用止痛药物见效,但下次月经来潮腹痛如故,特来寻求中医治疗。刻诊:月经将要来潮,小腹疼痛1天,喜温喜按,乏力自汗,纳谷不香,身感困倦,舌淡苔薄,脉浮缓。诊为痛经,属风寒阻络、营卫不和证。治以桂枝汤加味:桂枝12g,赤芍12g,生姜12g,炙甘草6g,大枣6枚,当归12g,5剂,日1剂,水煎服。

2013年11月10日二诊:月经来潮第1天,稍有腹痛,较上月明显减轻,继续巩固治疗,守原方经期服用,每月4剂,连用2个月,诸症消除,随访半年未复发。

医案解要:月经前后,气血变化急骤,血海由满盈而泻,血海空虚,易感病邪。患者经期不慎感受风寒,虽经治疗症状消除,但痼疾未除,以致冲任气血运行不畅,胞宫经血溢泻受阻,不通则痛。风寒阻络日久,营卫不和,阴阳不调,身困乏力、自汗纳差、得温痛减、舌淡苔薄脉浮均为风寒阻络、营卫不和之象,方用桂枝汤调和营卫、温经散寒、缓急止痛,加当归补血活血化瘀、调经止痛,因而诸症得除,久病得愈。

5. 产后自汗案

患者张某,女,25岁,2013年5月28日就诊。产后15天,患者足月顺产第1胎,产时出血量一般,产后身体恢复尚可,无腹痛腰酸,饮食睡眠正常,仅感汗出较多,5天前因外出不慎汗后当风,出汗较平时更多,故来就诊。刻诊:汗出量多湿衣,动辄更甚,身感困倦,头痛恶风,手足不温,偶感身热,口干,纳食减少,面色无华,舌淡苔薄白,脉虚浮略数。诊为产后自汗,属太阳中风证。方用桂枝汤加味:桂枝10g,白芍10g,生姜10g,炙甘草6g,黄芪20g,大枣6枚。2剂,日1剂,水煎分2次服,并嘱药后食热稀粥1碗,覆被微微发汗。2天后复诊,汗出明显减少,头痛身困减轻,仍感恶风怕冷,又予原方3剂,病愈。

医案解要:患者新产之后,正气亏虚,复感风寒,致营卫不和,腠理疏松,毛孔洞开不收,故自汗不止。产后卫气虚弱,风寒袭表,卫气抗邪无力,故发热不重。仲景曰:"产后风,续之数十日不解,头微痛,恶寒,时时有热,心下闷,干呕,汗出,虽久,阳旦证续在耳,可与阳旦汤。"予桂枝汤调和营卫,复发其汗而止汗,加黄芪补气固表,而获痊愈。

6. 更年期潮热汗出案

患者唐某,女,52岁。近半年潮热汗出,每天少则2～3次,多则6～8次,曾予滋肾清肝剂无效,形体略胖,面色萎黄,月经紊乱,时行时止,纳谷二便正常,时郁闷烦躁,夜寐梦多,舌淡苔薄白,脉弦细。此为营卫不和,卫司开合功能发生障碍,合时阳郁而发热,开时腠理疏松而汗出,治以调和营卫,方用桂枝汤:桂枝9g,白芍9g,生姜9g,大枣12枚,炙甘草6g。服药后啜热稀粥得微汗,服药5剂后,诸症明显好转,继服5剂而愈。

医案解要:《伤寒论》54条云,"病人脏无他病,时发热自汗出而不愈者,此卫气不和也,先其时发汗则愈。"患者初用滋肾清肝剂无效,考虑患者年过五十,天癸渐竭,而阴气偏弱,使得阴阳二气不相谐和,所以出现阵发性的发热汗出。故用桂枝汤调和营卫,以达调和阴阳之效。因为营卫代表了阴阳的两个方面,营行脉内则为阴,卫行脉外即为阳。本方临证用药时可加龙骨、牡蛎各20g以安肾宁心,既可安神助眠,又可固摄止汗。

实践证明,临床应用桂枝汤不必拘泥于外感表证,可用于一切自汗证。根据临床辨证,可有所加减,剂量依患者的体质量按比例增减。《伤寒论》中就有桂枝加桂汤、桂枝附子汤等变方,为后人提供了范例,只要合理使用,必获良效。临证时偶可出现不适反应,主要为胃脘不适,甚则泛泛欲呕。究之原因在于患者胃气亏乏,或虚实兼杂之证,用量偏重,酌情减轻剂量,或在饭后服药,或温覆"以助药力",以减轻不适反应。标本兼治,善后巩固,也很必要。临床若认证不真,不能把握,当避免滥用。

7. 更年期综合征奔豚案

患者项某,女,54岁,自诉少腹疼痛,有一股气从大腿根部上窜至胸,胸闷窒塞,心悸气短息促,少顷诸症皆消如常人,时数日1次,时1日1～2次,伴失眠烦躁,常因情绪刺激而诱发。平素时有腰酸腹痛,带下量多清稀,二便调,舌淡嫩有紫气,苔白腻,脉弦滑。证属肝郁心虚,冲气上逆,治以养心柔肝降逆,方用桂枝加厚朴杏子汤加减:桂枝、白芍各15g,厚朴10g,杏仁9g,酸枣仁15g,炒川楝子10g,沉香3g,大枣6枚,炙甘草6g,生姜9g。连服7剂获效。

医案解要:患者年过五旬,阴阳俱虚,心阳不振,下焦冲气上逆,兼有肝气郁结,每遇情绪刺激而诱发。心阳不振,心肝血虚是本,故治疗以桂枝汤调和营卫气血,酸枣仁温心阳、养心血、柔肝体,以治其本,心之气血和调,下交于肾,肝之阴血得补,疏泄有度,冲逆自平,厚朴、杏仁降气,炒川楝子疏肝理气,沉香性善下降,三药合用增加平冲降逆之功,全方标本兼顾。

2 桂枝加龙骨牡蛎汤

【原文】

夫失精家,少腹弦急,阴头寒,目眩,一作目眶痛。发落,脉极虚芤迟,为清谷,亡血,失精。脉得诸芤动微紧,男子失精,女子梦交,桂枝加龙骨牡蛎汤主之。

——《金匮要略·血痹虚劳病脉证并治第六》

【释义】

长期患有失精之人,经常梦遗失精,精液损耗太甚,由阴损阳。肝藏血,肾藏精,肝肾俱虚时,则亡血失精;肝肾两经脉过阴器抵小腹,肝肾两亏,则里气虚,少腹弦急;肝主筋,前阴乃宗筋之所聚,肝衰故阴头寒,肝开窍于目,肾为发之余,肝肾两虚,则目眩发落。肾精虚寒,则少腹拘急空痛,外阴部寒冷;精血衰少,则头晕目眩,毛发脱落。脉见极虚为劳脉,芤迟者,伤精而寒盛,肾阳不得温煦故尔。肾虚精关不固则失精,肾阳虚不煦脾土则下利清谷。

长期失精之人,脉见虚芤为阳虚,微动为阴伤,紧乃寒盛,临床中只要见到芤动微紧的脉象,证明阴阳两虚,不是遗精,即是梦交,当服桂枝加龙骨牡蛎汤。

【方药】

桂枝　芍药　生姜各三两　甘草二两　大枣十二枚　龙骨　牡蛎各三两

【煎服】

上七味,以水七升,煮取三升,分温三服。

【功效】

调和阴阳,固摄心肾。

【方解】

方中桂枝汤调和营卫,加龙骨、牡蛎潜镇摄纳,使阳能固摄,阴能内守,而达阴平阳秘,精不外泄之功。桂枝汤加入龙骨、牡蛎后,不仅具有温阳散寒,解肌发表,调和营卫之功,还能重镇安神,收敛固涩之功。《神农本草经》云"龙骨味甘、平,主心腹鬼疰,精物老魅""牡蛎味咸、平,主惊、恚、怒气,久服强骨节,杀邪鬼"。二者补中固外,滋阴清热,固涩止脱。全方补中有涩,阳中有阴,共调阴阳俱损之诸症。清代张锡纯《医学衷中参西录》云:"人身阳之精为魂,阴之精为魄。龙为天地之元阳所生,故能安魂。牡蛎为水之真阴结成,故能强魄。魂魄安强,精神自足,虚弱自愈也。是龙骨、牡蛎,固为补魂魄精神之妙药也。"全方有和营卫、调气血、燮阴阳、交心肾、安神志之作用,故本方临床应用不限于失精梦交之证。

桂枝汤外可解肌调营卫,内则补虚和阴阳,加龙骨、牡蛎重镇固涩,又可潜阳入阴,使阴精下泄,虚阳不能上浮,如是则阴阳相济,心肾交通,诸证可解。

【精准辨证】

心肾虚寒证之少腹弦急,阴头寒,心悸,心烦,头晕目眩,或脱发,或耳鸣,女子梦交,男子遗精,舌淡、苔薄,脉虚或芤或迟而无力。

【妇科临床应用】

女性神经衰弱、睡眠障碍、焦虑症、癔症、更年期综合征、月经不调、带下病等临床表现符合心肾虚寒证者。

【不传之秘】

《伤寒论》共计113方中,有4个方剂使用了龙骨牡蛎配伍。相使伍用,两药均质重主沉降,合用镇惊安神,平肝潜阳,收敛固涩。但是龙骨归心经,故镇惊安神之效,龙骨较牡蛎强;牡蛎归肝经,故平肝潜阳之效,牡蛎较龙骨强,如煅用则收敛固涩之功加强。

同一疾病可以出现不同脉象,如失精家可见极虚或芤或迟之脉,亦可见芤动或微紧之脉。

在心肾虚热证,慎用本方,服药期间忌服海藻、菘菜、生葱、猪肉、冷水。

【临证加减】

若脉兼数,烦惊甚,潮热多,为阴虚甚,宜加地黄、知母、龟板胶之类,甚者去桂枝,再加白薇;若脉兼迟,而手足冷、阴器寒者,为阳虚甚,宜加附子之类;加乌药、山药、益智兼暖肾气;加党参、当归兼补气血;加灶心土、刺猬皮炭、三七粉兼可止血。顽固性自汗者应重在益气温阳,黄芪助生脉散益气敛阴,若在夏月重用附片,以配上药有阳生阴长之意,诸药合用,相得益彰,营卫调和,汗止而诸症随愈。

【医案】

1. 月经先期案

患者朱某,女,40岁,2017年10月4日因月经频发5个月余而就诊。患者诉平素月经提前3天来潮,量偏多。1年前因岗位调动,工作劳累,压力大,2017年4月8日月经来潮,行经3天,量偏多,色鲜红,夹少量血块,伴经前乳胀。后于4月26日再次行经,量质正常,色鲜红,5天净。患者未予重视未服用药物处理,后每间隔18～20天便行经1次,量或中或少,色鲜红后色淡,质偏稀,易疲劳。2017年6月中旬始,于当地妇科门诊就诊予归脾汤、补中益气汤等中药汤剂,月经情况有所好转,偶有1个月一行,但时反复,3～5天净,量少,色淡,质稀,伴疲乏、潮热,偶有头晕。现症见神疲乏力,少气懒言,面色、唇色淡,偶有头晕、心悸,出虚汗,汗凉,二便尚可,舌质淡,苔薄白,脉细弱。患者怀孕6次,生产2次,流产4次,无生育要求。末次月经为2017年9月25日,月经量少,护垫可,色淡,伴疲乏感、潮热。妇检:外阴正常,阴道通畅,宫颈光滑,分泌物量少,色白,子宫后位,正常大小,活动可,骶韧带增粗,触痛(+),双侧附件未及异常。辅助检查:2017年9月2日妇科B超检查提示子宫内膜回声不均,右卵巢小囊肿,内膜厚6mm。尿妊娠试验检查提示阴性,血常规提示血红蛋白88g/L,凝血六项、甲状腺功能检查未见异常。西医诊断:月经失调,异常子宫出血,中度贫血;中医诊断:月经先期,精血不足证。中药处方:桂枝20g,白芍15g,大枣15g,甘草10g,牡蛎30g(先煎),龙骨30g(先煎),生姜3片,党参15g,白术15g。共7剂,每日1剂,水煎内服。

2017年10月28日二诊:末次月经为2017年10月20日,量色质基本同前,5天净,头晕、疲乏较前明显好转,虚汗较前量少、温汗,未见明显潮热。予原方合归脾汤加减续服。

2017年11月24日三诊:患者月经来潮第2日,量、色、质可,精神可,面色见红润,无头晕、汗出。复查血常规提示血红蛋白108g/L,予原方续服,辅以食疗滋补气血。随诊3个月,未再出现月经先期。

医案解要:月经先期主要表现为周期的紊乱,指月经周期提前7天以上,或约20天左右一行,连续发生2个周期或以上者,又称"经早""经期超前""经水不及期""经行先期",属西医所述异常子宫出血中的"月经过频"。病机主要为血热和气虚,治疗则多以清法、补法为主。该病案患者因工作劳累日久,损伤脾气,中气虚弱,冲任失于统摄而致月经先期而行。出血早期未损及阳,气血尚无偏颇,此时若予止血配合益气补血之法尚可起效。但患者延误病情至就诊时已失血迁延日久,阴血损耗,阴损及阳,致气血两虚、阴阳不调,成"失精家"。前期治疗以"益气摄血""健脾补血止血"之方治疗虽可见一定效果,但病情仍反复难愈,究其主要原因,患者病机之本为失血日久,阴损及阳,已至阴阳气血失调,此时若单用止血之方固其脱或单用补益剂补其虚,均不能立刻起效,缘患者阴阳失衡而不耐止亦不耐补。因此,对于此类情况,不应急于止血或补阴血,应先补阳固脱,调和阴阳,再滋养阴血。《景岳全书·阴阳篇》曰:"阴根于阳,阳根于阴,凡病有不可正治者,当从阳以引阴,从阴以引阳,各求其属而衰之。"以期"阴平阳秘"。予桂枝加龙骨牡蛎汤原方,重用龙骨、牡蛎,调和阴阳,然后再予归脾汤等补益气血之剂,注意固护调理之法。女子一生以血为用,以血为本,精血同源,故临床诊治妇科血证应从"失精家"病机入手,根据妇人失血证的临床早期、晚期的气血虚损特点进行分层论治,予桂枝加龙骨牡蛎汤灵活加减,调和阴阳,潜镇固涩,以取异病同治之功。但需注意的是,对于单纯阳盛或阴虚热象偏颇者,非所宜也,遣方用药时需详查舌脉,辨证准确,亦不可误投实证或热证。

2. 崩漏案

患者段某,女,22岁,未婚,1999年9月10日来诊。自述患崩漏半年余,曾多次治疗未见好转。现月经先后无定期,淋漓不断,15～30天不净,量时多时少,以午后或夜半偏多,每次漏下前必先汗出,伴头晕心悸,身困无力,查舌质淡,苔白,脉细弱。辨属阴阳不和,营卫失调。治宜调和营卫,补益心脾。方用桂枝加龙骨牡蛎汤加味:桂枝15g,白芍30g,煅龙骨、煅牡蛎各30g,生姜4片,大枣6枚,炙甘草9g,黄芪30g,当归15g。每日1剂,水煎分早、晚2次服。同时兼服归脾丸。结果连服9剂而愈,经随访6个月未复发。

医案解要:久病漏下,阴阳两虚。阴虚则阳浮而扰血,阳虚则失于固摄而阴不藏,故漏下及漏前汗出偏多。清代医家尤在泾曾云桂枝汤"内证得之能补虚调阴阳",故用以作为治漏下的主方,煅龙、牡收涩止血,当归补血汤补血止

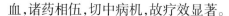

血,诸药相伍,切中病机,故疗效显著。

3. 女子梦交案

患者刘某某,女,18 岁。于 1978 年 10 月 3 日就诊。其母代述,上初中三年级时与一同班男生很要好,家人怕影响学习,不同意他们交往。但此男生紧追不放,患者虽想尽各种办法,力图摆脱他的纠缠,但总也没有摆脱开,自此心神受到损害,每日担惊受怕,精神抑郁,渐渐夜晚入眠后与之梦交,开始数日1 次,以后病情加重,晚上闭目即发生。由于难以启齿,患者从未告诉任何人。后家人发现其精神萎靡、卧床不起,经再三追问,患者才讲明真情。三个月来多方医治,服用中、西药,但疗效不佳。诊时症见:精神萎靡,面色萎黄,形体消瘦,不思饮食,大便 2～3 日一行,舌质淡、苔薄白、脉细弱。证属阴阳气血亏损,心肾不交,玉门不固。思之,桂枝加龙骨牡蛎汤治此证,即投方试之。处方:桂枝、炙甘草各 9g,白芍 12g,生龙骨、生牡蛎各 30g(先煎),生姜 3 片,大枣 10 枚。5 剂。并嘱其静心寡欲,安心调养。此药果然有效,1 周后复诊,患者精神转佳,夜能安眠,梦交偶有发生,纳食明显增加。效不更方,上方继服 6 剂。10 月 18日再诊,自述 1 周来未发生梦交,精神基本恢复正常,面部也略见红色。为巩固疗效,前方略加化裁,又服药 1 周,病告痊愈。

医案解要: 女子梦交一证,临床少见。本证多由房事不节或思虑过度所致,阴血过耗,阴损阳浮,久乃阴阳失调。思则伤脾,劳则伤心,导致心肾不交,心神失守,肾气不足,疏摄失权,终至玉门不固而梦交也。该患者青年未婚,病前情志不遂,思虑过度,肝气郁结,久则暗耗阴血,阴损及阳,心神失守,心肾不交,玉门不固而发生本病。此时若用养阴之法,则有增寒之弊,用助阳之法,则有伤阴之害。因此治疗必先平调其阴阳,阳生则阴长,阳化则阴藏。用桂枝加龙骨牡蛎汤调和阴阳、安神固精,正切病机。阴阳调和,心肾交通则病愈。

4. 脏躁案

患者李某,女,46 岁,因潮热心烦多汗半年余,加重 1 个月,于 2007 年 8月 16 日初诊。自诉潮热、面部烘热,随之汗出,一日换衣多次,盗汗,心烦失眠,腰膝酸软。病程已半年,曾用中西药乏效。近月症状尤甚。现症见:面部烘热,汗出浸衣,盗汗,目赤耳鸣,腰膝酸软,心烦失眠,口舌生疮,纳差,腹胀便溏,夜尿二三次,下肢冰凉。舌尖红、苔中白微腻,脉寸关弦细数,尺部沉。观前医病案,西医诊断为更年期综合征,予谷维素、激素替代治疗,中医投以养阴敛汗之剂,但均收效甚微,患者苦不堪言。察脉症,当属阴阳不和、心肾不交、水火不济之证。遂效仲景桂枝加龙骨牡蛎汤之义。拟方:桂枝 9g,白芍 15g,炙甘草 8g,煅龙骨 30g(先煎),煅牡蛎 30g(先煎),白术 15g,黄芪 15g,山药 15g,生姜 6g,大枣 10g,浮小麦 30g。服药 3 剂后,烘热汗出减轻,诸症好转。再以原方加制附子 8g,连服 10 余剂而愈。随访 2 个月,未见复发。

医案解要:本案患者肾阳不足于下,心火独亢于上,肾阳虚不能蒸腾肾阴上济于心,以致心火浮动,心神不宁;逼阴液泄于外,故自汗、失眠、烦热;盗汗多属阴虚内热,然阳虚不固,阴不内守亦发;肾阳虚不能温煦脾阳,故纳差腹胀便溏;下肢冷乃肾阳不足之明征。故本案用仲景桂枝加龙骨牡蛎汤,方中桂枝、附子温肾阳,蒸腾阴液以消心火,龙骨、牡蛎潜心火以温肾水,兼以重镇安神敛汗,白芍、黄芪、山药、白术调补心脾肾,更兼桂枝汤调营卫,共收交通心肾、相济水火、调和阴阳之效,故汗出自止。

5. 失眠案

患者宋某,女,51 岁。2013 年 5 月 24 日就诊。失眠 2 年,每晚睡眠时间不足 4 小时,入睡困难,多梦,每于情志不畅则失眠加重。头晕耳鸣,腰膝酸软,心悸怔忡,五心烦热,咽干口燥,月经紊乱。舌红少苔,脉细数。辨证为肾阴亏虚,心肾不交之失眠。治宜调和阴阳,滋肾阴,降心火。拟桂枝龙骨牡蛎汤合黄连阿胶汤:桂枝 10g,白芍 15g,甘草 10g,生姜 3 片,大枣 5 枚,龙骨、牡蛎、黄连各 20g,黄芩 15g,阿胶(烊化)10g,生地黄 20g,山药、山茱萸、枸杞子、菊花、百合、柴胡各 15g。治疗 2 个月后每晚已能睡 6 小时,且夜梦减少。随访 6 个月未复发。

医案解要:寤寐由心神控制,营卫阴阳的正常运行是保证心神调节寤寐的基础。《灵枢·营卫生会》云:"人受气于谷,谷入于胃,以传与肺,五脏六腑,皆以受气,其清者为营,浊者为卫,营在脉中,卫在脉外,营周不休,五十而复大会,阴阳相贯,如环无端。"凡影响营卫气血阴阳的正常运行,使神不安舍,都会成为失眠的病因病机。清代医家林珮琴在《类证治裁·不寐论治》中认为:阳气自动而之静则寐,阴气自静而之动则寤。在正常情况下,水火既济,心肾交通,得以维持人体水火阴阳平衡,睡眠方可正常。若心肾不交则夜寐不安。正如张景岳认为真阴精血不足,阴阳不交,而神有不安其室。该患者处于绝经前后,天癸渐竭,肾阴亏虚,冲任亏虚,精血不足,肾水不能上济心火,终至心肾不交。复加情志不舒,肝气郁结,日久化热伤阴,则见月经紊乱,五心烦热,咽干口燥,舌红少苔,脉细数等阴虚内热之象。故治疗当以滋阴潜阳、交通心肾为主。桂枝加龙骨牡蛎汤,方中桂枝、白芍、生姜、大枣、甘草调和营卫,龙骨、牡蛎重镇潜阳;诸药合用,调和阴阳,镇潜固涩。黄连阿胶汤方中黄连、黄芩清心降火,阿胶、百合滋阴养血;诸药合用,滋阴降火,养心安神。桂枝加龙骨牡蛎汤与黄连阿胶汤相合,共奏调阴阳,滋肾阴,降心火之功,水火既济而睡眠得安。

6. 带下案

患者王某,女,32岁。自述带下色白质稀,量多无臭,甚则日换数次内裤,近日病情加重,头晕乏力,失眠多梦,五心烦热,便秘,不欲饮食,舌质红、少苔,脉弦细数。前医曾用健脾渗湿、温肾止带、清肝利湿等法,交替治疗多时,其症不减,据脉证分析,当属久带耗阴,阴损及阳,带脉失约,遂用桂枝加龙骨牡蛎汤加减。处方:桂枝12g,芍药12g,甘草6g,大枣5枚,龙骨30g,牡蛎30g,鹿角霜12g,芡实15g,5剂后带下量明显减少,继服10剂,带下正常,诸证消失。

医案解要:带下一证,虽有脾虚、肾虚、湿毒之分,治带之法,亦有健脾、补肾、祛湿之异。但临证时不必过于拘泥,以上诸因,皆可损伤奇经,使带脉失约,任脉不固,久则损伤阴精,导致阴阳失调。故临证治疗带下,用常法不效时,采用桂枝加龙骨牡蛎汤,可取殊途同归之效。

7. 产后自汗案

患者宋某,女,23岁。产后2周,自汗不止,汗出湿衣,面色无华,畏风。服桂枝汤、玉屏风散等不效。刻症见:患者大汗淋漓,湿衣裹体,气短神疲,口干,面色苍白,舌淡红光剥无苔,脉虚浮而数。证属营卫失和、阴虚阳浮,大汗欲脱,急投桂枝加龙骨牡蛎汤(重用龙骨、牡蛎)合生脉散。处方:桂枝9g,芍药9g,炙甘草12g,龙骨50g,牡蛎50g,人参6g,麦冬12g,五味子15g,黄芪30g,1剂汗减,4剂汗止,前方出入10余剂,诸证痊愈,随访1个月未见复发。

医案解要:自汗为产后常见证之一。产后的病理机制多为阴血骤虚,阳易浮散,营卫失调,阴不敛阳,卫阳不固而自汗。凡遇此证,可与桂枝汤调和营卫,重用龙、牡镇摄浮阳,生脉散益气敛阴,黄芪扶阳固表,阴阳相济,自汗则止,诸症俱除。

3 桂枝新加汤

【原文】

发汗后,身疼痛,脉沉迟者,桂枝加芍药生姜一两人参三两新加汤主之。

——《伤寒论》62条

【释义】

太阳表证之身痛,一般经发汗后邪随汗解,身痛自愈。若发汗后,仍身疼痛,脉象浮紧或浮缓,乃是发汗未彻,表邪未尽,仍当汗法治疗。今发汗后,身痛不减,却现沉迟之脉,显非风寒表证,而系汗出过多,津液损耗,气阴两伤,营血不足,筋脉失养所致。其脉沉迟者,亦为气营不足,不能升举充盈脉道之故。可见本证与太阳表证身痛有别。宋金时期著名医家成无己认为,表邪盛则身痛,血虚亦身痛。其脉浮紧者,邪盛也;脉沉迟者,血虚也。盛者损之则安,虚者益之则愈。

【方药】

桂枝三两,去皮　芍药四两　甘草二两,炙　人参三两　大枣十二枚,擘
生姜四两

【煎服】

上六味,以水一斗二升,煮取三升,去滓,温服一升。

【功效】

益气生血,调和营卫。

【方解】

桂枝汤调和营卫,方中倍芍药者,因汗出过多,营不足血少,致阴阳两虚,阳虚邪凑,恐孤阳不升,用芍药以和之,而不至于散乱也;同时芍药养血柔筋,缓痉解痛。加大生姜用量引药达表。人参补诸虚,益气养血,补气血不足,正如清代吴谦《医宗金鉴》曰:"桂枝得人参,大气周流,气血足而百骸理,人参得桂枝,通行内外,补荣阴而益卫阳,表虚身疼未有不愈者也。"

【精准辨证】

太阳中风证与营血不足证相兼。发热、汗出、恶风,或肌肉疼痛,或关节活动不利或身痛、舌淡、苔薄、脉沉迟无力。

【妇科临床应用】

产后身体疼痛,产后发热,经期感冒,风湿性关节炎等临床表现符合太阳中风证与营血不足证相兼者。

【不传之秘】

方名新加者,昭示化桂枝汤之辛温解表法为辛温酸甘和营法,方随证变,已非原来之旧法。

重用生姜四两,宣通阳气以行血脉之滞,引药达表。

古人治血脱,必益其气,汗下后气血虚弱者,非此方不能为功。

【临证加减】

风寒重加防风、荆芥、秦艽以祛风散寒;寒重者加制川乌、细辛、附子、淫羊藿以温阳;湿胜加苍术、薏苡仁、防己以除湿;气虚重者加党参、黄芪、红参以补气;血虚重者加阿胶、当归、紫河车以补血;肾虚者加杜仲、菟丝子、续断、巴戟天以补肾;瘀血重者加桃仁、红花、川芎、延胡索以活血;上肢及肩背痛重者加羌活、葛根、姜黄、威灵仙;下肢及脚跟痛重者加木瓜、牛膝、桑寄生;腰部痛重者加续断、杜仲、狗脊;多部位痛者加川芎、鸡血藤、延胡索、穿山甲、乳香、没药;食欲不佳者加砂仁、鸡内金、焦三仙、陈皮以开胃补脾;情绪不佳者加柴胡、酒白芍、枳壳以解郁。

【医案】

1. 产后身痛案一

患者甲,女,31岁,2017年4月8日初诊。患者因产后半月余周身疼痛不适1周就诊。自诉产后1周出现周身疼痛不适,给予发汗治疗后大汗淋漓,感觉周身疼痛减大半,然次日周身疼痛如故,遂来诊。刻诊:周身疼痛不适,乏力,恶风怕冷,纳眠可,二便通畅,舌质淡,苔白,脉沉细。中医诊断为产后身痛。证属营卫不和、营血不足、肌肤失养。治宜调和营卫、祛风除湿、通经活络。药用桂枝新加汤加减:桂枝10g,白芍30g,炙甘草8g,人参15g,大枣12枚,生姜20g,当归18g,鸡血藤30g,秦艽12g,鹿衔草12g。5剂,每日1剂,水煎服。5剂后疼痛明显减轻。继服上方7剂,周身疼痛之症状完全消失。随访半年无复发。

医案解要:患者病因病机主要为产后营血亏虚,气血不足则肌腠、筋脉、关节、骨骼等失于濡养,气虚则卫气不固,外邪乘虚而入,留着营卫,营卫失和,气血痹阻不通则发为产后身痛。《傅青主女科·产后编上卷·产后总论》提出"凡病起于血气之衰、脾胃之虚,而产后尤甚"。女子孕期易饮食失节,或情志失调、肝气乘脾,导致脾胃受损,营卫化源不足,致营卫不和;孕期需要大量气血孕育胎儿,气血相对不足,产妇分娩时用力过度、汗出过多、产伤等均能耗伤气血,形成气血亏虚、营卫不和的证候。同时本例患者产后又自行发汗致大汗出,从而导致汗后营血进一步损伤,肌肤筋脉失养,不荣则痛,与营气不足致身痛之病机相符,故给予桂枝新加汤加减,方中桂枝汤调和营卫、调理脾胃,加重生姜的剂量,借其辛散之力而走于外,使全方的益气养血作用达于体表,补而不滞。患者新产之后,气血亏虚,同时恶露不行易致瘀滞,加鸡血藤、当归补血活血,通络止痛,行气血,通瘀滞。患者汗后气虚血亏,正气亏虚,邪气不得出,予桂枝汤解未尽之邪气,加芍药、人参敛阴以益营血。全方共奏益气和营、缓急止痛之功。

2. 产后身痛案二

患者王某,35岁,女,已婚,2014年7月26日就诊。产后着凉,全身肌肉酸痛、出汗1个月,怕风,怕冷,肢体僵硬,晨僵半小时,伴身燥热则出汗,汗出后怕风怕冷,纳呆,失眠,口苦,大便正常,舌暗,苔白黄腻,脉弦细无力。处方:桂枝10g,酒白芍15g,党参10g,炙甘草10g,制附子5g,炒苍术10g,生姜8g,大枣15g。

2014年7月29日二诊:身燥热、失眠、纳呆、口苦消失,关节疼痛、怕风怕冷缓解,身仍畏风,盗汗,晨起身痛,关节僵硬,口稍黏,足跟痛,恶露不尽、量不多、色淡红。舌暗苔薄白,脉细滑,处方:桂枝 10g,酒白芍 30g,生晒参 6g,制附子 10g,炙黄芪 30g,生白术 20g,防风 10g,陈皮 10g,当归 5g,三七块 6g,炙甘草 10g,生姜 8g,大枣 15g。

2014 年 8 月 2 日三诊:关节疼痛僵硬消失,出汗、怕风怕空调明显缓解,仅手腕及足跟疼痛,口黏,入睡困难,梦多,恶露不尽,有血块。舌暗、苔薄白,脉细滑。处方:炙黄芪 30g,桂枝 6g,酒白芍 25g,党参 10g,益母草 15g,炒枳壳 10g,莪术 10g,三七 10g,炒白术 10g,防风 10g,制附子 5g,熟地黄 30g,茜草 10g,怀牛膝 18g,砂仁 10g。3 剂后身痛消,恶露尽,已告大功。

医案解要:唐代医家昝殷认为,产后中风,由产伤动血气,劳损脏腑,未平复起早劳动,气虚而风邪秉之,故中风。风邪冷气客于皮肤经络,但疼痹羸乏,不任少气。若又筋脉挟寒,则挛急痿痹,挟温则纵缓弱,若入诸脏,恍惚惊悸,随其所伤脏腑经络而生病。首诊患者以营阴及阳为主,故加附、术以加强祛肌表寒湿之效,虽用附子而失眠、燥热之症消失。二诊时寒邪已去八九,故合玉屏风散固护卫气,合当归补血汤以补产后气血不足。三诊时气血渐复,故兼治瘀血恶露之证。此方之妙有二,一在于桂枝与人参相得益彰使元气周流全身内外、充实百骸以补营阴、益卫阳而祛身痛。二是此方祛身痛之妙在于加重芍药、生姜之量,而改桂、芍等量之调和荣卫之能,而成为任权专而功专的,祛除因正气亏虚、营卫损伤、卫外不固而侵袭的外邪的专剂。正如清代莫枚士在《研经言》中分析桂枝新加汤,桂枝汤桂、芍俱三两,则桂自驱风,芍自敛汗,各不相假,所谓任分权分而功分也……此方桂三两,芍四两,则芍能使桂,桂虽有驱风之能,亦不过以辛温善达之气,助芍药宣已痹之血,而不得独炫其长,所谓任专权专而功专也。加生姜之义,可以类推。此论身疼痛在发汗后,显属汗后亡津,血气痹着之象。芍药、生姜皆治血痹,故独重其分。

4 桂枝茯苓丸

【原文】

妇人宿有癥病,经断未及三月,而得漏下不止,胎动在脐上者,为癥痼害。妊娠六月动者,前三月经水利时,胎也。下血者,后断三月衃也。所以血不止者,其癥不去故也,当下其癥,桂枝茯苓丸主之。

——《金匮要略·妇人妊娠病脉证并治第二十》

【释义】

本条论述癥病与妊娠的鉴别,以及癥病的治法。妇人素有癥病,现复受孕或胎,停经未三个月,忽又漏下不止,并觉脐上似有胎动,此乃癥病影响所致,不属真正胎动。因一般胎动俱在受孕五个月左右,且其胎动多在小腹或脐部,而不会在脐上。所以说"为癥痼害"。从"妊娠六月动者"至"后断三月衃也"是插笔,进一步说明妊娠和癥瘕的鉴别。经停六个月自觉有胎动者,如果是受孕前三个月月经正常,受孕后胞宫又按月逐渐增大,按之柔软不痛,此为胎动弱,前三个月便经水失常,后三个月才停经不行,胞宫也非按月增大,按之疼痛,又见漏下,此乃衃也,衃是瘀积所致。癥积不去,漏下不止,只有去癥,才能使新血得以养胎,故用桂枝茯苓丸消瘀化癥。

【方药】

桂枝　茯苓　牡丹去心　桃仁去皮尖　芍药各等分

【煎服】

上五味,末之,炼蜜和丸,如兔屎大,每日食前服一丸,不知,加至三丸。

【功效】

活血化瘀,缓消癥块。

【方解】

方中桂枝辛温,通血脉而消瘀血,为君药。桃仁乃化瘀消癥之要药,茯苓祛痰利水,使水去痰行。二药合用,活血祛瘀,利水渗湿,分别从瘀血与痰湿方面助君药消癥之力,为臣药。芍药缓挛急以止腹痛。牡丹皮凉血破血祛瘀,二药与君臣药物配伍,其活血之功使消癥之力益彰,兼顾新血不生及瘀久积热之病理,为佐药。以白蜜为丸,取其缓和诸药破泄之力,为使药。诸药相合,共奏活血化痰,缓消癥块之效。

桂枝与茯苓,属于相使配伍,通经利水,渗利瘀浊;桂枝与芍药,属于相反配伍,桂枝通经散瘀,芍药敛阴益血;桃仁与牡丹皮,属于相使配伍,增强活血祛瘀之效;桃仁与芍药,属于相反配伍,补泻同用,芍药制约桃仁破瘀伤血,桃仁制约芍药敛阴留瘀;桂枝与桃仁,属于相使配伍,通经破瘀。

【精准辨证】

妇人少腹素有癥块,腹痛拒按,面色晦暗、或下血夹瘀块、舌质紫暗、脉沉涩等血瘀证。

【妇科临床应用】

主要用于治疗子宫肌瘤、子宫内膜异位症、慢性盆腔炎、卵巢囊肿、痛经、难产、胞衣不下,死胎不下或产后恶露不净等妇科疾病属血瘀证者。

【不传之秘】

桂枝茯苓丸是一张针对瘀血体质,改善瘀血体质的良方。

桂枝茯苓丸是水血同治的代表方。方中化瘀药3味如桂枝、桃仁、牡丹皮;渗利药1味如茯苓;补血药1味如芍药;其用量比例是3∶1∶1,从用量分析方药主治病是(胞宫)癥积证。

和蜜为丸,丸者缓也,缓消癥积。

【桂枝茯苓丸临床应用四证】

黄煌教授总结历代医家经验及现代药理研究,认为对本方的认识不应局限于妇科专方这一狭隘观念。结合先贤及自身数十年的临床经验,根据"不求其全,但求其真"的学术理念,黄教授提出桂枝茯苓丸临床应用四证。

1. 面证

面色多红,甚者发暗;或者面色发青,两目暗黑;面部皮肤粗糙干燥,甚至柚皮样;舌诊表现为舌质暗紫或暗淡、舌边紫色、舌底静脉怒张,亦可作为面证使用本方;面部局部紫暗痤疮、酒糟鼻、麦粒肿、毛囊炎、二尖瓣面容等亦可应用桂枝茯苓丸。

2. 腿证

多数患者皮肤粗糙易起鳞屑,下肢皮肤更加明显,甚至颜色暗黑;部分患者下肢静脉曲张,足底皲裂或生鸡眼、溃疡不易愈合,易生冻疮;老年患者常出现下肢浮肿,且以左腿较为常见。另外,患者常诉下肢肌肉有紧绷感,易抽筋,不能长时间行走,间歇性跛行;或有膝以下发凉、下肢麻木疼痛等症状。肌肤甲错亦为典型腿证之一。

3. 腹证

腹部大体充实,按压小腹部时,有明显的抵抗感,且患者自觉不适,尤其稍稍用力按压左侧小腹部时,患者常诉疼痛。患者如有便秘、腰痛、腿痛、痔疮、阑尾炎,男性有前列腺肥大、精索静脉曲张,女性有盆腔炎、附件炎、子宫肌瘤等疾病,亦可使用本方加减治疗。

4. 精神证

黄教授认为西医治"人的病",中医治"病的人",桂枝茯苓丸治疗有"瘀血"证的人。中医认为,瘀血不仅是一种病理产物,亦是一种致病因素可致患者精神状态失常。张仲景在《伤寒论》中也有"其人如狂""其人喜忘"的描述。"其人如狂"不单指其人狂乱无知,登高而歌,也可表现为易激动、发脾气、烦躁、歇斯底里等,这类人一般睡眠欠佳,易头痛。"其人喜忘"是指患者记忆力不佳,临床上年轻人表现为记忆力下降,老年人多表现为痴呆、思维迟钝、语言謇涩等。

出现上述四证时,可从活血化瘀的角度辨证使用桂枝茯苓丸,并不需要上述四证全部出现。

【临证加减】

盆腔炎加大血藤、败酱草、香附、延胡索、薏苡仁;卵巢囊肿加三棱、莪术、延胡索、昆布、海藻、橘核;输卵管阻塞性不孕减桃仁加甲珠、皂角刺、香附、路路通、三棱、莪术;子宫肌瘤加昆布、丹参、黄芪、生牡蛎、鳖甲;乳腺增生加贝母、橘核、青皮、白芷、瓜蒌、丹参、皂角刺;药物流产加益母草、牛膝、炮姜;崩漏、月经过多加仙鹤草、茜草、三七;痛经加失笑散、乌药、川芎、当归;闭经加香附、山楂、泽兰、川牛膝。

【医案】

1. 卵巢囊肿案

患者丁某,女,40岁,职员,2000年5月27日初诊。患者平素月经正常,近3个月由于情志不畅,月经周期20～25天,经期6～10天,月经量稍增多,色暗,夹有血块,末次月经2000年5月18日。自觉小腹下坠,隐痛,腰酸,白带量多质稀,舌质暗苔白厚,舌边瘀点,脉沉弦。妇科检查:外阴婚产式,阴道畅,宫颈轻度糜烂,宫体前位,正常大小,于右侧附件区可触及6cm×7cm的囊性包块,质软,与周围无粘连。B超提示右附件区可见55mm×65mm的液性暗区,提示右侧卵巢囊肿。中医诊断:癥瘕。脉证合参,本病属于气机阻滞、痰瘀互结。治宜活血消癥,理气化痰,方用桂枝茯苓丸加味:桂枝15g、茯苓15g、牡丹皮15g、赤芍15g、桃仁10g、三棱15g、莪术15g、卷柏15g、山慈菇20g、鳖甲25g、生牡蛎25g、鸡内金15g、香附15g、乌药12g、枳壳15g、大腹皮30g、冬瓜子25g。治疗20日后月经来潮,经量色质均正常,又继服中药10剂,于7月2日复查。B超示:子宫附件未见异常,右侧囊肿消失。于上方去鳖甲、生牡蛎、山慈菇、大腹皮、冬瓜子,加入黄芪、党参、丹参、鸡血藤之品,调补善后。

医案解要:卵巢囊肿属于中医的"癥瘕"的范畴,本病发生的主要原因在于脏腑虚弱,气血损伤,或内伤七情,或外感风冷寒湿之邪,或经产之后余瘀阻滞,阻碍血行,气血凝滞而成。清代张锡纯认为女子癥瘕,多因产后恶露未净,凝结于冲任之中,而流走之新血,凝滞其上以附之,逐渐积而为癥瘕。此观点明确提出癥瘕的主要病机在于气血郁滞。根据中医理论津血同源,血赖气行,津赖气布,而气滞血瘀日久,则津液输布失常,聚而成痰,演成痰瘀互结之证,与朱丹溪所认为的痰夹瘀血,遂成窠囊之理论一致。本患者主要由于工作压力较大,情志不遂,气机郁滞,痰瘀互结,而成癥瘕。治疗时遵循《黄帝内经》之"坚者削之""结者散之"的原则,采用破血逐瘀化瘀,软坚散结理气之法。方中桂枝茯苓丸温经通络;三棱、莪术、卷柏破血逐瘀;山慈菇、鳖甲、生牡蛎软坚散结、化瘀消癥;鸡内金既可健脾助食,又具化坚消石之功;香附、枳壳、乌药疏肝理气;大腹皮、冬瓜子化痰除湿;全方共奏破血辅以理气、软坚不忘化痰之功。同时对于本病的治疗应注意"衰其大半而止"原则,或先攻后补,或攻补兼施,盖恐过于攻伐,伤其气血也。

2. 子宫肌瘤案

患者,女,43 岁,2015 年 1 月 26 日就诊。发现子宫肌瘤,月经量大继发贫血就诊,面有瘀斑,贫血貌,唇色紫暗,小腹坠胀不适,月经量多,伴血块。B 超提示:子宫肌瘤最大直径 4.2cm,舌质暗红,苔薄白,脉弦涩。诊断为癥瘕,辨证为血瘀证。药用:桂枝 12g、茯苓 18g、牡丹皮 12g、芍药 12g、桃仁 10g、黄芪 30g、夏枯草 18g、蒲黄炭 15g、川楝子 18g、三棱 18g、莪术 18g。水煎服,每天 1 剂,早晚分服。连服 2 个月后月经量较前减少。B 超提示:单发肿瘤直径约 2.1cm。

医案解要:子宫肌瘤属中医"癥瘕""积聚"范畴,多因经期、产后饮食劳倦,或情志内伤、脏腑失和、气血瘀滞所致。上方中桂枝具有温经行滞之功效;桃仁、牡丹皮可活血散瘀;芍药具有养血和血之功效;黄芪益气生血;夏枯草软坚散结;川楝子行气止痛;三棱破血中之滞;莪术逐气分之血瘀;蒲黄炭化瘀止血。诸药合用,治以活血消癥、软坚散结,故效果甚佳。

3. 闭经案

患者刘某,女,19 岁,2010 年 7 月 10 日就诊。闭经 10 个月,面色偏暗,舌有紫斑,脉沉涩,少腹疼痛拒按。诊断为闭经,证属瘀阻胞宫。处方:茯苓 10g,桂枝、牡丹皮各 8g,赤芍、川牛膝各 10g,桃仁 9g,香附 8g,生山楂 20g,泽兰 9g。嘱服用上方 15 剂,月经来潮。嘱在原月经周期前 7 天,服用此方 7 剂,之后月经按月来潮。

医案解要:桂枝色赤,温通血脉,发阳气以行营。赤芍行血中之滞,牡丹皮活血行瘀。两者配伍入肝清泄血滞,与桂枝配伍则寒温得宜。桃仁性平味苦,破蓄血,祛瘀生新,入心、肝经,偕桂、芍、牡丹皮在未瘀之前能活血,成瘀之后又能祛瘀。茯苓甘淡,渗泄下行,与桂枝同用,能入阴通阳,为健脾益土之佳品。脾乃营血生化之源,在化源的基础上,诸药相互为用,则血液循环和血之流量调节正常,经脉不至于瘀阻;山楂善入血分,功能化瘀散结,生用能除疝癖癥瘕,女子月闭;泽兰芳香微温、辛散,能疏肝脾之瘀,为妇科闭经要药。此三味偏温善行,与桂枝茯苓丸为伍,治闭经实证。

4. 痛经案

患者王某,女,21 岁,学生,初诊日期:2012 年 10 月 21 日。痛经 3～4 年,平日怕冷,腹部凉,每逢月经来潮则感小腹坠痛,小腹凉甚,喜用热水袋暖,腰酸腿胀,经色暗且量少,不到 3 天则干净,自服"乌鸡白凤丸""元胡止痛片"有时稍有缓解。查其舌脉:舌淡苔白腻,舌下青筋紫胀,脉沉细。证属阳虚血瘀。治以温经活血,行气止痛,以桂枝茯苓汤加味治之:桂枝 12g,桃仁 6g,炒白芍 15g,茯苓 12g,焦艾叶 9g,台乌 10g,当归 12g,木香 9g,吴茱萸 6g,香附 12g,益母草 15g,川芎 12g,甘草 6g,共 7 剂,水煎服,日 2 次。

二诊:前方服后腹凉改善,减桂枝量为 10g,吴茱萸量为 4g,开了 14 剂,患者服至 12 剂因月经来潮而停服,经行较前畅快,痛经减轻,腿已不胀,但经量仍少。原方去木香、茯苓,加化瘀止痛之蒲黄、五灵脂各 9g,鉴于脉细加黄芪30g,又服用 20 剂。半年后随访痛经未再发作。

医案解要:该例痛经伴腹凉,经量少,月经来潮而喜暖等,属阳虚血瘀,桂枝茯苓汤温经活血,配艾附暖宫丸有暖宫散寒之功。二诊腹凉转暖,故减温经之品,加黄芪与当归配伍,有当归补血汤之意,旨在益气生血,配失笑散增强化瘀止痛之功。如此,寒去瘀散,则痛经自愈。

5. 慢性盆腔炎案

患者王某,31 岁。腰腹疼痛半年。刻诊:白带量多夹黄,月经不调,腰腹疼痛,舌苔泛白,舌质淡红,脉细。妇科检查:阴道通,充血,宫颈轻度糜烂,宫体后位,压痛。附件两侧增厚增粗,压痛。B 超检查:盆腔包块,左侧输卵管增粗伴有积水,盆腔少量积液。诊断为慢性盆腔炎,证属气血互结,湿热内停。采用桂枝茯苓丸为基本方进行加减:桂枝、炒川楝子、当归、延胡索各 10g,桃仁 8g,茯苓、牡丹皮各 15g,炮山甲、甘草各 6g,败酱草 30g。每日 1 服,水煎服。服药 1 个月后,二诊,腰腹部疼痛减轻。服药 30 剂后,诸症均除,无不适感,B 超复查左侧附件无异常,盆腔无阳性体征。

医案解要:慢性盆腔炎是邪毒蕴结下焦,导致气血互结所致。故在桂枝茯苓方的基础上加炮山甲、延胡索、炒川楝子、当归等,加强活血行气、破积散结的作用;由于舌苔白厚、带下色黄,表明湿热邪毒较盛,故用甘草以清热解毒。

6. 不孕症案

患者陈某,28 岁,2011 年 5 月 2 日就诊。患者不孕 3 年,曾异位妊娠 1 次,导致左侧输卵管切除,且右侧输卵管不畅。刻诊:下腹部疼痛、白带量多且色白质稀、经水量少色黑。体胖,舌苔白,舌质淡红,脉细。诊断为不孕症,证属宫内瘀阻、冲任不调、经脉瘀阻。采用桂枝茯苓丸为基本方进行加减:桂枝、桃仁、莪术、路路通、香附、乌药、九香虫各 10g,茯苓、牡丹皮各 12g,赤芍 15g,蒲公英 15g,没药 6g,炮甲片 5g,蜈蚣 2 条,败酱草 30g。每日 1 剂,连续服药 2 个月。2 个月后去除方剂中的蜈蚣、九香虫,在排卵期炮甲片加重为 10g。患者定期到医院就诊,期间无任何不适,均守原方案进行调理,一共服用中药 30 余剂。患者于 2011 年 8 月 29 日再行输卵管复查,输卵管已畅通,月经调理后恢复正常,如此调理 4 个月后患者受孕。

医案解要:本例不孕症患者的病因多是湿邪犯宫、气滞血瘀、经脉不通,故用桂枝茯苓丸温化经络、活血化瘀,加以没药、莪术加强活血作用;路路通活血通经络;用蒲公英、败酱草清化湿邪解毒;蜈蚣、炮甲片、九香虫可破瘀散结;乌药、香附具有化瘀通络功效,故以上药物配伍,效果满意。

7. 盆腔积液案

患者李某,女,34岁,已婚。于2012年9月13日首诊。患者自诉:时感小腹部坠胀疼痛,腰膝酸软,全身乏力,平素白带量多,腹部肠鸣音亢进;月经期时:经前乳房胀痛,月经量少,经色暗,有血块,经期小腹痛及腰痛。刻时症见:小腹部疼痛,有波动感及肠鸣音,小便不利,舌质白,苔白滑腻,脉沉涩。彩超提示:子宫大小形态正常,肌层内回声均匀,内膜线居中,双侧附件未见异常;盆腔内可见液性暗区深约98mm积液。四诊合参,辨证为湿瘀内阻型之癥瘕。方药以桂枝茯苓丸为主方加味:桂枝12g,茯苓20g,牡丹皮10g,赤芍20g,黄柏12g,蒲公英20g,连翘12g,银花12g,败酱草30g,白术15g,薏苡仁30g,黄芪30g,升麻9g,柴胡9g,白芷15g,枳壳15g。10剂,水煎服。经期服用药方:当归15g,香附15g,牛膝30g,泽兰20g,红花15g,益母草30g,白芷15g,枳壳15g。5剂。

二诊:患者自诉,小腹部疼痛较前明显减轻,小便畅顺,肠鸣音次数减少。效不更方,上方继服20剂。

三诊:患者彩超提示,子宫大小形态正常,盆腔内可见液性暗区深约48mm积液。余无不适。继服上方60剂。

四诊:彩超复查子宫附件正常,盆腔积液消失。

医案解要:盆腔积液多因盆腔炎、附件炎或子宫内膜异位症之后的炎性渗出物,症状可见:腰骶部疼痛,腰酸下坠,双侧或单侧下腹坠胀疼痛或有月经紊乱、痛经、经血量多、白带增多等症。长时间站立、过劳、性交或经前期可诱使症状加重,重者影响工作。盆腔积液属于中医学"腹痛""痰饮""癥瘕"等病证的范畴。其病因复杂,或因产后胞腔空虚,经期正气不足,外邪湿热内侵,致使下焦气血阻滞,腹部疼痛不舒;或由寒邪客于胞宫,寒凝血瘀,经脉不利,瘀积成块,不通则痛;或因本病急性期治疗不当或不彻底,余邪留寇,瘀阻胞中,气机失畅,脉络痹阻。此病病程久,易反复、迁延不愈,可有不同程度的正气亏损征象,其病机以正虚邪实,虚实夹杂为主,治则当以扶正祛邪,攻补兼顾。采用桂枝茯苓丸加减治疗,适合本病病机。方中桂枝、茯苓温阳祛寒散结,健脾利水渗湿;牡丹皮、赤芍清热凉血,祛瘀止痛,活血散结;薏苡仁、败酱草、黄柏清利下焦湿热,消肿排脓;桃仁活血祛瘀散结;蒲公英、连翘、银花清热解毒,从根本上祛除原发炎症病灶;升麻、柴胡、黄芪补中益气,行滞利水;白芷、枳壳理气

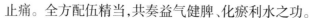

止痛。全方配伍精当,共奏益气健脾、化瘀利水之功。

8. 子宫内膜癌术后水肿案

患者曲某,女,56岁,2018年5月16日以"下肢水肿5年,加重1年"为主诉初诊。患者5年前确诊为子宫内膜癌,遂行子宫全切,术后放化疗。化疗后出现下肢轻度水肿,活动后明显,休息后症状减轻,未诊治。1年前下肢水肿加重,大腿肿胀明显,伴腹胀纳差。门诊给予口服氢氯噻嗪片及呋塞米片(用量不详),症状缓解不明显。刻诊:下肢凹陷性水肿,活动后大腿肿胀疼痛加重,乏力,气短,纳差,舌淡苔白,舌体胖大,舌边有齿痕,舌下脉络迂曲,脉沉细微涩。妇科常规彩超示:子宫切除,腹股沟淋巴结肿大,盆腔少量积液。西医诊断:子宫内膜癌术后。中医诊断:水肿,阳虚血瘀水泛证。治宜温阳散寒、化瘀养血利水,方选桂枝茯苓丸加味。处方:黄芪50g,桂枝15g,茯苓15g,白芍15g,泽泻10g,桃仁10g,牡丹皮12g,干姜12g,炒白术15g。7剂,日1剂,水煎取汁400ml,分早晚2次温服。嘱患者禁食生冷。

二诊:自诉大腿肿胀明显减轻,伴大便溏,便后不爽,恶寒,仍有气短,乏力,间断有腰部疼痛不适,守上方加川牛膝15g,增黄芪量为60g,继进5剂,煎服法同前。

三诊:双下肢水肿减轻,大腿无肿胀感,大便成形,日1～2次,余症好转,续服上方10剂以资巩固。

四诊:患者自诉双下肢无水肿,偶有乏力,气短,遂停用煎剂,给予二诊处方5剂打粉,每日1匙(3g)。1个月后随访,未再出现下肢水肿,复查妇科常规彩超,腹股沟淋巴结无异常,盆腔未见积液。

医案解要:患者体虚日久,中下焦寒湿凝滞,经络不通,给予桂枝、黄芪温阳益气,气行则血行;白芍、桃仁、牡丹皮养血活血、散瘀通络;同时加用茯苓、泽泻健脾利水,川牛膝补肝肾,引气血下行,佐活血化瘀药助邪外出。

9. 痤疮案

患者丁某,女,24岁,于2017年10月19日以"颜面部痤疮1年余"为主诉门诊就诊。曾多方治疗乏效。患者身体壮实,就诊症见:面色红,皮肤粗糙,颊部起痤疮,左侧尤甚,痘起如绿豆大小,分散而不簇集,数多,色暗红,边发紫,质硬,界清,未见化脓,伴稍疼痛。痤疮经前加重。月经周期正常,量少,经色暗,有血块,无痛经。纳食可,眠差,少腹满胀,大便秘结,数日一行。舌质暗红,苔白厚,脉弦滑。中医诊断:痤疮,辨证:瘀热互结。中药予以桂枝茯苓丸加减,具体方药如下:桂枝6g,茯苓15g,牡丹皮12g,赤芍20g,炒桃仁10g,红花10g,薏苡仁30g,桑白皮12g,炙枇杷叶10g,连翘20g,土茯苓30g,蒲公英

15g,川牛膝 30g,甘草 6g。7 剂,水煎服,日 1 剂,分 2 次温服。

二诊:患者自诉没有再出新痘,原来的痘质地变软,疼痛减轻,色由暗紫变为淡紫,腹胀好转,大便仍偏干,舌质暗,苔薄白,脉弦细。守上方加火麻仁 30g以润肠通便,继服 7 剂,服法同前。

三诊:患者诸症进一步好转,因服汤剂不便,改为服桂枝茯苓丸 4g,每日 2次,黄连上清片 6 片,每日 2 次。嘱其忌食辛辣、油腻之品,少食海鲜类易致过敏食物。2 个月后随访,病愈。

医案解要:患者青春之体,血气方刚,阳热上升,腠理郁闭,血瘀不畅,郁阻肌肤而致病。中医学认为本病常因风热郁闭肺经,或过食肥甘油腻、辛辣食物,脾胃蕴热,湿热内生,熏蒸于面而成。桂枝、桃仁、红花活血通络;赤芍、牡丹皮清热凉血,清泄郁热;明代李梴认为,痤疮因汗出见湿而生,轻者状如撒粟。方中加入茯苓、薏苡仁健脾祛湿;又因肺在体合皮,其华在毛,故方中加入桑白皮、炙枇杷叶清肺泄热;加以连翘清热散结;土茯苓、蒲公英清热解毒;川牛膝引上浮于颜面诸热、诸瘀下行,且兼润肠通便。诸药合用,共奏清热散结、祛瘀生新之功。

10. 滑胎案

患者刘某,女,28 岁。1980 年 8 月 26 日就诊。婚后 5 年,妊娠 3 胎,每次妊娠 2～3 个月出现坠胎征兆,经用西药及寿胎丸等治疗,均坠胎。来诊时,末次月经时间为 1980 年 7 月 30 日。面部有瘀斑,精神倦怠,腰酸痛,每次经前后小腹冷而刺痛拒按,经量正常,色暗红夹有瘀块。舌苔薄白,脉沉实尺涩。治以温经散寒、活血化瘀。拟桂枝茯苓丸加味:桂枝、茯苓、牡丹皮、桃仁、白芍各 10g,续断、杜仲各 15g。水煎连服 3 剂后,上述症状减轻,经至。嘱其如未出现妊娠反应,均于月经前 1 周按原方进服 3 剂,经后服八珍汤 3 剂。3 个月后有早孕反应,尿妊娠试验阳性,原方去桃仁,每周水煎服 1 剂,连服6 个月。

1981 年 5 月 26 日再诊:已妊娠 5 个月,予寿胎丸调治 3 个月余,顺产一男婴,母子现健在。

医案解要:此例为冲任虚寒,瘀血内阻胞宫。瘀血不去,新血不生,血不养胎,以致坠胎。正如王清任的瘀阻胞宫的观点:子宫内先有瘀血占其地,胎至 3个月再长,其内无容身之地,血既不入胎胞,胎无血养,故小产。瘀在腹部,瘀血偏寒,阻于胞宫致滑胎。方用桂枝通血脉,茯苓安正气,芍药和营血,牡丹皮、桃仁祛瘀血,加杜仲、续断补肝肾、固冲任,合而用之,乃收其功。

附:桂枝茯苓丸新解

桂枝茯苓丸首见于《金匮要略》。后世医家遵循经义,将桂枝茯苓丸多用于经、胎、产病引起的癥瘕积聚。纵观医籍医案,众多医家认为治疗癥聚的是桂枝茯苓丸。桂枝是君药,具有温经通阳、促血运行之功。然成都中医药大学周雪梅、陈姝、徐海榛、夏丽娜在梳理关于桂枝与肉桂相关性的文献及探究《黄帝内经》石瘕证治理论后认为,《金匮要略》桂枝茯苓丸中的桂枝非今所用之桂枝,实乃肉桂也,试陈管见如下。

1. 对桂枝与肉桂相关性认识

"桂枝"一词最早出现在《伤寒杂病论》。在方剂配伍中,每每遇有桂枝均注有"去皮"二字,即除去其"栓皮"。而今所用桂枝,经查阅文献发现均是肉桂树的细小嫩枝,因其较细无法去除栓皮。据成都中医药大学张廷模教授多年文献考证发现,古今桂枝药材是有所不同的,自张仲景至宋代中期几千年间,所用之桂枝实乃樟科植物肉桂较粗大的枝皮,相当于今之桂通、官桂,且与肉桂同物而异名;目前习用的桂枝系肉桂树的幼嫩枝条,是宋朝中期以后开始使用的。与《伤寒杂病论》成书时间较近的《神农本草经》中也仅有牡桂和菌桂的记载。张廷模认为,牡桂和菌桂乃是同一植物不同入药部位的两种商品药材,二者统称为桂。而在更早期的《五十二病方》中也没有桂枝的记载,只有桂。在《新修本草》中载:"木牡桂,即今木桂,及单名桂者,是也。此桂花子与菌桂同,唯叶倍长,大小枝皮俱名牡桂。然大枝皮肌理粗虚如木兰,肉少味薄,不及小枝皮也。小枝皮肉多,半卷。中必皱起,味辛美""其牡桂嫩枝皮名为肉桂,亦名桂枝。其老者,名牡桂,亦名木桂,得人参等良"。五代《蜀本草》在"桂"条下的描述为:"按此三种,菌桂,叶如柿叶;牡桂,叶似枇杷叶;此乃云叶如柏叶。"本书也是认为桂不同于牡桂和菌桂,并从叶上将三者区分开来。查阅唐代以前的本草文献中均没有桂枝的记载。到宋代,桂的药材种类增加,不同产地、品种的桂类出现,由《重广补注神农本草并图经》中"今又有一种柳桂,乃桂之嫩小枝条也。尤宜入治上焦药用也"可推知,其所言柳桂才为今之桂枝也。宋朝中后期,校正医书局的林亿为统一药名,尽量减少桂类药物的冲突和矛盾,将张仲景《伤寒杂病论》中所有桂类药物,包括桂、桂心、桂皮等改为桂枝。故而今之所见《伤寒杂病论》中部分药物,并非张仲景原方之药。经文献考证而知,张仲景诸方中所用桂枝,自宋代开始药材逐渐有所分化,如《伤寒论》桂枝汤中的桂改用为幼嫩枝条为桂枝,而《金匮要略》肾气丸中的桂仍沿用干皮、枝皮为肉桂、官桂。由此可见,北宋以前医书之中桂与肉桂关系密切。《伤寒论》与《金匮要略》出自张仲景之手,他在书中所提及的桂,其本意可能不仅有今之桂枝,更有可能是指肉桂。

2. 对桂枝与肉桂治疗石瘕证认识

(1)对《黄帝内经》石瘕证治理论的认识:《灵枢·水胀》提出,"石瘕生于胞中,寒气客于子门,子门闭塞,气不得通,恶血当泻不泻,衃以留止,日以益大,状如怀子,月事不以时下。皆生于女子,可导而下。"石瘕乃女性疾病,属于妇科癥聚疾病范畴。女子患石瘕病其因大概有三:一则寒邪所客。寒性凝滞收引,气血停滞,瘀血内生,日久成瘕。二则气郁所致。女子属阴,常情志不遂,或气郁或大怒,使肝失调达,疏泄失司,络痹气阻,气滞血瘀,日久成聚。三则饮食所引。恣食肥厚生冷,脾胃运化失健,水谷精微不布,食滞湿浊凝聚成痰;痰凝血滞,脉络瘀塞,日久成瘕聚。

对于石瘕的治疗,《黄帝内经》认为"可导而下",即用消导、疏导、通下之法进行治疗。导致石瘕的邪气不外乎瘀血、气滞、痰湿等有形之邪,因此临证中可采用活血化瘀、理气行滞、化痰、软坚散结方药治疗,而桂枝茯苓丸则是治疗女子石瘕证之代表方。

(2)对桂枝肉桂之药性与石瘕证认识:石瘕长于子宫之中,因寒气凝聚于宫内,气血凝滞,月经不下,恶血不去,衃血留置于内,故而成瘕。可知此病寒凝较深,病位也深,由于宫寒而导致子宫肌瘤等包块的成形。而我们可知,宫寒早期未形成肌瘤肿块时实际早有症状,因肾阳不足表现为后腰、八髎或者是小腹部寒凉,行经时腰腹疼痛或是酸冷、下坠感等,或是寒凝气滞而痛经、经血瘀积难下、痛经严重、腰膝酸软、四肢不温、麻木等。可见女性下腹肌瘤、肿块等不是短期而成,是寒凝、气滞、血瘀、痰湿日久积聚而成,子宫壁脱落每次月经未排尽留于宫内,时间久了成为瘤,而寒邪会随着血液在体内运行,所到之处的子宫内膜因寒凝无法脱落排出又形成新的瘤,故而成为多发性子宫肌瘤,究其原因不外乎寒邪系发病之源,子宫系受病之所。故治疗本病既要温散陈寒痼冷,又要不失时机地温透血分的寒邪,祛寒邪外达后诸症豁然。临证中,若将桂枝茯苓丸中的桂认作肉桂,随证配伍加减定有大效。肉桂为辛、甘、热之品,其功效一是善于补火助阳、益阳消阴,临床常用其治疗肾阳不足、命门火衰之畏寒肢冷、腰膝冷痛、阳痿、宫寒等。二是肉桂具有辛热温散之性,善于去痼冷沉寒而止痛。三是肉桂辛散温通,是治疗寒凝血瘀之要药,能温通血脉,促血运行,消散瘀滞。桂枝虽与肉桂同源,但其为肉桂树之嫩枝,其性升散,通营卫之效佳。桂枝也是辛散温通之性,可以温散经脉寒邪,治疗寒凝血瘀,入

31

血分温散脉中寒凝，又可宣导活血之品，以增化瘀止痛之效。因此，治疗女性月经少腹之病，须配伍活血化瘀之药方有大效。同时认为，桂枝之温通更长于走上焦以及皮肤血脉孔窍，温通四肢末节。对于中下焦沉寒以及内脏虚寒应该是肉桂更佳。《本草汇言》载有"肉桂，治沉寒痼冷之药也"，《医学启源》载有肉桂乃"补下焦不足治沉寒痼冷"。肉桂入方，下行走里，壮命门之阳，植心肾之气，宣导众药无所畏避，引火归元，益阳消阴。加之此方为丸，剂量上"兔屎大，每日食前服一丸。不知，加至三丸"也是小剂量用药，反观今之临床用药多量大反不见效，此乃轻可去实之佐证也。因此，将桂枝茯苓丸用于临床女科各证治疗之中应随证变化，上焦癥瘕积聚与少腹月经疼痛轻症，给予之桂枝茯苓丸，中下焦石瘕类沉疴痼疾将桂枝易为肉桂更佳，其效正在临床观察之中，有待进一步证实。

综上所述，在临证中运用桂枝茯苓丸时应溯本追源，重新认识古今用药之差异。尽信书不如无书，张仲景所著原书年代久远，今所见均为后世之人整理修订，故其书中尚有许多均不是作者本义，《黄帝内经》《神农本草经》《伤寒杂病论》《金匮要略》年代相差不远，我们应更好地理解内经病证治理论，再谈论处方用药，并在研习经方药物时敢于存疑，训诂而习之！

5 当归芍药散

【原文1】

妇人怀妊,腹中疞痛,当归芍药散主之。

——《金匮要略·妇人妊娠病脉证并治第二十》

【释义1】

本条论述妊娠肝脾不和所致腹痛的治法。本证腹中拘急,绵绵作痛,病由肝脾失调,气血郁滞所致。肝虚气郁则血滞,脾虚气弱则湿胜,故用当归芍药散以养血疏肝,健脾利湿。

【原文2】

妇人腹中诸疾痛,当归芍药散主之。

——《金匮要略·妇人杂病脉证并治第二十二》

【释义2】

本条论述妇人腹中诸痛的治法。从经文所示,本方主证突出"痛"字,病位在"腹中"。盖女子以血为本,有医家认为,肝为女子先天,经、孕、产、乳使其耗血伤精,血少则经脉失养,肝郁则木来乘土,脾虚则湿浊不化。气、血、水为人体营养物质,若脏腑功能失调,则可成为病理产物或致病因素。同时,三者尚可互为影响,或气病及血,或血病及水,或气滞水阻,或水瘀搏结,甚则三者合而致病。本条之腹痛,为气滞血凝,兼有水湿所致。故用当归芍药散调肝脾,理气血,利水湿,使肝脾和,气血调,水湿去,则痛自已。据药测证,本证除腹痛外,尚有小便不利,腹微胀满,四肢头面浮肿等。

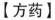

【方药】

当归三两　芍药一斤　茯苓四两　白术四两　泽泻半斤　芎劳半斤,一作三两

【煎服】

上六味,杵为散,取方寸匕,酒和,日三服。

【功效】

活血利水,调肝理脾。

【方解】

当归芍药散药虽6味,却配伍严谨,相辅相成。6味药可分为2组,一是当归、白芍、川芎为血分药,入肝经,重用白芍,取其柔肝止痛,配以当归、川芎可以养血调肝,又可活血行滞;二是茯苓、白术、泽泻为气分药,入脾经,白术健脾燥湿,配合茯苓、泽泻,又能渗湿泄浊。方中血分药和气分药各占一半,不寒不热,温平和顺,共奏调肝健脾、养血理气、除湿利水、行滞化瘀之功。用之则水湿得散,血郁得疏,气血和畅,经脉无阻,腹中诸痛自除。方中重用芍药养血敛阴,柔肝止痛,还可利小便,《神农本草经》记载芍药功效为"主邪气腹痛,除血痹,破坚积,寒热,疝瘕,止痛,利小便,益气"。当归助芍药补养肝血,川芎行血中之气,三药为"血分药",共用以补血活血调肝。泽泻用量亦较重,功在渗利湿浊,白术、茯苓健脾除湿,三药为"气分药",合用以健脾利湿。全方调肝养血,健脾利湿,是肝脾两调、血水同治之方,具有健脾利湿、养血疏肝及活血利水之多种功效,凡符合肝郁脾虚、血滞湿阻之肝脾不调的妇科疾病均可应用。

【精准辨证】

肝郁脾虚、血滞湿阻证。腹痛是当归芍药散证之核心指征,腹痛拘急,头晕心悸,小便不利,或带下清稀,或足跗浮肿,舌淡白、苔白、滑腻、薄苔、舌体胖大,弦脉、细脉、沉脉。

【临床应用】

凡痛经、不孕、妊娠腹痛、先兆流产、习惯性流产、胎位不正、异常子宫出血、妊娠水肿、产后小便难、闭经、子宫炎、附件炎、卵巢囊肿、子宫肌瘤、更年期综合征等临床表现符合肝郁脾虚、血滞湿阻之证者。

【不传之秘】

本方由三味"血分药"和三味"水分药"组成,故全方共奏肝脾调和、气血水同调之功。血虚为主者,三味水分药量宜小,血滞者三味血分药量宜大,湿盛浮肿者,三味水分药应重用,以达药专力宏之效。

水酒同煎,取其宣通药势;方中独重芍药,取其柔肝止痛之效。

月经不调而适用此方者多为月经后期、月经过少、闭经和痛经,且多在经前期选用。

【临证加减】

经逾期无经兆者,以调为主,加补肾益精药,如菟丝子、制何首乌、巴戟天等;有乳房胀痛、下腹坠胀或带下量多等经兆者,则以通为主,因势利导加选疏肝通络之药,如麦芽、益母草、牛膝等;若为多囊卵巢综合征者,加石菖蒲、皂角刺、浙贝母以通窍化痰,软坚散结;属月经过少者,加养血活血通经药,如鸡血藤、益母草、牛膝等;经行泄泻者,着重健脾温阳、益气固涩,可选加党参、巴戟天、扁豆等;经行腹痛,经色紫暗或夹血块者,加三七、益母草以活血化瘀、调经止痛;血块多者加三棱、莪术以破血行气、消癥散结。

【当归芍药散的适宜人群】

黄煌教授认为,当归芍药散的适宜人群有以下几个体质特点。

(1)脸黄肤干贫血貌:中年女性为多,面色萎黄或苍白,贫血貌,或有浮肿,或有黄褐斑,皮肤干燥,缺乏光泽,手掌干燥发黄。

(2)腹软胃内停水:腹壁松软下垂,按压腹部没有弹性,下腹部或有压痛,以右下腹多见。胃内有停水,按之有水声。

(3)头晕心悸:头痛头晕、心悸脐跳、肌肉痉挛跳动等。大多伴有失眠、记忆力减退、视力下降等。

(4)月经不调量少色淡:月经周期紊乱或闭经,或痛经。月经量少,色暗淡而质稀如水(纸巾上血迹暗而边多水痕),白带量多、色白而质稀如水。容易患胎产疾病,或不孕,或易流产,或胎位不正,或产后腹痛。

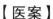

【医案】

1. 痛经案

患者李某,女,18岁,1988年1月25日就诊。近2年每逢月经来潮,必有腹痛。近2个月来疼痛加剧,有时难以忍受,行经期间,小腹及腰脊胀痛剧烈,按之不减,经量少,色暗红夹血块,带下量多、色白黄、质稠秽,阴痒,肢倦乏力,嗜睡,舌边尖有瘀点、苔白厚,脉虚缓。辨证:脾虚血瘀。治法:调肝养血,健脾渗湿,佐以解毒止痛。处方:当归芍药散加减。土茯苓20g,鸡血藤20g,当归12g,川芎10g,白芍15g,白术10g,泽泻10g,益母草15g,莪术10g,小茴香6g,延胡索10g,白鲜皮10g,甘草5g。水煎服,每日1剂,连服6剂。1月30日月经来潮,小腹疼痛较前明显减轻。以后每月经前连服4～6剂,连服3个月,经行不痛,阴痒消失,带下正常。

医案解要:痛经分为不荣而痛,不通而痛。患者逢月经来潮,必有腹痛,为血液不畅之证;患者带下量多色黄质稠,为湿蕴下焦之证,总属湿瘀交阻。故予当归芍药散和血利水,增鸡血藤、益母草、延胡索活血止痛,白鲜皮以止痒。诸药合用,活血利水,病因得去,则痛经自止。

2. 月经后期案

患者黄某,女,34岁,1998年10月20日就诊。5年前无明显诱因出现月经延后10～15天,经色淡而间夹血块,行经时有胸胁、乳房胀痛,心烦易躁。平时带下量多,色白或淡黄,肢体倦怠,胃纳不佳,大小便少,舌苔白质淡嫩,脉虚细。证属血虚肝郁脾虚。治以补血养肝,健脾渗湿,佐以理气。方用当归芍药散加味。当归15g,川芎10g,白芍10g,茯苓10g,炒白术10g,泽泻6g,益母草15g,鸡血藤20g,木香8g,砂仁6g,甘草3g。常规水煎服,每日1剂。守方出入,连服18剂而经行正常。

医案解要:月经后期的发病机理有虚有实,虚者或因营血亏损,或因阳气虚衰,以致血源不足,血海不能按时满溢。实者或因气郁血滞,冲任受阻,或因寒凝血瘀冲任不畅,致使月经延后。患者属血虚气滞,肝失疏泄,脾虚湿困,运化失常引起的月经错后,故用当归芍药散调和肝脾、养血渗湿,益母草、鸡血藤补血活血调经,木香、砂仁理中焦之滞。全方调养肝血、健脾益气,对血虚气滞、脾虚湿困所致月经后期,用之甚宜。

3. 输卵管积水不孕案

患者李某,女,32岁,长沙市人。2012年4月15日初诊。患者结婚4年,因为两侧输卵管积水导致不孕,曾经在某生殖中心进行试管婴儿培植,连续5

次没有成功。平时小腹隐痛,月经尚准时,量中等,经前乳房胀痛,白带不多。察之面色不华,舌淡红,脉弦细。用当归芍药散加减:当归60g,赤芍30g,川芎30g,泽泻30g,茯苓60g,白术50g,大血藤180g,败酱草60g,牵牛子30g,急性子60g,三棱30g,莪术30g,九香虫30g,露蜂房30g。1剂,做水丸,每天2次,每次6g。

2012年6月24日二诊:服完上方1剂后,即已怀孕,现感腰痛乏力,舌淡红无苔,脉弦细数。用泰山磐石散加味:黄芪50g,白参15g,炙甘草10g,当归10g,白芍10g,生地黄15g,川芎5g,白术30g,砂仁20g,续断30g,桑寄生30g,菟丝子15g,黄芩15g。15剂,煎服,日1剂,分2次温服。

医案解要:当归芍药散是治疗妇科腹中疼痛之祖方。月经不调,多为血气不和;妇科炎症,多为内有水湿。而当归芍药散之当归、川芎、白芍(赤芍),柔肝和血;白术、茯苓、泽泻,健脾利湿。全方药味平和,善于流通而不滋腻,不燥烈,非常适合妇女的生理特征。但此方用于妇女慢性盆腔炎引起的腹痛,清热解毒的力量偏弱,故在明确属于比较严重的盆腔炎时,往往加大大血藤、败酱草的剂量,能够显著提高疗效。在治疗输卵管积水时,除了用当归芍药散加大血藤、败酱草消除盆腔炎症之外,往往借助于3个药对疏通输卵管,消除积水。第1个药对是急性子配牵牛子,前者走血分,软坚散结;后者走气分,化气利水。第2个药对是三棱配莪术,前者活血,后者理气,具有开破作用却药性平和。第3个药对是九香虫配露蜂房,前者辛香走窜,后者咸平散结,输卵管堵塞,日久粘连,须赖虫类药入血络搜剔。严重者,九香虫改用麝香,并加穿山甲。用此法治愈多例输卵管堵塞导致不孕者。

4. 子宫内膜炎案

患者王某,女,40岁,2008年5月8日初诊。患者经常性少腹两侧疼痛,某医院妇科诊断为"子宫内膜炎",给予抗炎治疗数日,因治疗效果欠佳而求诊于中医。刻诊:腰酸乏力,少腹撑胀且酸痛,白带量多而稠臭,舌质暗淡、苔白腻,脉弦细。诊断:子宫内膜炎,辨证为血虚气滞、脾虚湿阻。治宜养血活血理气,健脾行水利湿。组方:当归、泽泻、炒白芍各10g,白术、茯苓各15g,川芎6g,土茯苓15g,赤芍、延胡索各10g,广木香6g,芡实10g,乌药10g。共7剂,1天1剂,水煎分2次温服。

二诊:服药后,患者少腹撑胀疼痛大减,白带量亦少,诊见舌淡红、有裂纹、苔薄白,脉濡细,此气血虚也。二诊组方:当归、白芍、白术、泽泻、茯苓各10g,川芎6g,土茯苓10g,党参15g,黄芪30g,陈皮6g。共6剂,1天1剂,水煎服。二诊服药10余天后告之诸症皆除。

医案解要:子宫内膜炎及子宫内膜增生在已婚妇女中发病率呈渐增趋势,此病多系湿热之邪久蕴致气血失和而发病,属"带下"范畴。前人有"带下俱是湿证""脾主湿"之说,带病由湿生,水湿由脾起。因此,治疗时把握脾虚湿盛这个病机关键,遣方用药应以健脾祛湿为本。临床用当归芍药散治疗。方中茯苓、土茯苓并用,意在使湿热之邪渗利而去;赤芍、白芍合用,重在强调活血和血,配合诸药,取效甚捷。但应用除湿药时也不可过于温燥,以免"助邪火消灼阴血,以致火升水降,凝结浊物"。

5. 子宫内膜增厚案

患者,女,43岁。2016年7月12日初诊。主诉:月经量增多1年。患者生育期子宫内膜增厚2年,近2年月经量明显增多。症见:月经量多,有大量血块,下腹痛,拒按,口干,口苦,大便困难、干燥,小便调,睡眠可,舌暗,苔薄白,脉弦细。阴道彩超检查示:卵泡期子宫内膜厚20mm。其余各项检查未发现器质性病变。西医诊断:异常子宫出血。中医诊断:崩漏,辨证为血瘀证。治宜活血化瘀。方予抵当汤合当归芍药散加减,处方:水蛭20g,桃仁15g,土鳖虫20g,大黄15g,白芍30g,枳实30g,厚朴15g,三棱15g,川芎15g,茯苓20g,生白术15g,莪术12g,泽泻30g,炙黄芪30g,党参片15g,当归15g,大枣15g,炙甘草6g。14剂。每日1剂,水煎服,月经期避服。

2016年8月7日二诊:第2个月经周期月经量、血块均减少,大便通畅,口苦,无口干。上方去桃仁、大黄、枳实、厚朴,加北柴胡30g、黄芩12g、清半夏10g、生姜15g。再服14剂,口苦减轻,月经干净后行阴道彩超检查提示卵泡期子宫内膜厚12mm。以上方为基础方随症加减,继服14剂,口苦消失。连续3个疗程,阴道彩超复查提示卵泡期子宫内膜厚6mm。

医案解要:根据本例患者的临床症状,四诊合参,辨证其为血瘀证。月经量多、有血块、舌暗,为血瘀征腹痛,乃瘀血阻滞,不通则痛;瘀血日久化热,灼伤津液,不能上承于口,则口干、口苦;津亏肠燥,则大便干燥。津血同源,治疗中常兼利水湿痰饮。方中抵当汤破血逐瘀;当归芍药散养血调肝,健脾利湿;厚朴、枳实破气除满,祛痰消痞;甘草配白芍缓急止痛;三棱、莪术加强活血、祛瘀、行气之效;党参、黄芪补气,使攻邪而不伤正、补气而不碍攻邪,防破血药过度攻伐正气;大枣补中益气,调和药性。二诊时,患者表现为少阳证,故在上方基础上合小柴胡汤加减。药证相符,则病愈。

6. 产后腹痛案

患者屈某,34岁,已婚,2017年7月8日首诊,诉产后3个月小腹隐痛2周,伴腰骶酸痛,劳则加重,头晕乏力,心烦,失眠,月经尚未来潮,末次月经:2016

年7月3日。面色苍白，眠浅多梦，大便干，舌质淡白，苔薄白，脉沉细。彩超提示：子宫及双侧附件区未见异常；专科检查：宫颈外口横裂状，举痛，宫体压痛明显。药用：当归18g、白芍30g、泽泻15g、茯苓20g、川芎18g、炒白术20g、醋延胡索30g、益母草30g、丹参20g、党参15g、肉苁蓉15g、火麻仁10g，10剂。7月20日二诊，诉下腹疼痛明显缓解，大便正常，予原方继续服用。8月1日三诊：诉小腹隐痛消失，予原方去延胡索、肉苁蓉、火麻仁，再予5剂以巩固治疗。

医案解要：产后腹痛首见于《金匮要略》中，其病机为气血运行不畅，或不荣则痛或不通则痛。妊娠期，子宫藏而不泻，藏蓄精血，濡养胎儿；分娩后，子宫由藏而泻，气血变化急剧，若产妇素体气血虚弱，或产时失血过多，或产后调摄失当，而致血虚，冲任、胞脉失于濡养，不荣则痛；或子宫余血浊液因寒致瘀，或气滞血瘀，或胞衣、胎盘残留，冲任、胞脉阻滞，不通则痛。本例患者产时耗气伤血，冲任血虚，不能濡养脏腑，故见下腹隐痛，头晕乏力，舌质淡白；血虚津亏，肠道失于濡养，故见大便干，予当归芍药散健脾养血止痛，佐以补血益气之品，使脾气健旺，气血化生有源而告愈。

7. 滑胎案

患者王某，女，29岁。2016年7月6日初诊。主诉：停经40天，腹痛伴阴道出血3天。患者2013年10月生化妊娠1次，2014年1月孕70天无胎心行人流术，2015年7月孕80天胎心消失，行人流术。2015年11月查血小板聚集率偏高，后服阿司匹林近3个月，每次25mg，每日2次。末次月经：2016年5月27日，量色如常。2016年6月23日查：β-HCG 127.2mIU/ml，7月4日无明显诱因下阴道少量出血，下腹隐痛，腰酸，β-HCG 25755.8mIU/ml。彩超：宫腔下段见一大小约1.8cm×1.2cm的囊状无回声团块，囊内未见明显胚芽及卵黄囊。双侧子宫动脉阻力高阻，左侧子宫动脉RI:1，舒张早期血流缺失；右侧子宫动脉RI:1，舒张早期血流缺失。刻下：腰酸下腹坠痛，阴道少量出血、色暗红，焦虑，纳差，头晕偶作，舌暗红、苔薄白、脉沉弦。西医诊断：先兆流产。中医诊断：胎动不安（血瘀证）。治法：养血补肾安胎。方取当归芍药散合寿胎丸加减。处方：炒当归5g，炒白芍10g，白术10g，茯苓10g，炒黄芩10g，阳春砂3g，苎麻根30g，菟丝子10g，桑寄生15g，续断10g，炙甘草3g。7剂。常法煎服。

2016年7月13日二诊：停经47天，无明显阴道出血，无腹痛不适，恶心，苔脉如前。原方续服。2016年7月17日三诊：阴道又有少量出血，下腹隐痛不适。彩超示：宫腔胚囊大小25mm×13mm×21mm，胚芽6mm。见原始心管搏动；孕囊与宫壁间见弱回声区，大小26mm×21mm×11mm，提示绒毛膜下血肿。中药原方加藕节炭 10g、白及 10g、仙鹤草 15g 续服。2016 年 7 月 27 日四诊:停经 61 天,无腹痛不适,阴道无出血,β-HCG ＞ 225000.0mIU/mL,彩超:宫腔胚囊大小 40mm × 33mm × 38mm,胚芽 20mm,见原始心管搏动。

医案解要:陈自明认为妇人以血为本,叶天士认为女子以肝为先天。怀孕期间,胎儿需要母体血液供养,母体气血虚弱,肝凭血养,肝血不足则肝气不舒,肝气郁结,横逆脾土,脾之运化失司,脾虚湿胜,肝脾不和,则气血失和,胎中气血阻滞而发为下腹部隐痛。肝虚气郁则血滞,故心情易烦躁;脾虚气弱则湿盛,湿邪留着中焦故胃纳不佳;清阳不升则头晕目眩。当归芍药散首见于《金匮要略·妇人妊娠病脉证并治第二十》:"妇人怀妊,腹中疠痛,当归芍药散主之。"组方重用芍药养血柔肝,专主拘挛,取其缓解腹中急痛。当归甘温,补血活血,配白术、茯苓健脾利湿,使气血生化有源。全方养血疏肝,健脾利湿,通畅血脉,既疏瘀滞之血,又散内蓄之水。本方组方严谨,用药平和,临床可单用或与寿胎丸中补肝肾、固冲任的菟丝子、桑寄生、续断同用,加入黄芩、阳春砂、苎麻根等安胎之品,使胎气壮,胎元安。

8. 药流后腹痛案

患者余某,女,23 岁,未婚,2008 年 8 月 14 日初诊。主诉:药流后下腹坠胀疼痛 8 个月余。患者 8 个月前开始出现小腹疼痛、坠胀不适,伴腰骶酸痛,于经前、久站、久坐及性交后症状加重,时感神疲乏力而无法工作,喜叹息,经前乳房胀痛,经色暗红有血块,痛经明显,带下量多,清稀,曾在福建当地诊为慢性盆腔炎,经中西药治疗无效,苦不堪言,遂来本院诊治。行腹腔镜探查术示:盆腔轻度粘连,双侧输卵管通而不畅,盆腔静脉曲张明显,如蚯蚓状。诊断为:①盆腔瘀血综合征;②女性慢性盆腔炎。住院期间查房会诊,处以当归芍药散加减治之,患者症状好转,出院后继续来门诊治疗。

诊见:症如前述,面色少华,舌淡暗胖大、边有齿痕瘀点、苔薄白、脉细弦。妇检:外阴阴道畅,阴道分泌物量多、色白、质稀,宫颈轻度糜烂,子宫后位,大小正常,后穹窿触痛,双侧附件区压痛。中医诊为妇人腹痛,证属气虚血瘀型。治宜益气健脾,活血化瘀,疏肝止痛。处方:白芍、丹参、白术、泽泻、乌药、延胡索各 15g,当归、川芎、香附、三七各 10g,黄芪、茯苓各 30g,七叶莲 20g。14 剂,每天 1 剂,水煎服。

8 月 28 日复诊:服上方后下腹坠胀、疼痛好转,体倦乏力症状改善,带下量正常,舌淡胖、边有瘀点,苔薄白,脉细弱。治宜益气健脾,活血通络,补肾疏肝。处方:白芍、白术、丹参、续断各 15g,当归、川芎、香附、三七各 10g,黄芪、茯苓、制何首乌各 30g,七叶莲 20g。20 剂,每天 1 剂,水煎服。

2011年3月21日因产后月经渐少来诊,追问得知,患者服完以上20剂药后,下腹坠痛、腰骶酸痛、痛经等症均有明显改善,并在当地继续按方配药,坚持治疗3个月后症状完全消失。2009年初结婚,并于当年末顺产一女婴,至今病无复发。就诊当日遂予复查盆腔彩色B超示:子宫、附件未见异常,盆腔静脉无曲张。盆腔瘀血综合征已治愈。

医案解要:本案患者素体虚弱,中气不足,土虚木乘,兼工作劳累及药流后耗伤气血。气为血之帅,气能生血,气能行血,脾弱气虚则推动无力,肝郁气滞则血行不畅,血运失常,瘀阻下焦,致冲任、胞宫脉络不通,发为此病。本病以脏腑、冲任、气血虚弱为本,瘀血湿阻郁滞下焦为标,属本虚标实之证。故治宜攻补兼施,气、血、水同调,标本同治。然肾为冲任之本、气血之根,气血久虚,必累及肾,故后期需兼顾滋肾补肾以固本,肝、脾、肾三经同调,最终使正复邪去,疾病乃愈。现代药理研究证实,当归芍药散有降低血液的黏、凝、聚状态,抑制血小板聚集,抗血栓形成,改善微循环等作用,可有利于炎性渗出的吸收,还可调节免疫功能,提高免疫力。

9. 更年期浮肿案

患者李某,女,49岁,2004年4月8日初诊。颜面双手及足胫浮肿,伴心烦失眠4个月,尿常规化验无异常,查体心肺肝肾功能正常,曾服双氢克尿噻、谷维素等无显效。刻诊:颜面足胫浮肿,按之凹陷,双手紧胀感。伴烦躁失眠,胸闷心悸,月经已5个月未行。舌质淡、苔薄白,脉沉,诊为水肿,证属肝肾亏虚,气滞血瘀。以当归芍药散合五苓散加味:当归、白芍、白术、茯苓各15g,泽泻18g,猪苓、泽兰、桂枝各10g,益母草30g,7剂水煎服。复诊:药后浮肿明显减轻,继服7剂,水肿消失,但仍心烦失眠,胸闷心悸,又用当归芍药散合百合地黄汤治疗:当归、知母、泽泻各10g,白芍、白术、荆芥、百合、生地黄各15g,女贞子、墨旱莲各20g。半个月余,诸症消失。

医案解要:浮肿为更年期妇女的常见症,中医对水肿按常法当从肺脾肾论治,但妇女更年期浮肿之病机不同,非此三脏之所能概全。《金匮要略·水气病脉证并治第十四》有"经为血,血不利则为水"的说法,明确指出,妇女经血不利可致水停。《诸病源候论·十水候》曰:十水者,青水、赤水、黄水、白水、黑水、悬水、风水、石水、暴水、气水也。青水者,先从面目,肿遍一身,其根在肝。说明肝失疏泄亦可致气滞水停,再者妇人之病多责之于肝,故此证病机为肝肾不足,血瘀经闭,肝郁气滞,水液布化失常。先予当归芍药散合五苓散,疏肝理脾、健脾利湿,再加益母草、泽兰活血利水,水肿消失后改用当归芍药散合百合地黄汤、二至丸调肝补肾以治本。

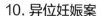

10. 异位妊娠案

患者,女,36岁,多囊卵巢综合征病史,月经6～7天/35～40天,量中色暗,无痛经,孕1流1,2016年8月因胚胎停育行人工流产术。2017年2月15日至3月2日,因异位妊娠于本院住院,予以米非司酮口服及甲氨蝶呤肌注,并配合中药杀胚治疗。出院时患者阴道少量流血,时小腹疼痛,无腰痛,纳寐可,二便调,舌质暗红,苔薄白,脉弦滑。复查血β-HCG降至38 mIU/ml,盆腔彩超:右附件区包块(2.7cm×3.4cm),子宫后方液性暗区1.7cm。中医诊断:异位妊娠(瘀结成癥证),中药治以活血消癥为主,予以当归芍药散加减。处方:当归15g、白芍15g、茯苓15g、泽泻15g、生蒲黄30g、五灵脂15g、益母草15g、仙鹤草15g、炮姜6g、香附12g、延胡索15g、丹参15g、桃仁12g、鸡血藤30g、鸡内金15g、薏苡仁30g。出院带中药14剂,水煎服,日1剂。

二诊:3月16日门诊复查,已无阴道流血,无小腹疼痛,调方如下:当归15g、白芍15g、赤芍15g、川芎9g、茯苓15g、泽泻15g、鸡血藤30g、鸡内金15g、薏苡仁30g、益母15g、丹参15g、桃仁12g、三棱15g、莪术15g、浙贝母15g、皂角刺15g、路路通15g。继服14剂。

三诊:3月30日复诊,3月26日月经来潮,量中色红,无小腹疼痛,上方加白术15g、菟丝子15g。继服14剂。

四诊:4月12日复诊,盆腔彩超显示双卵巢多囊性改变,未见附件区包块,未见盆腔积液,上方去泽泻、赤芍、丹参、浙贝母,加肉桂9g。继服14剂。

五诊:4月26日复诊,昨日月经来潮,量中色红,予以生化汤加减。

医案解要:异位妊娠为少腹血瘀证,本病病因各异,病理产物为"瘀"与"湿",以血瘀为主,唐容川提出血积既久,其水乃成的理论,血瘀内阻则水湿内停,阻滞冲任、胞脉,孕卵运行不畅,着床于异位,发为本病。中药治疗在活血化瘀基础上加利水祛湿,可以减少渗出及粘连,加快局部包块吸收。本患者少腹宿有瘀滞,孕卵滞于输卵管,与血互结成瘀,瘀阻湿滞积聚成癥,故附件出现包块;瘀血阻滞胞络,出现小腹疼痛;瘀血内阻,血不循经,故出现盆腔积液,阴道不规则流血。经住院杀胚治疗,血β-HCG降至正常后,治疗以活血消癥,利水消肿为主,方亦选用当归芍药散加减。当归养血活血,白芍酸敛缓急止痛,去川芎之走窜,加生蒲黄、五灵脂、益母草、仙鹤草以化瘀止血,炮姜、香附、延胡索理气止痛,加丹参、桃仁、鸡血藤以活血通络,茯苓、泽泻、薏苡仁利水消肿,加鸡内金化瘀积,《医学衷中参西录》云:"鸡内金鸡之脾胃也,其中原含有稀盐酸,故其味酸而性微温,中有瓷、石、铜、铁皆能消化,其善化瘀积可知。"患者服药后流血止,无小腹疼痛,上方酌去止血止痛之药,加川芎、赤芍、三棱、莪术以加强化瘀消癥功效,加皂角刺、路路通、浙贝母以散结通络,全方活血化瘀,散结消癥以消异位妊娠包块。月经后加白术、菟丝子以健脾补肾,攻补兼施,后复查附件包块消除,上方酌去寒凉之品,加肉桂以取温经活血之效,服药后月经如期而至,予以生化汤加减以祛瘀生新。患者服中药后癥瘕消,月经调,一举两得。妇科癥瘕如子宫肌瘤、子宫内膜异位症、卵巢囊肿等均可在此方基础上随症加减治疗。

11. 带下病案

患者王某,女,40 岁,2016 年 3 月 11 日来诊。患者有阴道炎病史,末次月经时间:2016 年 3 月 3 日,现已干净。自诉去年 11 月行宫颈相关检查未见异常。现阴痒反复,带下量少,未见豆腐渣样白带,曾使用阴道塞药,因过敏停用。舌质暗红,舌苔黄腻,脉弦。已婚育,怀孕 3 次,足月产 1 次,流产 2 次,未避孕,有生育要求。既往输卵管积液病史,自诉 3 年前经介入治疗后通畅。使用双唑泰栓、制霉菌素后自觉不适。辅助检查:2016 年 2 月 21 日外院白带常规检查提示白细胞阳性,过氧化氢弱阳性。2016 年 2 月 22 日经阴道 B 超提示输卵管未见积液,内膜厚 8mm。妇科检查外阴阴道正常,分泌物量少,色白,宫颈光滑,子宫后位,大小活动可,双侧附件未及异常。中医诊断:带下病,西医诊断:慢性阴道炎。中药处方:当归 15g,白芍 30g,川芎 30g,白术 20g,茯苓 20g,泽泻 30g,蒲公英 15g,紫花地丁 15g,甘草 10g,水煎内服,共 3 剂,2 日 1 剂,另加外用药飞扬洗剂 1 袋。

二诊:患者自觉阴痒缓解,白带量色质可,为巩固疗效,予原方续服 3 剂,随诊 1 个月无复发。

医案解要:本案患者阴道炎病史,反复发作,因过敏对多种抗生素及阴道塞药不能耐受,请求中医治疗,复发性阴道炎属于中医的带下病范畴,带下病以湿邪为患,缠绵难愈,反复发作。《金匮要略·水气病脉证并治第十四》云:"经为血,血不利则为水。"唐容川强调:水病不离乎血,血病不离乎水。病久必瘀,湿邪入血分,水血互结,当归芍药散有活血利湿之效,并有标本兼治之功效,可减少慢性阴道炎的复发。在当归芍药散的基础上加蒲公英、紫花地丁、甘草有助于清热解毒、抗炎消肿、利湿通淋,最终患者阴痒缓解,白带恢复正常。

12. 子肿案

患者陈某,27 岁,2016 年 9 月 5 日初诊。主诉:停经 30 周,检查发现羊水增多 6 天。平素月经规律,月经期 7 天,月经周期 30 天,量、色、质如常。末次月经:1 月 28 日。生育史:怀孕 1 次,足月产 0 次,流产 0 次,预产期 2016 年 11 月 2 日。孕期定期产检,糖耐量试验等均无异常。否认家族糖尿病等病史。患者平素工作压力大,近2周自觉腹部明显增大,久行久站、劳累后感腹胀、胸闷及气短,伴注意力不集中,近2天伴头晕、心悸,四肢无浮肿,口干,无口苦等,纳欠佳,眠欠安,夜尿2～3次,大便1～2天1次,先干后溏,小便正常。舌淡红、舌体胖、边有齿痕、苔薄白,脉滑略弦,双寸弱,以右寸明显。查体:腹部隆起,皮肤紧绷、发亮,按之压痕不显,无青筋显露。眼睑及双下肢等其余部位无浮肿。2016年8月31日彩超示:宫内妊娠32+周,单活胎,胎盘厚32mm,成熟度0度,羊水过多,羊水暗区68mm,羊水指数248mm。西医诊断:羊水过多。中医诊断:子满;辨证属脾虚湿盛。治法:健脾化湿。处方:当归、泽泻、香附、柴胡各10g,白芍、茯苓皮、白术、石斛、杜仲、益智、金樱子各15g,鸡血藤、黄芪、党参各20g,炙甘草6g。7剂,每天1剂,水煎至250ml,饭后温服。另予中成药逍遥丸、金匮肾气丸。患者服药后腹胀、胸闷、头晕、气短、乏力等症状明显好转,仍守原方继服7剂。10月20日彩超提示:胎儿大小与孕周相符,胎盘厚36mm,成熟度Ⅱ度,羊水量正常,羊水暗区48mm,羊水指数139mm。10月28日因个人原因于广州中医药大学第一附属医院产科行剖宫产术,分娩一活女婴,出生体质量3160g。

医案解要: 妊娠期间羊水量超过2000ml,称为羊水过多,其发生率为0.5%～1%,属中医学子满范畴,亦称胎水肿满,多见于糖尿病、妊娠高血压疾病、多胎妊娠、母儿血型不合、胎儿畸形等,约1/3患者原因不明,称为特发性羊水过多。"诸湿肿满,皆属于脾",我们认为,本病的发病主要是由于孕妇素体脾胃虚弱,或忧思劳倦伤脾,或孕后饮食失调,损伤脾气,运化失常,水湿停聚,发为胎水,临床上常见脾胃虚弱、脾虚湿满两种证型,兼夹肾虚、气滞、血瘀等。本例患者孕期产检均无异常,属特发性羊水过多,素体脾气虚弱,水运失司,加上平时工作压力大,肝气郁结,疏泄失常,水湿停聚,蓄积胞中,发为胎水过多,腹大异常,腹皮绷紧、发亮;气滞湿阻,泛溢肌肤,故压痕不显;水液运行不畅,湿浊上逆,加之妊娠周数较大,胎气上迫心肺,故见头晕、胸闷、气短、心悸;津液无以上承,则口干;脾虚中阳不振,则注意力不集中、纳差;湿浊下渗下焦,膀胱气化功能失常,加上妊娠期肾气亏虚,故见夜尿3～4次;大便先干后溏乃为肝郁脾虚之象,舌脉亦为其佐证。治疗上以健脾化湿为主,佐以疏肝行气、活血利水、补肾固精,以当归芍药散为主方加减。方中熟党参、黄芪、白术、炙甘草健脾益气燥湿;茯苓皮、泽泻利水渗湿;柴胡条达肝气,疏肝解郁;香附、当归、鸡血藤养血活血,行气利水;白芍酸甘养阴;石斛生津止渴;盐杜仲、金樱子补肾壮阳,固精缩尿。仍需强调的是,本病的论治首先要判断胎儿是否正常。若检查发现胎儿畸形,及时下胎益母;若合并糖尿病、高血压等,应积极治疗原发疾病,治病与安胎并举。此外,还应注意"水血相搏"的情况,在辨证论治的基础上,加入当归、丹参、鸡血藤、川芎等养血活血之品,以便水血分利,所谓"有故无殒,亦无殒也"。

13.门纯德治疗妊娠羊水过多症案

患者田某,女,34岁。妊娠后,胎不满5个月,腹大而沉重,下肢浮肿,行动不便,好似妊娠尽月一般,小腹隐隐作痛,胎动不安。妇科诊为:羊水过多症。令其注意营养,常服维生素。后找余诊治。触其全腹胀大而不硬,且有光滑之波动。此并非胎儿体大,确系羊水过多。于是处以当归芍药散汤剂。服药2剂后,小便量增,下肢浮肿减轻,饮食、睡眠亦好。略施加减,令再服2剂。后安然怀妊至顺产。

6 芎归胶艾汤

【条文】

妇人有漏下者,有半产后因续下血都不绝者,有妊娠下血者,假令妊娠腹中痛,为胞阻,胶艾汤主之。

——《金匮要略·妇人妊娠病脉症并治第二十》

【释义】

本条论述了妇人三种下血的证治。妇人下血之证,常见以下三种病情,一为经水淋漓不断地漏下;二为半产后下血不止;三为妊娠胞阻下血。三者虽其原因有异,但其病机相同。总是由冲任脉虚,阴气不能内守所致,均可以用芎归胶艾汤以调补冲任,固经养血。

"假令"二字是承"有妊娠下血者"而言,意指若妊娠下血而又腹痛者,即属胞阻。冲为血海,任主胞胎,冲任虚损,不能制约经血,故淋漓漏下。半产多因肾虚血虚不能充养胎元,气血经脉不固,冲任不守。冲任虚而不固,胎失所系,则妊娠下血,血虚血瘀,则腹中疼痛,以上三种下血,虽出现于不同病证,但病机皆属于肾阴肾阳不足,冲任脉虚,血不循经。故皆可用芎归胶艾汤调补冲任,固精安胎,养血活血,异病同治。

【方药】

芎䓖　阿胶　甘草各二两　艾叶　当归各三两　芍药四两　干地黄四两

【煎服】

上七味,以水五升,清酒三升,合煮,取三升,去滓,内胶,令消尽,温服一升,日三服,不差更作。

【功效】

调补冲任,暖宫止痛,养血安胎。

【方义】

阿胶为血肉有情之品,补血圣药,兼能止血滋阴润燥;艾叶温经散寒止血。冲为血海,任主胞胎,冲任不固,胞宫虚寒,发为崩漏。二味合用,温经止血,固冲安胎,是此方的精华所在,二者配伍可阴阳同达,补冲任之虚。熟地黄味厚质润,入肝肾,滋阴血,填肾精,为补血要药;芍药养血益阴,二者相须为用,补营养血。当归辛甘而温,补血活血;川芎气香升散,活血行气。二者皆为血中气药。离经之血阻碍经络,气血不行,瘀血不去,新血不生,与熟地黄、芍药相对,动静结合,为补中寓通之义。四物汤养血和血,最后和以甘草,行以酒势,全方补而不滞,行而不破,温而不燥,滋而不腻。

胶艾与四物配伍,意在求本,组方用药不重炭黑炒末之品塞流,而是通过充养血海,调和冲任,温固经脉以和气血,血循常道,瘀血归经则藏泄有度,下漏自止。正如费伯雄所赞:有四物以补血,而又加胶艾以和阴阳,故为止崩漏腹痛之良法。

【精准辨证】

血虚出血证:出血,或经血淋漓不止,或崩漏,色淡质稀,或久不受孕,头晕目眩,心悸失眠,面色无华,两目干涩,舌淡,苔薄,脉弱。

【妇科临床应用】

临床常用于胎动不安、堕胎、小产、崩漏、月经过多等病,对属于血虚冲任损伤,病情偏寒者有卓效。

【不传之秘】

水酒同煎,取其宣通药势,调和血脉与驱散阴寒的作用。
奠定了补血剂组方的基础,后世由本方化裁出名方"四物汤"。
血分有热,或由癥瘕为患,以致漏下不止者,本方宜慎用。

【临证加减】

腹不痛者可去川芎;血多者则减当归用量,变加贯众炭、地榆炭;气虚或者

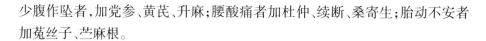

少腹作坠者,加党参、黄芪、升麻;腰酸痛者加杜仲、续断、桑寄生;胎动不安者加菟丝子、苎麻根。

【病案】

1. 崩漏案

患者陈某,女,41岁,2008年4月7日初诊。患者劳累后,此次月水一月二潮,末次月经2008年3月27日,经水量少,色淡质稀,淋漓不断10余日,伴神疲气短,面色㿠白,腰酸肢倦,纳谷不馨。舌淡胖,脉虚细。诊为崩漏。治宜益气摄血,固冲止血。予胶艾汤加味:阿胶、白芍、熟地黄各12g,当归、杜仲、白术、黄芪各9g,艾叶炭、甘草各6g。3剂后淋漓即净,纳谷未馨,去艾叶炭、熟地黄,入怀山药、炒扁豆各12g。续服5剂后,面色渐润,食欲转佳。随访1年,经期如常。

医案解要:《景岳全书·妇人规》对崩漏发病机理认为是"先损脾胃,次及冲任"及"五脏之伤,穷必及肾"。《金匮要略》曰:"妇人有漏下者……胶艾汤主之。"本例患者劳倦伤脾,统摄失司,冲任不固,阴血不能内守而致经血淋沥不尽,故投胶艾汤加味,方中阿胶养血止血,熟地黄滋阴养血,于资阴之中行止漏之法,合当归、白芍补血和血,白术益气健脾,杜仲补益肾气,黄芪、甘草补中益气,艾叶炭温经止血。诸药合用,气血双补,冲脉得固,血崩自止。

2. 经间期出血案

患者尉某,女,17岁。1996年7月25日初诊,患者有经间期出血2年史。15岁初潮,此后月经过频,每月1行,末次月经1996年7月2日,前次月经1996年6月22日,平时伴口干欲饮,手心烦热,耳鸣,神疲乏力,纳可寐安,二便调和。舌尖红,苔薄,脉细。证属:肾阴亏损,冲任不固。治拟:滋肾清热养阴调冲,以胶艾汤加减治疗。药用:当归10g,生地黄10g,白芍10g,川芎6g,地骨皮10g,玄参10g,麦冬9g,女贞子9g,何首乌12g,菟丝子10g,墨旱莲15g,阿胶6g,艾叶6g,炙甘草5g,14剂。

二诊:1996年8月6日,药后无不适,口干减,余症如前,末次月经7月26日,经量中,现月经未净,口干,苔薄、质红,脉细。证属:肾阴亏损,冲任不固。治拟:滋肾清热、养阴调冲。药用:当归10g,生地黄10g,白芍10g,川芎6g,地骨皮10g,麦冬9g,阿胶6g,艾叶6g,墨旱莲15g,仙鹤草15g,花蕊石12g,茜草12g,甘草5g,7剂。

三诊:1996年8月13日,末次月经7月26日至8月1日,服药后手心热减,口干减,苔薄黄,舌尖红,脉细滑,证属阴虚内热,治拟滋肾调冲。药用:当归

10g,生地黄 10g,白芍 10g,川芎 6g,阿胶 6g,艾叶 6g,女贞子 15g,地骨皮 10g,麦冬 9g,墨旱莲 15g,甘草 5g,7 剂。

四诊:1996 年 8 月 20 日,服本方后,本次经间期无出血,口干好转,苔薄,舌淡红,脉细。证属阴虚内热,治拟滋肾调冲。治宗原法上方,7 剂续服。患者治疗 2 个月而病愈。

医案解要:患者经间期出血,表现是在 2 次月经之间,即氤氲之时,有周期性出血者。氤氲之时,阳气内动,损伤阴络,冲任不固,因而出血。阴虚血少,烦热内扰,则口干欲饮、手心烦热;肾阴不足则耳鸣,神疲乏力。肾阴不足、心火上扰则舌尖红、苔薄、脉细。因 2 次月经之间,肾阴亏损,为由虚至盛之转折,阴精充实,功能加强,阳气内动而出现氤氲动情之期,若肾阴不足,加地骨皮滋阴清热;女贞子、墨旱莲滋阴凉血止血。选经方胶艾汤调经水,水既足而火自消矣。

3. 月经过少案

患者,女,42 岁,长期定居美国,2010 年 7 月 29 日初诊。患者诉自 2002 年开始月经量少,脱发,面部有斑纹,月经日期前后不定,每月 1 次,有时错后 7 日,经前小腹凉、胀痛,腰痛,上次月经 7 月 15 日,大便可。舌淡齿痕,脉沉细。中医诊断:月经过少。辨证为营血亏虚,寒凝胞宫。治宜养血调经,暖宫止痛;方用胶艾汤加味。药用:熟地黄 18g,白芍 10g,当归 15g,川芎 6g,阿胶(烊化)10g,艾叶 10g,制香附 15g,益母草 15g,续断 10g,乌药 10g,小茴香 10g,山茱萸 30g,7 剂,水煎服,日 1 剂,分 2 次服用。患者 1 年多未来就诊,然 2011 年 9 月 29 日回国来诊,言及服用上方月余后,感觉良好,月经正常,脱发减少。

医案解要:胶艾汤始见于汉张仲景之《金匮要略》,本方主治冲脉亏虚,血虚兼寒之证,原文主治妇人冲脉亏虚所致之三种下血病。本案患者虽没有原文中所言及之三种下血病,然病机则为冲脉亏虚,营血不足,血虚兼寒。病虽异而证相同,故用方相同。这亦体现出中医辨证施治、灵活用方之重要性。本案患者血虚寒凝,故月经量少,月经有时错后 7 天,小腹凉、胀痛;脱发亦为血虚不能养发;肾精亏虚,故腰痛;面部斑纹,舌淡齿痕,脉沉细,亦为血虚之征;故辨为营血亏虚,寒凝胞宫,治宜养血调经,暖宫止痛,兼以补肾。方中胶艾汤养血调经;制香附调经止痛,益母草活血调经;乌药、小茴香散寒止痛;续断、山茱萸补益肝肾。"发为血之余",阴血充足,自然有利于头发的生长;"精血同源",肾精充足,亦有助于阴血的滋生。故患者服用本方月余后,月经行经正常,脱发亦为之减少,感觉良好。在治疗血虚兼寒之月经不调时,常以此方加此六味药物,疗效颇佳。

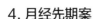

4.月经先期案

患者,女,44岁,2018年8月3日初诊。主诉:月经一月两行,每次持续3~4天。刻下症见:月经一月两行,腰痛,苔薄白,脉细略数。西医诊断:功能失调性子宫出血;中医诊断:月经先期。辨证:冲任失调,经血不固。治法:益精止血,调理冲任。方用胶艾汤加味合三炭饮:西洋参8g,当归6g,白芍10g,熟地黄15g,川芎5g,阿胶珠10g,艾叶炭10g,蒲黄炭10g,侧柏炭10g,黄芩10g,荆芥炭10g,续断20g,地榆炭30g,炙甘草10g。20剂,日1剂,水煎,分两次温服。月经后1周服药,10天为1个疗程,连服2个疗程。

二诊(2018年9月2日):服药后月经已正常,但形体消瘦,精神疲乏,腰痛,大便溏泄,食生冷则甚,便时隐痛,少腹冰凉,无口苦。苔薄白,脉细。辨证:脾胃气虚证。治法:健脾益气。方用香砂六君子汤加味:西洋参10g,麸炒白术10g,茯苓15g,陈皮10g,半夏10g,当归5g,白芍10g,砂仁(后下)10g,广木香6g。20剂,煎服法同前。

三诊(2018年11月9日):月经正常,仍微腰痛,面色淡黄,苔薄白,脉细。辨证:冲任失调,经血不固。在二诊方基础上加杜仲15g、续断20g。30剂,煎服法同前。服药近2个月,药尽病愈。

医案解要:患者初诊时症见月经一月两行,腰痛,苔薄白,脉细略数,辨为冲任失调、经血不固之证。故予以养血止血、调理冲任之胶艾汤,并加用止血验方三炭饮凉血止血。两方加减合用,共同发挥止血之效。患者又症见腰痛,责之为肾,腰为肾之府,肾精亏虚,为腰部经脉失于温润濡养所致。故予以续断滋补肾虚。患者脉象细略数,此乃患者阴虚有热之象,故予以荆芥炭、黄芩清热凉血止血,加强止血之功效。二诊时患者月经已正常,但形体消瘦,精神疲乏,腰痛,大便溏泄,食生冷则甚,便时隐痛,少腹冰凉,无口苦。苔薄白,脉细。考虑其为脾胃气虚证,故予以香砂六君子汤健脾益气。香砂六君子汤出自《古今名医方论》,系六君子汤加香附、砂仁,现多改香附为木香,具有健脾和胃、理气止痛的功效,用于治疗脾胃气虚。《景岳全书·血证》云"有形之血不能即生,无形之气所当急固",故予以西洋参益气养阴。肝疏泄有度,气机条畅,助脾胃升降,促进精气血液的运行输布;肝血足,则肝疏泄调达功能正常,故予以芍药、当归。二药合用可柔肝敛阴、活血养血、缓急止痛。当归,据《药性论》记载:"止呕逆,虚劳寒热,破宿血,主女子崩中(漏)下,肠胃冷,补诸不足,止痢腹痛。单煮饮汁,治温疟。主女人沥血腰痛,疗齿疼痛不可忍。患人虚冷,加而用之。"是知其攻补兼备。脾得健,肝得濡养,则气血生。三诊时患者仍微腰痛、面色淡黄,此乃肝肾不足,精气血亏虚,无以濡养腰府、无以上荣于面所致,故原方基础上加以续断、杜仲补肝肾,强筋骨。该患者病情明显好转。

5. 胞阻案

患者杨某,女,26 岁,1977 年 3 月 5 日初诊。主证:妊娠 3 个月,近月余小腹疼痛时发时止,疼时自汗,畏寒腰酸,食少便溏,舌淡红,苔薄白,脉沉细。此为寒气内盛、血凝气虚所致。治以暖宫止疼、养血安胎。方药:阿胶 10g(烊化),炒艾叶 12g,当归 15g,白芍 10g,川芎 3g,熟地炭 20g,甘草 6g,黑杜仲 30g,桑寄生 12g,黄芪 30g,白术 15g,服 3 剂。随访:服药后,诸症已除。

医案解要:妊娠期间,小腹冷痛,反复发作,面色㿠白,形寒肢冷,腰酸无力,纳少便溏,舌淡红苔薄白,脉沉细。本证多因素体阳虚,妊娠后肾阳更虚,胞脉系于肾,肾阳不足,子脏寒冷,寒则血凝气滞,气血运行不畅,遂出现妊娠期小腹冷痛等症。故用本方加入黑杜仲、桑寄生之类暖宫止痛,养血安胎。

6. 胎堕不全案

患者黄某某,33 岁。2008 年 2 月 28 日初诊。患者 1 年前有 2 次堕胎史。今停经 2 个月,10 天前出现阴道少量出血,色暗,次日出血量增多,伴少腹坠痛,有胎块排出,但阴道出血淋漓不净 10 余日而来就诊。尿 HCG 阳性,B 超示宫腔内可见少量妊娠残留物。舌淡红,脉沉细无力。诊为胎堕不全。治宜活血逐瘀,养血止血。胶艾汤合生化汤加减:阿胶、当归、桃仁、甘草各 8g.白芍、艾叶各 9g,炮姜 6g,蒲黄、益母草各 10g。3 剂后出血止,腹痛消失,但感腰酸、头晕。上方去桃仁、蒲黄,加杜仲、桑寄生各 10g。续服 7 剂后,诸症消失。两周后 B 超复查,宫内未见异常回声。

医案解要:本例患者因禀赋薄弱,孕后血聚养胎,使气血更虚,加之屡次堕胎损伤冲任,冲任不固,胎元不实,以致堕胎。胎殒已堕,堕而未尽,瘀阻子宫,新血不得归经,故阴道出血不止。投生化汤祛瘀下胎,胶艾汤养血止血,故收止血不留瘀之效。

7. 妊娠胎漏案

患者陈某某,女,26 岁,农民。1977 年 9 月 17 日初诊:妊娠 5 个月,3 日前偶因用力遂致腰部胀痛,小腹坠胀,急到医院就诊,考虑为先兆流产,服药打针至 16 日晚反觉腰腹胀坠疼痛加剧,且阴中有少许血液流出,17 日找中医诊治。患者素体差,食少,面色萎黄少华,倦怠微言,四肢欠温,小便频多,腰腹疼痛胀坠。下血量少,色淡清稀,头晕耳鸣,舌淡红苔少,脉沉细。脉证合参,属冲任虚损,脾肾不足之胎漏证,治以补脾肾、调冲任、安胎止血。用胶艾汤加减,阿胶 20g、炒艾叶 15g、熟地黄 20g、白芍 15g、当归 10g、川芎 10g、潞党参 15g、黄芪 15g、白术 15g、炒续断 12g、炒杜仲 15g、菟丝子 12g、甘草 6g。上方 2 剂,每剂 4 煎,日 3 服。阿胶烊化兑服,并嘱其卧床休息,停用西药。

19 日二诊:痛坠诸症减轻,漏下已止,上方改阿胶为 15g,又 2 剂而愈。

医案解要:妊娠胎漏有气虚、血虚、肾虚、血热、外伤等各种原因,其中血虚胎漏每见小腹坠胀、腹痛下血、面色萎黄、皮肤不润、舌淡脉虚等症,常以胶艾汤加桑寄生、白术以补血活血、安胎止漏。冲任不足,肾虚脱漏者,症见腰腹胀坠、胎动下血、头晕耳鸣、腿软溺频、舌淡脉沉,以胶艾汤加杜仲、续断、菟丝子补肾虚、调冲任、安胎止血,若因外伤至胎动下坠、腹痛流血者,亦可以胶艾汤加杜仲、续断、苎麻根等活血养血,安胎止漏。

8. 产后子宫恢复不良案

患者原某,女,33 岁,2001 年 4 月 20 日初诊。自诉足月顺利生产后 2 个月,恶露淋漓不断,颜色淡红,质地清稀,伴腰酸、少腹坠胀、自汗、纳呆神疲,苔薄白,脉沉缓。证属气血不足,冲任不固。治宜补气养血,温经摄血。处方:阿胶(烊化)12g,炒艾叶 12g,当归 20g,白芍 15g,红参 6g,炙甘草 12g,杜仲炭 15g,黄芪 30g,柴胡 3g,炒白术 15g。上方服 6 剂后,诸症皆轻,阴道出血停止。后以归脾丸继服 1 个月巩固疗效。

医案解要:素体虚弱,气血不足,新产以后,更加耗气伤血,以致冲任不固,气虚下陷,不能摄血从而导致恶漏不绝。用本方合补中益气汤加减,补气摄血,温经养血止血,故可痊愈。

7 胶姜汤

【原文】

妇人陷经,漏下,黑不解,胶姜汤主之。

——《金匮要略·妇人杂病脉证并治第二十二》

【释义】

本条论述妇人阳虚血少陷经的证治。崩漏是妇人月经周期、经期、经量异常的病证,起病急骤、出血量大者为崩,起病势缓、出血量少者为漏,本证所述陷经是指漏下色黑不止,此多由冲任虚寒,不能摄血,寒湿下陷所致,故曰陷经。妇人经水,得温则赤,得寒则黑,冲任虚寒,寒凝血瘀,瘀阻冲任胞宫,血不归经而妄行,且阳气亏虚失于固摄,则月经色黑而量少,淋漓不尽。当治以胶姜汤,温养冲任,补血止血。

【方药】

阿胶三两　干姜三两^①

【煎服】

上二味,以水四升,煮干姜减一升,去滓,内胶烊化,微沸,温服一升,日三服。

【功效】

温阳补血止血。

【方解】

胶姜汤是治疗阳虚血少漏下的重要代表方。《神农本草经》言阿胶味甘,平,

---

① 方药及剂量引自《经方辨证疑难杂病技巧》

主治心腹内崩,劳极洒洒如疟状,腰腹痛,四肢酸疼,女子下血,安胎。方中用阿胶以补血滋阴止血;李中梓认为姜味辛,性大热,生者味辛,能行血,逐寒邪而发表。熟者味苦,能止血,除胃冷而守中,沉寒痼冷。肾中无阳,脉气欲绝者,用黑附为引,血遇热则走,生者行之,固其宜也。而吐衄下血崩漏淋产证,熟者反能止之,何也?盖物极则反,血去多而阴不复,则阳无所附,得此以助阳之生,而阴复矣。且见火则味苦色黑,守而不走,血安得不止耶?故此处用干姜温达阳气固摄经络而止血。二者等量相配,温阳滋阴,温养冲任胞宫,使瘀血化而新血生,共奏温阳补血止血之效。阿胶得干姜则滋阴补血而不腻,干姜得阿胶则温阳止血而不燥。

尤在泾《金匮要略心典》谓:胶姜汤方未见,然补虚温里止漏,阿胶、干姜二物已足;林亿等认为是胶艾汤;另有人认为是胶艾汤加干姜;《备急千金要方》胶艾汤中有干姜;亦有陈修园治一妇人漏下黑水,方用生姜、阿胶二味治愈。

【精准辨证】

阳虚血少漏下证。妇人经行漏下不止,十余日甚至一月而不尽,经血色暗而量少,四肢不温,小腹隐痛,腰酸乏力,小便清长,大便稀溏,面色萎黄,舌淡,苔薄,脉虚。

【临床应用】

主要用于功能失调性子宫出血,尤以青春期及围绝经期的无排卵性功能失调性子宫出血为主,此外亦可用于产后血崩、产后恶露不绝等辨证为阳虚血少的其他妇科杂病。

【不传之秘】

方中阿胶、干姜等量相配,阿胶得干姜则滋阴补血而不腻,干姜得阿胶则温阳止血而不燥。干姜也可用姜炭或炮姜代替。炮姜为干姜的炮制加工品,辛、热,归脾、胃、肾经,能温经止血,温中止痛,用于阳虚失血,吐衄崩漏,脾胃虚寒,腹痛吐泻。

胶姜汤一般来说,偏表寒的多一些,非妊娠期下血,更多的选用胶姜汤。胶艾汤功效重点是温里,治疗下血证伴腹痛,不论妊娠下血、半产下血,或者及妇人漏下,只要是里寒下血伴腹痛,选用胶艾汤。

阴虚火旺证,慎用本方。

【临证加减】

神疲乏力显著者,加生黄芪、党参以补气摄血;若夹热者,可合泻心汤;若寒重者,可合桂枝人参汤;若夹郁者,可合四逆散。

【医案】

1. 功能失调性子宫出血案

患者刘某,女,17岁,1999年3月12日初诊。患者去年4月初潮后,每次月经淋漓不断,20余日方止,且经期无规律。本次月经2月21日来潮,至今未止,量多,色暗淡,夹少量血块,伴头晕倦怠,食欲不振,腹部隐痛,得温则减。诊见患者面白,口唇淡红少泽,舌淡红,苔薄白,脉弱。用上述胶姜汤(阿胶20g,姜炭20g,姜炭加水800ml煎20分钟,滤渣取汁,将烊化后的阿胶兑入汁中,温服,每日1剂,分2次口服)治疗,服药9剂血止。继予八珍汤6剂以扶其本。随访2个月,月经如常。

医案解要:本案患者为青春期少女,肾中精气未足,精血亏虚且血脉失于固摄,故每次月经来潮皆淋漓不尽,持续20余日方止,经血色暗伴血块,腹痛得温则减,四诊合参,皆为气虚阳虚之象。本方中阿胶配姜炭,胶得姜则性柔,滋阴止血而不恋邪,姜得胶则温通,祛瘀止血而不刚燥,两者相得,阴阳调和,刚柔相济,遂能达到滋阴养血、温通固冲之效。

2. 陈修园治产后血崩案

道光四年,闽都阆府宋公,其三媳妇产后三月余,夜半腹痛发热,经血暴下鲜红,次下黑块,继有血水,崩下不止,约有三四盆许,不省人事,牙关紧闭,挽余诊之,时将五鼓矣。其脉似有似无,身冷面青,气微肢厥。予曰:血脱当益阳气,用四逆汤加赤石脂一两,煎汤灌之,不差。又用阿胶、艾叶各四钱,干姜、附子各三钱,亦不差。沉思良久,方悟前方用干姜守而不走,不能导血归经也,乃用生姜一两,阿胶五钱,大枣四枚,服半时许,腹中微响,四肢头面有微汗,身渐温,须臾苏醒。自道身中疼痛,余令先予米汤一杯,又进前方,血崩立止,脉复厥回。大约胶姜汤,即生姜、阿胶二味也。盖阿胶养血平肝,去瘀生新;生姜散寒升气,亦陷者举之,郁者散之,伤者补之育之义也。

医案解要:本案为妇人阳虚血脱之血崩,治以干姜、附子回阳救逆,阿胶、赤石脂补血止血,皆未奏效,故陈修园认为干姜守而不走,不能导血归经,改生姜以取其散寒升气之功,从而使本案患者病情很快缓解,由此可见具体案例时根据情况不同,适当调整处方思路,可达到更好疗效。

8 干姜人参半夏丸

【原文】

妊娠呕吐不止,干姜人参半夏丸主之。

——《金匮要略·妇人妊娠病脉证并治第二十》

【释义】

本条论述胃虚寒饮的恶阻证治。恶阻本是妇人妊娠常有的反应,多由胃虚胎气上逆所致。但妊娠反应持续时间不长,一般可不药而愈。本证呕吐不止,为妊娠反应较重,而且持续时间长,一般药物不易治愈,故宗"有故无殒"之意用干姜半夏人参丸治疗。正如明代楼英在《医学纲目》中提出:余治妊娠病,屡用半夏未尝动胎,此乃有故无殒之意。

【方药】

干姜 人参各一两 半夏二两

【煎服】

上三味,末之,以生姜汁糊为丸,如梧子大,饮服十丸,日三服。

【功效】

温补脾胃,蠲饮降逆。

【方解】

方中干姜温中散寒,人参扶正补虚,半夏、姜汁涤饮降逆。半夏辛温有毒,得生姜之佐制,使其毒性缓解,功于下气止呕,消痞散结,伍人参补消既济,一补一顺,使中阳得振,寒饮蠲化,胃气顺降,则呕逆自止。半夏、干姜是治疗胃虚寒饮呕吐之要药,此两味亦可视为《金匮要略》中治疗呕吐的另一首名方——半夏干姜散。对于半夏是否碍胎,陈修园认为半夏得人参不惟不碍胎,且能固胎。

【精准辨证】

胃虚寒饮证:妊娠呕吐,呕吐清涎,四肢不温,舌淡,苔白,脉弱。

【临床应用】

本方用于胃虚兼有寒饮,浊气上逆所致的恶阻证。其呕吐颇为顽固,所吐大多为涎沫稀水,口不渴,或喜热饮,头眩心悸、起则呕吐益甚,脉弦苔滑等。

【不传之秘】

姜汁糊丸用意有三,一则增强止呕和胃功效,二则缓解半夏毒性,三则丸缓以收补益之功。

胃热而阴伤恶阻者禁用。

体质虚弱,并有半产漏下病史者,本方慎用。

【临证加减】

妊娠呕吐清涎头痛者,加吴茱萸;虚寒吐逆腹痛者,加高良姜;痰饮眩晕者,加桂枝、茯苓;气虚者加西洋参;厌食纳差者加焦三仙;汗出、恶风者合桂枝汤;胎动不安者,加寿胎丸。

【医案】

1. 妊娠恶阻案一

患者周某,女,22岁,护士。1986年4月诊。停经二月余,半月来胃纳不佳,饮食无味,倦怠嗜卧,呕吐物清稀澄清或干呕吐逆,口涎增多,面色苍白,胸脘痞塞,喜暖喜按,舌淡红边有少许齿印,苔白而滑,脉沉略滑。辨证:妊娠恶阻,虚寒吐逆。治则:温中散寒,降逆止呕。干姜人参半夏汤主之:干姜20g,党参24g,半夏12g(先煎1小时),白术、砂仁各9g,生姜3片。水煎服日1剂。服2剂后,呕吐大减;再服2剂,呕止食增,一如常人。

医案解要:《医宗金鉴》恶阻总括曰:恶心呕吐名恶阻,择食任意过期安。重者须药主胃弱,更分胎逆痰热寒。但因方中干姜、半夏,后世方书皆列为妊娠禁忌,故用之者不多。但事实上,古代医家对"半夏动胎"多持否定态度,如陈修园指出"半夏得人参,不惟不碍胎,且能固胎",可见该方药物配伍的妙用。然笔者认为恶阻多因胃中素有寒饮,以呕吐物稀薄澄清或口内清涎上泛,吐液津津,舌淡苔白而滑为辨证要点,用之亦无妨。正如《黄帝内经》云"有故无殒,亦无殒也"。

2. 妊娠恶阻案二

患者,女,26 岁,2010 年 4 月 11 日初诊。闭经 58 天,现呕吐、纳差 7 天,经妇产科门诊,B 超及尿 HCG 检查,排除其他病变,确诊为妊娠恶阻。自诉近 7 天来不思饮食,呃逆呕吐,面色苍白,头晕乏力,恶寒身困,舌淡苔白,脉细弱。处方:党参 10g,半夏 10g,桂枝 12g,白芍 10g,生姜 12g,甘草 6g,大枣 3 枚,焦三仙各 10g,西洋参 6g(另煎,兑入汤)。3 剂,每日 1 剂,文火煎,分 3 次饮服。4 月 15 日再诊,呕吐恶寒已止,纳食已增,但仍稍感头晕乏力,此乃病虽去气仍虚,再予原方,且西洋参加至 10g,3 剂以善其后。2010 年 11 月顺产一男婴,母子均健。

医案解要:妊娠恶阻多发生于妊娠早期三个月中,常因冲任之气较盛,上逆犯胃,胃失和降所致。《金匮要略》述:"妊娠呕吐不止,干姜人参半夏丸主之""妇人得平脉,阴脉小弱,其人渴,不能食,无寒热,名妊娠,桂枝汤主之"。其病机关键在于妇人受孕后机体发生一系列变化,即气血紊乱,营卫失调,脾阳虚失其健运而不能食,且易伤风而恶寒,胃气失其和降,则上逆作呕。运用两经方配伍治疗,取桂枝、白芍宣阳行气、敛阴和营、调和营卫之功;党参、大枣、白芍益气生血养胎;干姜、半夏、甘草相伍健脾和胃,降逆止呕,更助桂枝、白芍调和营卫之功。全方治疗妊娠恶阻,病证相合,故取得显著疗效。

9 当归贝母苦参丸

【原文】

妊娠小便难,饮食如故,归母苦参丸主之。

——《金匮要略·妇人妊娠病脉证并治第二十》

【释义】

本条论述妊娠血虚热郁的小便不利证治。妊娠妇女,但见小便难而饮食一如常人,可知其病在下焦,而不在中焦。由于怀孕之后,血虚有热,气郁化燥,膀胱津液不足,所以导致小便难而不爽,故治以当归贝母苦参丸。

亦有人认为本条小便难是大便难之误,从临床上看,凡血虚有热,津液不足而小便难之症,一般伴有大便难的症状,因此本方可以兼治。用于妊娠大便难者,亦取其滋润清热散结之功,适宜于肠道燥热之证。

【方药】

当归　贝母　苦参　各四两

【煎服】

上三味,末之,炼蜜丸如小豆大,饮服三丸,加至十丸。

【功效】

清热利湿,补血通窍。

【方解】

当归有补血活血、润肠通便之功,可治血虚肠燥之便秘,便溏者忌服;贝母能清热散结,止咳化痰,其性寒质润,可治热痰、燥痰咳嗽,另外贝母有清肺利气解郁作用,而肺与大肠相表里,肺气通调则大便畅利;贝母味辛,平。主伤寒烦热,淋沥,邪气,疝瘕,喉痹,乳难,金创,风痉。一名空草。《神农本草经》曰:"主伤寒烦热,淋沥邪气",明代医家缪希雍认为淋沥者,小肠有热也,心与小肠为表里;清心家之烦热,则小肠之热亦解矣。贝母不但有清心与小肠热的作用,还是清肺要药。《神农本草经》说苦参:"味苦,寒。主心腹结气,癥瘕积聚,黄疸,溺有余沥,逐水,除痈肿,补中明目,止泪。"《名医别录》曰:苦参,无毒。养肝胆气,安五脏,定志,益精,利九窍,除伏热,肠澼,止渴,醒酒,小便赤,治恶疮,下部䘌,平胃气,令人嗜食,轻身。两书皆说明苦参有清热利窍逐水之功。苦参利湿热,除热结,与贝母合用,又能清肺而散膀胱郁热,合而用之,可使血得濡养,郁热解除,膀胱通调,则小便自能畅利。

从该方之方后注有"男子加滑石半两"来看:此注说明该方不仅用于妊娠妇女,亦可用于男子,反证该方的主治病证为"小便难"。因滑石甘淡性寒,体滑质重而主沉降,有利尿通淋、清热的作用,可加强清热利湿之力,且无伤阴之弊。"妊娠妇女未用(滑石),以免清利太过致堕胎";滑石无通大便之功。若认为该方主治病证是"大便难",那么,方后注就应为"若男子小便难者加滑石半两"了。

沈介业临证经验:孕妇患习惯性便秘,有时因便秘而呈轻微燥咳,用当归四份,贝母、苦参各三份,研粉白蜜为丸,服后大便润下,且能保持一天一次的正常排便,其燥咳也止,过去医家对孕妇便难之不胜任攻下者,视此方为秘方。

【精准辨证】

湿热内蕴下注,膀胱不利之证。妊娠后小便难或不利,色黄,或涩痛,或大便干燥,少腹胀痛或空痛,或会阴部隐痛坠胀。或大便秘结,或咳嗽气逆,痰黄而稠,脉必滑数,苔多黄腻。

【临床应用】

本方适用于女性泌尿生殖系统炎症及肿瘤,如急、慢性盆腔炎,阴道炎,尿路感染,外阴癌及宫颈癌等表现符合湿热下注证者。

【不传之秘】

便溏者忌服,蜜为丸,蜜有润燥滑肠的作用。

孕期血虚有热,津液不足之便秘及燥咳均可用本方。

当归贝母苦参汤为治疗下焦湿热的有效方剂,也可广泛用于泌尿生殖系统各种炎症及肿瘤。

【临证加减】

手足烦热者可合用三物黄芩汤;下焦湿热重者可合用四妙散;肾阴亏虚者加女贞子、何首乌、黄精;外阴瘙痒、湿疹可用此方加蛇床子、枯矾、黄柏、百部,煎水外洗;黄色带下加土茯苓、萆薢、车前草、败酱草。妇科肿瘤加冬凌草、蜈蚣、蛇六谷、菝葜、石见穿等。

【医案】

1. 尿频症案

患者章某某,女,32岁。2010年3月12日初诊。患者尿频已6个月余,曾在外院用八正散、石韦散及补中益气汤等治疗3周,未见明显疗效。多次小便常规检查均正常,B超(双肾、输尿管、膀胱)检查也未见异常。诊见舌质偏红、边有瘀斑、瘀点,苔黄略腻,脉细滑数。证属下焦郁热兼有瘀血,治拟清利下焦郁热,佐以活血化瘀。当归贝母苦参丸加味:当归、浙贝母、苦参、陈皮各12g,黄芪18g,茯苓、车前子、丹参各15g,桂枝6g。每日1剂,水煎服。10剂后,尿频明显减轻,继守原方7剂,尿频症状已除。

医案解要:本例患者之尿频症,虽用八正散、石韦散之类及补中益气汤加减治疗无效。详辨舌脉,见其舌质偏红、边有瘀斑、瘀点,乃系下焦郁热,且有瘀血内阻,故用当归贝母苦参丸加味治疗。方中当归、丹参活血化瘀;浙贝母、陈皮理气解郁;苦参清湿热、除郁热;茯苓、车前子淡渗利湿;久病则气虚、阳虚,故加黄芪补气,桂枝温阳。诸药合用,而收桴鼓之效。

2. 妊娠癃闭案

患者张某某,女,28岁,农民。孕8个月,因小便滴沥难下,小腹胀急,于1976年6月15日住院。西医诊断为妊娠尿潴留。经用抗生素、导尿等法治疗10余日,不但无效,反而出现发热等症。患者苦于导尿,故邀余会诊。证见口干苦,气短,少腹及尿道热痛,脉弦细滑数,舌质绛,苔黄腻,面赤。体温38.5℃,血常规:白细胞13×10^9/L,尿常规:脓细胞(+++)、红细胞(++)、白细胞(++)。诊断为妊娠癃闭。辨证:始由膀胱湿热蕴结,气化失常,分清泌浊失司,小便滞涩难下而为癃;复因反复导尿,尿道感染,终至尿路阻塞,小便点滴不下而为闭。治宜清热解毒,利尿除湿。

一诊:方选导赤散加味,5剂尽,证无转机。

二诊:投以当归贝母苦参丸治之。药用:当归12g,贝母12g,苦参12g,3剂,水煎服。

三诊:体温37.5℃,小腹、尿道热痛减轻,脉细滑稍数,口干但不苦,气已不短,舌质红,苔黄腻,原方加金银花15g,败酱草30g,3剂。

四诊:拔除导尿管1天,小便通,色微黄,便时微感不适,伴体倦,手足心热,脉滑细稍数,舌质红,苔微黄,余热未尽,气阴两伤。前方加太子参60g,生山药30g,鸡内金10g。3剂。

五诊:体温、血象、尿检均正常,诸证悉除,出院调养。

医案解要:程国彭治疗疾病过程中提出:知其浅而不知其深,犹未知也;知其偏而不知其全,犹未知也。本病治之初,即如是说。导赤散与当归贝母苦参丸,虽同具清心养阴,利尿导热之用,但导赤散无宣肺降气之功。肺气不降,不能通调水道,下输膀胱,利尿之药再多,于病无济。故首用导赤散不效,用当归贝母苦参丸见功。所以然者,前者只重视心火而忽略了肺郁,知之浅而偏也;后者心肺并举,下病上取,知之深而全也。继增金银花、败酱草,清热解毒,活血排脓,后加太子参诸药,扶正祛邪而获全胜,皆师圣之指迷也。

3. 带下案

患者徐某,女,30岁。恙起于人工流产后,未弥月而入房,后渐出现少腹痛,带下秽浊。西医诊断为"慢性盆腔炎",经治未取得理想效果,至今1年有余。刻下少腹两侧作痛,痛处灼热,经期尤剧,腰骶酸痛,带下黄白,黄多于白,质地浓稠,气味腥臭,阴部潮湿瘙痒,口干心烦,舌红苔黄腻,脉滑数。证属湿热蕴结下焦,瘀阻胞宫,带脉失固。法当清热除湿,化瘀解毒。方用当归贝母苦参丸加味。药用:当归10g,大贝母10g,苦参10g,黄芩12g,土茯苓30g,败酱草20g,鱼腥草20g,薏苡仁15g,桃仁10g,制香附10g,肉桂3g。用药7剂,少腹灼痛之势已缓,带下已有起色,继用上方调治,共服药20余剂,除稍有白带外,他无不适。

医案解要:湿热下注浸淫,使带脉固摄无权而致带下病。故选用具有清热燥湿活血功效的当归贝母苦参丸治疗,加用黄芩清热燥湿解毒;吴鞠通针对湿热下注证治提出,下焦丧失,皆腥臭脂膏,即以腥臭脂膏补之,故用土茯苓、败酱草、鱼腥草腥臭之品,直达下焦,同气相求,借以除带脉、胞宫之湿热,清下焦瘀滞;薏苡仁健脾渗湿化浊,凡湿感在下身者,最宜用之;桃仁、香附活血理气;用辛热之性的肉桂可防方中苦寒药物的"寒凝"之弊,可助气血运行,缓解腰腹疼痛,湿为阴邪,肉桂振奋阳气,有利祛除湿浊。方合证机,其效颇佳。

4. 急性盆腔炎案

患者雷某,女,28 岁,1999 年 9 月初诊。4 天前突发下腹疼痛伴畏寒发热。血常规结果为白细胞 $15.3 \times 10^9/L$,中性粒细胞 $0.83 \times 10^9/L$,静滴青霉素 3 天。今因腹部仍痛而来诊。诊见:患者仍感寒热不适,左下腹明显压痛,无反跳痛,白带多,大便干,小便黄,舌红,苔薄黄,脉弦滑数,近期曾作人流。处方:当归 12g,苦参 15g,浙贝母、黄芩、柴胡各 10g,大黄、通草各 6g,2 剂后痛止而诸症悉除。

医案解要:急性盆腔炎多因手术或流产等不洁因素造成感染所致,多属湿热袭扰下焦,故常虽有表证,实无表邪。方中当归活血润燥,浙贝母利气散结,尤其苦参清利湿热,味厚力雄,借当归则能入血分,同浙贝母则兼通下焦。柴胡、黄芩解少阳症状,大黄、通草借二便逐邪,方证相宜,故能 2 剂而愈。

5. 淋证案

患者雷某某,女,24 岁,天镇县人。初诊日期:1987 年 10 月 21 日。主诉:患淋证近 2 年,小便淋漓热痛,尿液黄浑,小腹拘急,尿频时轻时重,近来加重,又患黄带,其味臭秽,腰酸困痛,手足心热,口苦不欲饮,多方医治,不能根除。脉滑数,舌质红,苔黄厚腻,体胖。诊断:湿热淋。辨证:患者体胖,又询及盛夏外感热邪引起,显系湿热互结,流于下焦,膀胱气化失职,清浊不分所致。治宜:清热解毒,导湿利尿。处方当归贝母苦参丸加味:当归 12g,贝母 12g,苦参 12g,滑石 30g,蒲公英 30g,冬瓜皮 60g,生甘草 6g,3 剂。水煎,日二服。

二诊:诸证减轻,前方继服 3 剂。

三诊:诸证继减,效不更方,原方继进 3 剂。此后,患者再未复诊。某日,偶与患者相逢,告曰:"淋病已好,黄带已无,至今未犯。"

医案解要:本例患者湿热淋合并黄带,均为临床常见病之一。笔者依肥人多湿,暑必挟湿,湿性缠绵的特点,病久必兼瘀及肾与膀胱相表里的理论,用当归贝母苦参丸清心宣肺,养血活血,以六一散祛暑利湿通淋,重用蒲公英、冬瓜皮解毒利尿,由于药证合拍,效专力宏,服药 9 剂,则湿热调,水道通,淋病瘥,黄带愈。

6. 外阴癌术后案

患者韦某某,女,72 岁,2004 年 7 月 28 日初诊。外阴癌术后 10 年,外阴胀、有烧灼感、痒痛 2 年。症见外阴溃烂红肿硬痛,涉及整个会阴乃至大腿根部,小便急,舌质红、苔黄腻有裂纹,脉弦细。辨证为肝肾阴虚日久、湿热成毒下注。治以当归贝母苦参丸加味。处方:当归 10g,土贝母 10g,浙贝母 10g,苦参 15g,土茯苓 30g,生地黄 30g,黄芩 12g,乌梅 10g,玄参 12g,地肤子 30g,黄柏12g,薏苡仁40g,拳参20g,水杨梅30g,青黛4g(冲服),生姜6g,3剂,每日1剂,水煎服。服药3个月后,患者会阴部渗出减少,瘙痒烧灼感减轻,创面有收敛迹象,舌苔转薄,脉沉。继续以当归贝母苦参丸加味治疗2个月,病情进一步好转。

　　医案解要:近年来,王三虎教授在治疗恶性肿瘤的长期临床实践中,提出"燥湿相混是贯穿某些癌症始终的主要病机"。由于妇科和泌尿系统肿瘤与当归贝母苦参丸证病机上相似,病位上相同,所以将当归贝母苦参丸作为治疗妇科和泌尿系统肿瘤的基本方。《神农本草经》谓:当归味甘,温。主治咳逆上气,温疟寒热,洗在皮肤中,妇人漏下绝子,诸恶疮疡,金创,煮饮之。《药性论》谓:当归,臣,恶热面。止呕逆,虚劳寒热,破宿血,主女子崩中,下肠胃冷,补诸不足,止痢腹痛。单煮饮汁,治温疟,主女人沥血腰痛,疗齿疼痛不可忍。患人虚冷,加而用之。《日华子本草》谓当归:治一切风,一切血,补一切劳,去恶血,养新血,及主症癖。现代药理研究也证明,当归多糖对小鼠多种移植性肿瘤有较好的抑瘤作用,并与某些化学药联用可呈现协同作用,且降低副作用。贝母,《神农本草经》谓其主淋沥邪气,疝瘕。《名医别录》谓贝母疗腹中结实。苦参,《神农本草经》谓其主心腹结气,症瘕积聚,黄疸,溺有余沥,逐水,除痈肿。现代药理研究表明,苦参总碱、苦参碱、脱氢苦参碱、氧化苦参碱对小鼠实体瘤S180,均有不同程度的抑制作用。患者病程日久,血虚津液大伤,同时湿热成毒流于下焦,为典型的"燥湿相混"。故均以当归贝母苦参丸加味,利湿润燥药同用,趋利避弊,终获较好效果。

7. 宫颈癌术后案

　　患者,女,49岁。

　　初诊:2014年12月16日,主诉:宫颈癌术后9个月余,右下肢肿胀2个月。患者于2014年3月4日因阴道不规则出血诊为"子宫颈癌",行"子宫、双附件、盆腔淋巴结清扫术"。术后病理示:宫颈溃疡型中分化非角化型鳞癌,肿瘤浸润宫颈深肌层(大于1/2肌壁)。脉管内见癌栓,向上累及内膜,向下累及阴道穹隆,阴道切缘及左右宫旁未见癌,送检淋巴结未见转移癌。术后予紫杉醇加顺铂方案化疗1周期,多西紫杉醇加奈达铂方案化疗3周期,放疗23次,末次化疗时间是6月26日,末次放疗时间是5月20日。10月初双下肢憋胀,以右下肢为甚,症状逐渐加重,就诊时右下肢硬肿,无疼痛,皮温皮色正常,口干喜饮,大便每日3~4次,先干后稀,小便不畅,舌质红,苔黄略厚,脉沉细。辨证:湿毒下注。治法:解毒利湿。处方:苍术15g,薏苡仁30g,黄柏10g,川牛膝15g,土茯苓30g,百合30g,龙葵30g,车前子30g,蜈蚣10g,当归10g,浙贝母 30g,知母 10g,山慈菇 30g,水蛭 6g,苦参 20g,白花蛇舌草 30g,半枝莲 30g,甘草片 6g,30 剂。水煎服,每日 1 剂,早晚分服。

二诊:2015 年 1 月 27 日,患者右下肢硬肿无明显改变,小便点滴不利。行双肾彩超检查示:右肾集合系统分离,右肾输尿管上段扩张;静脉肾盂造影示:右肾盂、肾盏及右侧上段输尿管略扩张。每日大便 2～3 次,舌质红,苔薄黄,脉沉细。上方去水蛭加冬凌草 30g 清热解毒抗瘤,加知母 10g 育阴清热。

三诊:2015 年 3 月 3 日,仍右下肢肿胀,小便不利较前好转,右髂骨区酸困不适,舌质红,苔黄厚,脉弦细。治则治法不变,上方去当归、浙贝母、苦参、冬凌草,加独活、炒白芍、木瓜祛风柔肝、缓急止痛;加蛇六谷 15g,菝葜 30g,石见穿 30g,清热解毒,利湿活血,抗癌,继服 30 剂。

四诊:2015 年 4 月 5 日,右下肢肿胀稍减轻,右髂骨区酸困不适明显改善,舌质红,苔薄黄,脉弦细。辨证治法不变。方药:苍术 15g,薏苡仁 30g,黄柏 10g,川牛膝 15g,百合 30g,龙葵 30g,车前子 30g,泽泻 30g,浙贝母 30g,山慈菇 30g,苦参 20g,白花蛇舌草 30g,蛇六谷 30g,莪术 30g,蜈蚣 2 条,甘草片 6g,继服 30 剂。

五诊:2015 年 5 月 14 日,右下肢硬肿好转,自觉变细。后一直口服中药,治疗法则基本没变,坚持治疗 8 个月后患者右下肢肿胀明显改善,生活质量也大幅度提高。

医案解要:卵巢癌、子宫内膜癌以手术治疗为主,而且是扩大范围的手术切除,清扫腹腔淋巴结;子宫颈癌以放疗为主要治疗手段,带来的主要副作用也是放射线损伤淋巴管。这些治疗都会引起淋巴回流受阻、中断,大量富含蛋白质的淋巴液滞留在组织间隙,导致下肢硬肿,也称为"象皮肿",西医缺乏有效的治疗方法,顽固难愈,严重影响患者的生活质量。该病中医辨证属湿热蕴结日久成毒,流注下焦,方药以四妙散合当归贝母苦参丸加减化裁。当归贝母苦参丸出自《金匮要略·妇人妊娠病脉证并治第二十》"妊娠小便难,饮食如故,归母苦参丸主之",具有行瘀散结之功,合四妙散清热化湿解毒;再加百合、龙葵对药,利湿不伤阴,常用于治疗下焦病变;山慈菇、浙贝母,解毒散结;车前子、泽泻利水消肿;半枝莲、白花蛇舌草解毒利水。白花蛇舌草清热解毒抗癌、活血利尿,最早应用于泌尿系感染导致的小便不利,在此取其既抗癌又利尿消肿的功效。冬凌草、蜈蚣、蛇六谷、菝葜、石见穿都是治疗妇科肿瘤的常用抗癌药,临证可以选择使用。三棱、莪术活血散结。为防止活血药物引起血行播散转移,临床应选择具有解毒散结抗癌作用的活血药物,比如三棱、莪术、土鳖虫、牡丹皮等。

10 葵子茯苓散

【原文】

妊娠有水气，身重，小便不利，洒淅恶寒，起则头眩，葵子茯苓散主之。

——《金匮要略·妇人妊娠病脉证并治第二十》

【释义】

本条论述了妊娠水气的证治，妊娠水气即后世所称"子肿"。此证一般多因于胎气影响，膀胱气化被阻，水湿停聚所致。水盛身肿，故身重。水停而卫气不行，故洒淅恶寒；水阻致清阳不升，故起则头眩。本病的关键在于气化不行，小便不利，故以葵子茯苓散治之。

沈明宗认为妊娠小便难是因为此胎压卫气不利致水也。

尤在泾认为妊娠小便不利与当归贝母苦参丸证同，而身重、恶寒、头眩，则全是水气为病，视虚热液少者，霄壤悬殊矣。葵子茯苓散滑窍行水，水气既行，不淫肌体，身不重矣；不侵卫阳，不恶寒矣；不犯清道，不头眩矣。正如《黄帝内经》中提出的中医治则曰：有者求之，无者求之，盛虚之变，不可不审也。

【方药】

葵子一斤　茯苓三两

【煎服】

上二味，杵为散。饮服方寸匕，日三服。小便利则愈。

【功效】

利水通阳化气。

【方解】

方以葵子滑利通窍,通阳利水,茯苓健脾淡渗利水,使小便通利,水有去路,则气化阳通,诸症可愈,此亦叶天士提出的观点:通阳不在温,而在利小便也。

尤在泾分析此方:葵子、茯苓滑窍行水,水气既行,不淫肌肤,身体不重矣;不侵卫阳,不恶寒矣;不犯清道,不头眩矣。

明清大医家张璐认为:膀胱者,内为胞室,主藏津液,气化出溺,外利经脉,上行至头,为诸阳之表。今膀胱气不化水,溺不得出,外不利经脉,所以身重洒淅恶寒,起即头眩。但利小便,则水去而经气行,表病自愈。用葵子直入膀胱,以利癃闭,佐茯苓以渗水道也。

【精准辨证】

膀胱阳郁水气证。妊娠水肿,小便不利,起即头眩,少腹胀满,身重或水肿,恶寒眩晕,舌淡,苔薄,脉沉。

【妇科临床应用】

妊娠浮肿、尿潴留、妊娠高血压、胎盘残留、产后乳汁过少等临床表现符合膀胱阳郁水气证者。

【不传之秘】

葵子,性滑利,后世列为妊娠慎用药,此处用之,取"有病则病当之"之意,不过临床须谨慎使用。

服药量不可太大,原方虽用1斤,但每次只服方寸匕,用量并不大。

不可久服,小便利则宜停服,以免造成滑胎。

妊娠晚期方可使用,若孕妇素体虚弱或有滑胎史者,则不宜用本方。

米汤调服,既可养胃扶正,也可防葵子之过于滑利。

【临证加减】

气虚乏力者加党参、黄芪、白术;脚胫肿甚者合天仙藤散;头眩甚者合用苓桂术甘汤;肾阳不足者合真武汤。

【医案】

1. 妊娠后癃闭案

患者袁某某,23岁。1996年5月21日诊:产后次日早晨即发现小便点滴而下,渐至闭塞不通,小腹胀急疼痛。西医拟诊为膀胱麻痹,尿路感染,经用青霉素、庆大霉素、新斯的明、乌洛托品等药,治疗5天未效,无奈放置导尿管以缓解小腹胀痛之苦。闻其语音低弱,少气懒言;观其面色少华,舌质淡、苔薄白;察其脉缓弱。处方:炒冬葵子(杵碎)、云茯苓、党参各30g,黄芪60g,焦白术12g,桔梗3g。第1剂服后,小便即畅通自如,小腹亦无胀急疼痛感。3剂服完,诸证悉除,一如常人。

医案解要:《素问·灵兰秘典论》曰:"膀胱者,州都之官,津液藏焉,气化则能出矣。"患者产时失血耗气过多,致肺脾气虚,不能通调水道,膀胱气化不及,故产后小便不通。取葵子茯苓散化气行水、滑利窍道;加桔梗提壶揭盖,以利通调水道;参、术、芪补益肺脾之气虚,助膀胱气化复元,故小便自通。

2. 产后缺乳案

患者尹某某,25岁。1996年6月8日诊:分娩1周以后,乳汁仍浓稠涩少,乳房胀硬,乳头痛,胸胁胃脘胀闷不舒,情志抑郁,食欲不振。舌质稍红,苔薄黄,脉弦数。处方:炒冬葵子(杵碎)、云茯苓、王不留行、白芍各30g,醋炒柴胡、炮山甲各10g,当归20g,青皮、陈皮各6g。药服3剂,乳下渐多,余证均减,又接服3剂,乳下如涌泉,神爽纳增。

医案解要:陈言认为缺乳之因有血气盛而壅闭不行者,治则盛当疏之。以葵子茯苓散化气行水、滑利窍道,添柴胡、青陈皮、当归、白芍、炮山甲、王不留行疏理肝气、通络催乳,终至乳下如涌。

3. 胞衣不下案

患者蒋某,32岁。1996年3月18日上午9:20时,产房特邀会诊。患者系经产妇,今产后2时许,胞衣未能娩出,阴道出血量很少,有时甚至不见出血,腹部显觉增大,按压腹部或子宫部位,有大量血块或血液涌出,血色淡红,小腹微胀;面色㿠白,头晕心悸,神疲气短,汗出肢冷。舌质淡、苔薄白,脉虚弱而涩。处方:炒冬葵子(杵碎)、云茯苓各30g,红参片、明附片(先煎)各10g,炙黄芪60g,炙甘草6g。1剂,煎两服,上午11:40服头煎,药后自觉头晕心悸、神疲气短、汗出肢冷好转,下午4:30服二煎,下午6:10时胞衣自下,出血量约50ml。为善后起见,又继服2剂而康复。

医案解要:胞宫乃奇恒之腑,有娩出胎儿与胞衣的生理功能。然清代阎纯玺认为胞衣不下与产母力乏,气血虚弱,气不转运,不能传送有关。用葵子茯苓散化气行水、滑利窍道,在回阳、益气、救脱的参、芪、草、附鼎力支持之下,取得捷效。

11 当归散

【原文】

妇人妊娠，宜常服当归散主之。

——《金匮要略·妇人妊娠病脉证并治第二十》

【释义】

本条论述血虚湿热胎动不安的治法。古人有多种养胎之法，但一般都是借防治疾病的手段，收到安胎的效果。若孕妇素体健康，则无需服药养胎。惟对于禀体薄弱，屡为半产漏下之人，或难产，或已见胎动不安而漏红者，需要积极治疗，此即所谓养胎或安胎。妇人妊娠最需要重视肝脾二脏，肝主藏血，血以养胎，脾主健运，为气血生化之源。妇人妊娠后，气血聚于胞宫以滋养胎儿，若肝血亏虚而生内热，脾虚不运而生内湿，湿热内阻，影响胎儿的正常发育，则表现为胎动不安，治以养血健脾、清化湿热。

【方药】

当归　黄芩　芍药　芎䓖各一斤　白术半斤

【煎服】

上五味，杵为散，酒饮服方寸匕，日再服。妊娠常服即易产，胎无苦疾，产后百病悉主之。

【功效】

养血健脾，清热安胎。

【方解】

当归、芍药补肝养血,合川芎以疏血气之源,白术健脾除湿,黄芩坚阴清热,酒饮以行药力,合用之,使血虚得补,湿热可除,而养胎、安胎之效。后世将白术、黄芩视为安胎圣药,起源概出于此。但需说明,这两味药仅对脾胃虚弱、湿热不化的胎动不安者多有效,并非安胎通用之方。

原文"常服"二字需灵活理解,主要指妊娠而肝脾虚弱者,宜常服之,并非妊娠无病而常服之药。方后"妊娠常服即易产,胎无苦疾,产后百病悉主之",是说应当从肝虚脾弱着眼,并不是说产后百病都可以用当归散治疗。

黄芩、白术安胎,是因为病属脾虚血少内热所致,故用白术健脾,辅以黄芩等清热,使脾气健旺,内热清泄,标本兼顾,以使胎安病除,仍然是辨证用药。如清代医家尤在泾也认为黄芩、白术非能安胎,因其能化湿热而胎自安。

现代研究当归有调节平滑肌、改善微循环以及血流动力学异常、抗血栓形成等作用;川芎活血化瘀,川芎中有效成分川芎嗪、阿魏酸可扩张血管、预防血栓形成,降低血小板表面活性,降低血小板聚集性;白芍养血敛阴,白芍总苷可抑制血小板聚集,降低血液全血黏度,改变血液流变性;白术益气健脾、安胎,白术提取物可提高免疫力,抑制子宫收缩;黄芩清热燥湿、止血、安胎,黄芩提取物可抑制子宫的自发收缩及催产素引起的强直性收缩。

【精准辨证】

血虚湿热证。妊娠腹痛,面色不荣,皮肤干燥,头晕目眩,心烦,手足心热,舌淡红,苔薄略黄,脉弱。

【临床应用】

习惯性流产、先兆流产、妊娠腹痛、胎萎不长、月经不调、HPV 感染、宫颈炎等表现符合肝血亏虚,湿热内盛之证者。

【不传之秘】

后世医家将黄芩、白术视为安胎之圣药出于此方,但黄芩、白术仅适宜于脾虚失运、湿热内蕴而致胎动不安者,并非安胎通用之品。

妊娠养血安胎之要剂,"常服"需灵活理解,妊娠肝脾不调,血虚湿热者常服之,确能清化湿热,安胎保产,妊娠无病可不必服药。

本方用于胎动不安或预防滑胎时,川芎用量宜小,一般为 3 ~ 6g。

【临床加减】

滑胎者合用寿胎丸;妊娠恶阻者加紫苏梗、竹茹;气虚乏力者加太子参、山药、茯苓;血虚者可合胶艾汤。

【医案】

1. 滑胎案

患者房某,女,31 岁,工人。1976 年 6 月中旬来诊。自诉:1974 年 3 月怀孕。孕后 2 个月,自觉全身疲乏困怠,食欲欠佳。3 个月后妇检,胎不活泼,当即住院观察。住院 1 个月后检查胎死腹中,即行手术治疗。1975 年春又怀孕。2 个月后又觉疲乏困倦,饮食减少。当时又入院观察 2 个月后妇检,胎死腹中,又行手术治疗。1976 年 6 月中旬来诊时又怀孕 2 月余,自觉疲乏无力,困倦不适,饮食减少,与前两次受孕时情况无异,要求中医治疗。望患者精神倦怠,舌无苔,脉沉细无力略数。辨证:脉沉细无力,为气血虚弱;平素胞寒脾虚之象,脉略数为热;脾虚则食难消,所以食少;食积生脾火,水谷之精微因之耗减,胎即失去滋养之源,故致胎死腹中。采用《金匮要略》当归散加味,养血健脾,清热祛湿,加滋阴温养胞宫,调理气血之剂而收全功。方药:白术 15g、茯苓 15g、当归 15g、白芍 15g、熟地黄 15g、黄芩 15g、川芎 10g、阿胶 15g、艾叶 5g、甘草 5g。

复诊:服 3 剂后,自觉精神转佳,饮食渐增,效不更方,继服 1 个月。

三诊:自述体力增强,饮食多进,口渐好转。诊其脉滑有力,续服方再服 1 个月,以巩固疗效。

四诊:妊娠已 5 个月,无不适感。妇检:胎位正常。诊其脉滑而有力,断为气血已充盈,胎已得养而停药观察,于 1977 年 2 月顺产一健康女孩。

医案解要:胎之所养在血,血得热则枯,胎之根蒂于脾,脾喜燥而恶湿,因此养血清热,健脾祛湿为治此病之本。《金匮要略》云:“妇人妊娠,宜常服当归散主之”。汪昂解释认为此方能养血活血兼健脾胃,怀孕者适宜服用。川芎、芍药能养血而益冲任,又怀孕宜清热凉血,血不妄行则胎安;黄芩养阴退阳,能除胃热;白术补脾燥湿亦除胃热,脾胃健则能运化精微取汁为血以养胎。朱丹溪称黄芩、白术为安胎之圣药。今用当归散为主方,加熟地黄以成古方四物汤为治血之总剂,能生血活血养血,使血运于全身以为养;阿胶滋阴补血;茯苓利湿宁心;艾叶能理气血而逐胞中之寒湿;甘草调和诸药,共同收功,故获显效。

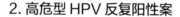

2. 高危型HPV反复阳性案

患者,女,53岁,以"检查发现高危型HPV反复阳性1年余"于2014年9月1日初诊。患者于2014年2月宫颈人乳头瘤病毒(HPV)检查发现高危型16、56、58型呈阳性,使用重组人干扰素 α-2b 凝胶规律治疗3个月后复查转阴。2014年8月复查宫颈HPV发现高危型16、31、33型呈阳性。9月1日初诊,患者情绪不佳,急躁易怒,焦虑不安;冬天恶寒、腰酸腰痛,夏天恶热、喜吹电扇;食欲一般,不敢食冷,睡眠可,二便无殊。舌质淡红、苔薄白、脉弦数。月经史:既往月经规则,5/30,经前乳房胀痛,无腹痛,无血块,量色正常;现已绝经4年余,带下无异常。生育史:35年前顺产1子,于30余年前药流及人流各1次,余无殊。中医辨证为气血不足、湿热下注;予养肝清热、补脾燥湿之法。拟当归散加味。处方:白术、白芍、当归、川芎各10g,黄芩3g,干姜、茯苓各6g。初诊服7剂,水煎服。嘱咐患者平时多食用牛肉、羊肉等甘温之品,少食生冷食物及饮料。二至五次复诊性情逐渐缓和,恶寒怕热腰痛腰酸渐减,均以当归散为主方予以加减,共服60余剂,停药后日常坚持食用温补食品,于2015年2月、8月及2016年2月三次复查HPV,诸型均呈阴性。

医案解要:宫颈癌是全球女性的第二大常见恶性肿瘤,现已证实,导致女性宫颈癌发病的关键因素是高危型HPV的持续感染,这也使宫颈癌发生的相对风险增加250倍。该患者反复感染缘因其正气不足、邪气相干,虚实夹杂。女子以肝为先天,肝失濡养及疏泄则现情绪无常,气机郁滞进而犯脾,致脾阳虚而恶寒食,脾虚生湿,出现HPV阳性体征,气血双虚,故主以当归散。张志聪认为当归散是调和滋养上下中焦气血之品。当归主行阴中之气血以上行;黄芩主清金水之津气以下济;白术厚土德,资培生化之源;芍药养经中之荣,川芎行血中之气。三焦和畅,气血流行,百病咸宜。加干姜以扶脾阳,佐茯苓以助脾去湿,全方气血双补,湿热俱除,兼以食养,患者现情志畅达,体健身轻,自觉爽朗怡情。

12 白术散

【原文】

妊娠养胎,白术散主之。

——《金匮要略·妇人妊娠病脉证并治第二十》

【释义】

本条论述脾虚寒湿所致胎动不安的治法。由于妇女体质上有差异,故在妊娠以后也会出现相应的寒化或热化的病变。当归散是为湿热不化出其方治。本条则是属于脾虚寒湿逗留,并出其法治。脾虚而寒湿中阻,每见脘腹时痛,呕吐清涎,不思饮食,下白带,甚至胎动不安等症。故治以白术散,健脾温中,除寒湿以安胎。

【方药】

白术四分　芎藭四分　蜀椒三分,去汗　牡蛎二分(俞本剂量)

【煎服】

上四味,杵为散,酒服一钱匕,日三服,夜一服。但苦痛,加芍药;心下毒痛,倍加芎藭;心烦吐痛,不能食饮,加细辛一两,半夏大者二十枚,服之后更以醋浆水服之;若呕,以醋浆水服之复不解者,小麦汁服之;已后渴者,大麦粥服之。病虽愈,服之勿置。

【功效】

健脾养胎,温中散寒。

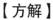

【方解】

方中白术为君,健脾除湿和胃;川芎为臣,和肝舒气,调和气血;花椒为使,温中祛寒;佐以牡蛎收敛止血,蜀椒配牡蛎有镇逆安胎的作用,共奏健脾养胎、温中祛寒之功。

正如陈修园理论:胎由土载术之功,血养相资妙有芎,土以载之,血以养之,阴气上凌椒摄下,胎忌阴气上逆,蜀椒具纯阳之性,阳以阴为家,故能使上焦之热而下降。牡蛎水气所结,味咸性寒,寒以制热燎原,咸以导龙入海。

当归散与白术散均为祛病安胎之剂,治法都是调理肝脾,但二者的区别在于,当归散侧重于调补肝血,多用于血虚而湿热不化之证,白术散重点在于温中健脾,多用于寒湿偏甚之证。临床选用时,除了细审病证外,还应考虑患者平时体质,方能确保无虞。

尤在泾比较当归散及白术散认为,有湿热和寒湿,因孕妇体质不同而异。当归散正治湿热之剂也,白术散则正治寒湿之剂也。仲景并列此,以昭示后人。

妊娠期间很多医家忌用川芎,但本方中正因川芎有活血之功而用之。现代药理研究证实:川芎嗪注射液可以改善血管内皮功能,降低血液黏度,疏通胎盘微循环,积极改善胎儿缺血缺氧的病理基础;且川芎提取液对小鼠离体子宫平滑肌具有抑制作用,表现为可使收缩频率和收缩强度均下降。

【精准辨证】

脾胃寒湿证。脘腹时痛,恶心呕吐,不欲饮食,四肢不温,或带下,或腰痛,或胎动不安,舌淡,苔薄腻或滑,脉弱。

【临床应用】

习惯性流产,妊娠中毒症,胎儿发育不良,慢性盆腔炎,慢性附件炎等临床表现符合脾胃寒湿证者。

【临证加减】

苦痛者加芍药缓中;心下毒痛者倍加川芎温中;心烦吐痛,不能食饮者,加细辛破痰下水,半夏消痰化水。若兼腰酸痛不适者酌加菟丝子、狗脊、续断、桑寄生,以补肾壮阳安胎止痛;中虚失运,纳差便溏,苔白腻者酌选砂仁、淮山药、糯米,以增健脾利湿行气之功。

【不传之秘】

呕不止,加小麦汁以和胃,呕止胃无津液作渴者,食大麦粥以生津液。

白术散方后有心烦、吐、痛等若干加减法,可知养胎之要在于祛病,病去而胎自安。

后世医家,在白术散方的基础上,又制定了泰山磐石饮以健脾补肾安胎。

【医案】

1. 朱丹溪医案

一妇,有胎至三个月左右即堕,其脉左大无力,重取则涩,乃血少也。以其妙年,只补中气,使血自荣。时正初夏,浓煎白术汤,调黄芩末一钱,服之至三四两,得保全而生。

2. 胎漏案

患者邢某,33岁,2013年4月16日初诊:1周前出现脐腹周围胀痛,昨日出现少量咖啡色分泌物,偶有心慌、恶心、纳呆,寐差,二便调。4月8日B超:宫内局限性液暗区,宫内早孕可能。性激素水平正常。舌淡红,苔薄白,脉细。治以白术散加味,处方:炒白术、莲房、薤白各10g,川芎6g,花椒3g,牡蛎12g,砂仁(后下)5g,葱白4条。3剂。

2014年4月19日二诊:脐腹胀痛除,纳稍增,噫气,舌脉如上。中药守上方去花椒,加紫苏梗6g。5剂。

医案解要:"血为气之母,气为血之帅",胎儿在母体中的生长离不开血的灌溉,气的推动。非气则血无以生,补气对于安胎来说尤为重要。《金匮要略》白术散是一首益气安胎的名方。方中白术健脾燥湿,川芎和血行气,花椒温胞散寒,牡蛎补阴潜阳。适用于孕期妊娠腹痛而偏寒湿者,善治"宿有风冷,胎萎不长"。于方中加莲房祛湿止血,砂仁理气安胎,薤白通阳散结。全方固胎元,散风冷,健脾胃,温中止血,3剂而痛除,复诊纳苏梗,痰气交结,添紫苏梗行气安胎以善后。

3. 滑胎案

患者某,女,31岁。初诊:2012年9月16日。停经42日,3日前出现腰酸坠胀,小腹隐痛,阴道少量出血就诊。既往自然流产4次,每次流产均在停经50日左右,现停经42日,自觉腰背酸痛,小腹坠胀,神疲乏力,面色少华,阴道少量出血,因恐再次流产,神情紧张,夜寐不安,舌淡红苔薄,脉细滑。查尿妊娠试验阳性,血型A型,血压、体温正常,早孕反应不明显。西医诊断:先兆流产。中医诊断：滑胎。辨证：气血不足，冲任不固。治法：益气养血，止血安胎。方用芎归胶艾汤合白术散加减，处方：阿胶(烊化)10g，艾叶9g，当归15g，熟地黄20g，炒白芍15g，川芎6g，炒白术20g，生牡蛎(先煎)30g，党参20g，续断15g，苎麻根30g。7剂。

二诊：2012年9月23日。服药后阴道出血停止，精神好转，小腹坠胀及腰酸痛减轻，原法既效，守方有恒，上方加杜仲15g。服2周后阴道一直未出血，腰痛消失，无明显不适，稍有晨吐等早孕反应，B超检查宫内早孕，原始心管搏动，测体温37.2℃，脉细滑有力。

原方连服至妊娠3个月，B超查胎心正常，胎儿符合孕周，停止服药。后随访告知足月剖宫产1男婴。

医案解要：冲为血海，任主胞胎，受孕之后，气血聚于冲任，以养胎元。本例患者，年过3旬，曾流产4次，且平时失于调摄，气血不足，脾肾亏虚，冲任失养，胎无所系，故致胎元不固，阴道出血。观其脉症，亦系气血亏虚，脾肾不足之象，故治疗宜补益气血，健脾补肾，止血安胎。因思其多次流产，曾用中西药结合治疗，终未能保全胎儿，屡孕屡堕，脾肾已亏，非一般安胎之剂可治，故方用仲景胶艾汤合白术散加减。方中阿胶补血止血；艾叶辛甘温煦，既能温气血以调经，又能止血安胎；当归、熟地黄、炒白芍、川芎即后之四物汤，为养血之剂，气血充，则冲任固；配白术散，用白术伍党参健脾益气，又能安胎；牡蛎收敛固涩，能固冲任安胎，且富含钙质；加用续断、苎麻根补肾止血安胎。全方合用益气养血，健脾补肾，止血安胎，更加用白术散健脾温中安胎，以补后天之本，连服月余胎终得安。

《金匮要略·妇人妊娠病脉证并治第二十》总结

本篇论述妇女妊娠期间常见疾病的辨证和治疗，归纳起来，主要分为以下几个方面。

妊娠呕吐，又名恶阻，主要是因胎气上逆，胃失和降所致。初病可用桂枝汤以调阴阳，和脾胃。若反应剧烈而呕吐不止的，则分脾气虚寒和胃有虚热而施以不同的治法，如脾胃虚寒兼有停饮的，用干姜人参半夏丸，益气蠲饮，降逆止呕。

妊娠腹痛，原因多端，治法各异。因于阳虚寒盛者，用附子汤温阳驱寒；因于冲任虚寒者，用芎归胶艾汤温经暖宫；因于肝脾失调者，用当归芍药散调和肝脾。余如当归散、白术散亦有调和肝脾，治疗脘腹疼痛的功用。临证时可根据寒热偏盛的不同而选用。

妊娠下血,有虚实之分。因于癥病者,属瘀属实,治当下瘀以止血,用桂枝茯苓丸;因于冲任不调者,属虚属寒,治当温经、补血、摄血,用芎归胶艾汤。如属妊娠下血,与腹痛并见的胞阻、流产,用芎归胶艾汤既可安胎止血,又可治腹痛,故为妇科中之要方。

妊娠小便病变,因于血虚有热,气郁化燥而小便难者,用当归贝母苦参丸养血润燥,清热散结;因于气化受阻,有水气而小便不利者,治以葵子茯苓散利水通阳。

安胎、养胎,是治妊娠病总的要求,有病才致胎儿不安,去其病则胎自正常发育,妊娠无病,不必服药。因于血虚湿热而胎动不安的,用当归散养血健脾,清化湿热;因于脾虚寒湿而胎动不安的,用白术散健脾温中、除湿安胎。

13 当归生姜羊肉汤

【原文1】

产后腹中疗痛,当归生姜羊肉汤主之,并治腹中寒疝,虚劳不足。

——《金匮要略·妇人产后病脉证并治第二十一》

【释义1】

本条论述产后血虚里寒的腹痛证治。寒邪趁虚而入里,以致腹中拘急作痛,因其证属虚寒,故以腹痛绵绵,且喜温喜按为特征。治用当归生姜羊肉汤补虚养血,散寒止痛。

【原文2】

寒疝腹中痛,及胁痛里急者,当归生姜羊肉汤主之。

——《金匮要略·腹满寒疝宿食病脉证治第十》

【释义2】

本条论述了寒疝属于血虚的证治。寒疝多由寒盛而起,本条寒疝则因血虚,引起胁腹疼痛,两胁属肝,肝主藏血,血不足则气也虚,气虚则寒自内生,胁腹部分失去气的温煦和血的濡养,因而筋脉拘急,发生"腹中痛及胁痛里急"。这种疼痛,多为痛轻势缓,得按得熨则减,脉弦带涩或微紧无力。故当用当归生姜羊肉汤养血散寒,补虚生血。

【方药】

当归三两　生姜五两　羊肉一斤

【煎服】

上三味,以水八升,煮取三升,温服七合,日三服。若寒多者,加生姜成一斤;痛多而呕者,加橘皮二两、白术一两。加生姜者,亦加水五升,煮取三升二合、服之。

【功效】

温中散寒,养血补虚。

【方解】

方中当归活血养血补虚,生姜温中散寒通经,羊肉为血肉有情之品,可补诸脏腑之阳,温中止痛。三药合用,补而不腻,温而不燥,共奏补虚生血,温经散寒止痛之功。

【精准辨证】

血虚里寒证。腹痛或胁痛,或拘急疼痛,手足不温,或麻木不仁,疼痛因受凉加重,痛轻势缓,得按得熨则减,指甲不荣,舌淡,苔薄,脉细。

【临床应用】

本方适用于痛经,虚劳腹痛,慢性盆腔炎,附件炎,产后发热、月经衍期而至,量少色黑或淡,恶露不净,乳汁不畅等临床表现符合血虚里寒证者。

【不传之秘】

《素问·阴阳应象大论》曰:形不足者,温之以气,精不足者,补之以味。本方就是依据这一理论制定的形精兼顾的方剂。

本方将药食搭配共同组方,以食物协助药物发挥效力,既能治愈疾病,又可顾护脾胃,这为后世药食同源做了示范。

欲补血肉有情之体,须用血肉有情之品。

【临证加减】

产后乳汁过少者,加通草、王不留行;恶露不净者加益母草、炮姜;痛多而呕者,加橘皮、白术;寒重者加干姜,血热者减少当归,津液亏者加甘蔗150g,并

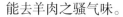

能去羊肉之骚气味。

【医案】

1. 范文甫治疗产后腹痛案

周师母,产后腹中苦寒痛。前医作气滞,久治无效。舌淡脉弱。精羊肉30g,当归9g,生姜12g。病家云:吾腹痛日久,治之无效,特从远地请范老先生高诊,并非到小菜场买小菜,处方何用生姜、羊肉?一味当归能治病乎?答曰:此仲景当归生姜羊肉汤,治虚寒腹痛甚效,服之当愈。隔数日,病家前来感谢,谓药到病除,诸羔若失。

2. 虚寒闭经案

患者李某某,女,19岁,未婚,1984年12月就诊。主诉:冬季经水不潮3年,患者16岁初潮,60天左右一行,色淡量少,一日即净。每逢冬季则信水不至,待春季复来,停经期间,白带淋漓、质清稀,周身困倦乏力。诊时经水50余天未行,面色萎黄,畏寒身冷,四肢不温,诉其脐下时时有凉气,若置冰霜,大便溏薄,舌淡、苔薄白,脉沉细。此乃血虚寒凝之证,治宜补血温中之法。方用当归生姜羊肉汤:当归50g,生姜100g,羊肉半斤。加水2500ml,煎取1000ml,每次温服250ml,服2次。服药12天,面现华色,自觉有力,畏寒、小腹寒凉消失,手足转温,白带减少,月经来潮。遂嘱月经净后20天,继服上药,以资巩固。1986年3月随访,从1886年元月起,经水每月按期而行,病告痊愈。

医案解要:当归生姜羊肉汤出自《金匮要略》,方中当归补血活血,生姜温中散寒,羊肉温中补虚。合用有补血温中,散寒通经之功。补则血充,经水有源,温则寒邪去,凝滞消,是以血充闭通,月经自潮,此谓寓通于补是也。

3. 产后痹痛案

患者祝某,女,41岁,1992年12月4日就诊。产后得全身麻木痹痛七八年,近两年又添生气后晕厥。自述生头胎时,产后不忌冷水而感受风寒,致全身痹痛,至生二胎、三胎时渐加重。但赖其体壮未就医,近两年又出现生气后晕厥,晕厥时伴口吐白沫,四肢抽搐。但患者初晕倒时心中明白,神志尚清,可数数到30,即约1分钟左右就失去知觉,20分钟后苏醒,晕厥频紧,其全身麻木痹痛也愈来愈重,只能在心情愉快时,痹痛与麻木才有所减轻。近日又人流一次,痹痛再加,不能忍耐,且畏寒恶风,嗜睡,健忘,舌淡苔白,脉弱尺几无。辨证:产后痹证,属血虚寒凝。仿仲景当归生姜羊肉汤,本去标自除。用当归、生黄芪、生姜各30g,羊肉500g,并加肉桂10g以温散厥阴寒逆,桂枝、山荣萸各10g以和肝平冲降逆,代赭石15g以重坠引药直达下焦,兼治气逆。连服8剂,痹痛麻木明显好转,且觉口干苦,是厥阴寒除,相火壮旺。从原方加补阴以配阳,充养气血,方用当归、生黄芪、熟地黄各 30g,山茱萸、代赭石各 20g,白芍 15g,桂枝、知母、黄柏各 10g。服 4 剂,自述生气后只有耳发昏,不再晕厥,精神好转,痹痛亦见愈。稍加佛手以疏肝气,2 剂诸症痊愈。后于 1993 年 2 月,又因生气而致血崩,但未见晕厥,经余治愈。

医案解要:痹与气厥本是两种疾病,此患者初由产后不忌风寒而致病,气血亏虚,风寒久候,蚕食阳气,侵入厥阴,故痹痛久留不去。肝为母,心为子,肝经有寒,母病及子,借怒气横逆,侵犯心神成气厥。心肺阳虚,营卫不足,痹痛尤甚。因此痹与气厥在此处密切相关,病机之本在厥阴寒逆,标在肝气横逆。用当归生姜羊肉汤温中散寒,养血补虚而治愈。

4. 产后感受风寒案

患者魏某,女,33 岁,农民,2004 年 11 月 20 日初诊。病发于 6 年前,产后 40 日,时值隆冬,骑自行车受严寒侵袭,浑身冻透,从那以后,渐渐出现身体内发冷,逐渐加重,近来尤甚,遂来就诊。自诉浑身冷痛,头中冷痛尤甚,浑身肌肉一触即痛,腰困痛,气短胸闷,耳鸣。查舌脉见舌质淡,苔薄白,两脉沉细,尺部尤甚。此乃血虚寒凝,治当温经散寒、温阳补虚,遂投以当归生姜羊肉汤:当归 100g,生姜 120g,羊肉 500g,三物同煮,肉熟则去渣喝汤,不拘时服,日尽1 剂,连服 2 剂。于两日后再诊,自言效不著,遂又细阅《金匮要略》,看到当归生姜羊肉汤条文后有"痛多而呕者,加橘皮二两,白术一两",于是在原方中加橘皮 20g,白术 10g,嘱再服 2 剂。患者自思病久,恐服两剂仍难见效,遂连服 5剂,大见功效,来诊时见气短愈,浑身疼痛大减,头身中冰凉也大减,唯腰骶部仍感冰凉,脉象较前大有好转,面色也见红润。又处以当归 50g,生姜 60g,羊肉 200g,嘱再服 3 剂,患者服后症状又减,连耳鸣也明显减轻,嘱再服数剂以善其后。

医案解要:本例产后气血皆虚而触冒风寒,因卫外之力不足,故风寒之邪易于侵入,产后血虚尤甚,寒邪凝滞于血中而不去,故出现种种证候。方中重用当归以补血养血,其性偏温,与生姜相配,可温经散寒,通行脉络。羊肉性大热,可温补阳气,又因其为血肉有情之品,故善填补阴精,对血虚者尤为适宜。前两剂无大效者,恐是病久而服药少,尚未显出功效,后又加入白术者,是资化源,化源足则气血旺,气血旺则可胜邪;加陈皮者,是防补药之滞,又取其辛散之性以通行气机,气行则血行,气血运行通畅则风寒之邪易去。

14 枳实芍药散

【原文】

产后腹痛,烦满不得卧,枳实芍药散主之。

——《金匮要略·妇人产后病脉证治第二十一》

【释义】

本条论述产后气血瘀滞成实的腹痛证治。产后腹痛亦有虚实之分,如腹痛不烦不满的,病属里虚;今腹痛烦满不得卧,是属里实,但与阳明里实不同,而是由产后气血瘀滞成实,气机痹阻不通所致。故治用枳实芍药散破气散结,和血止痛。

【方药】

枳实烧令黑,勿太过　芍药等分

【煎服】

上二味,杵为散,服方寸匕,日三服,并主痈脓,以麦粥下之。

【功效】

破气散结,和血止痛。

【方解】

方中枳实破气散结,《别录》载:枳实能破结实,消胀满,心下急痞痛,逆气,胁风痛,安胃气,止溏泄。炒黑并能行血中之气,芍药和血止痛,《神农本草经》又云芍药"主邪气腹痛,除血痹,破坚积,治寒热疝瘕,止痛,利小便,益气"。故而方中枳实一味行气导滞以调畅气机,合以芍药养血和营以缓挛急,并可敛枳实勇悍而耗散太过。大麦粥和胃安中,合而用之,使气血宣通,则腹痛烦满诸证自除。

枳实、芍药等分杵为散,白芍养肝柔肝,枳实破气,一柔一刚,刚柔相济,两者一补一散,护肝体助肝用,最宜调畅气机。

烦满腹痛,虽是气滞,然见于产后,则其滞不在气分,而在血分之中也。故用芍药以利血,用枳实而必炒黑,使入血分,以行血中之气。并主痈脓者,脓血所化,此能行血中之滞故也。故主痈脓,即知主产后腹痛矣,若寓补养之意,故主痈脓,则尤谬矣。

【精准辨证】

气滞血郁的腹痛实证,腹痛烦满不得卧,不能食,或失眠,胸中烦闷,或恶露不尽;胸胁脘腹胀痛,不思饮食,因情绪不佳而加重,或乳房胀痛,或大便不畅,舌淡苔薄脉弦。

【临床应用】

本方用于月经不调、痛经、产后腹痛、胎盘滞留、乳腺增生等疾病辨证属气郁血虚型者。

【不传之秘】

用枳实而必炒黑,使入血分,以行血中之气,大麦粥和胃安中。

月经提前、量多者,枳实芍药散应慎用或禁用,因该方理气活血作用较强,易促使月经更为提前。方中枳实可行滞导便,若伴大便稀溏者,应慎用此方。

方后注"并主痈脓"其意有二:一是提示气血郁滞之病应及时治疗,以防演变,气郁热盛血腐则有酿成痈脓的可能,枳实芍药散能行气活血、散结,故可防止成痈化脓;二是指痈脓乃血所化,此方能行血中之滞,故可治痈肿,以方药测知,用以治肺胃之痈初起者较宜,可通过行气活血,使之消散。同时提示在治疗痈脓时,不仅要活血排脓,保持气机的畅通也很有必要。

枳实配伍芍药这对药对的作用趋势为破在内之结聚,并导气外行,导邪外出,经方有枳实芍药散、排脓散、四逆散、麻子仁丸及大柴胡汤。

【临证加减】

气滞胀痛者加柴胡、香附、木香、青陈皮;瘀血刺痛者加丹参、五灵脂、延胡索;胃热灼痛、泛酸嘈杂者加黄连、吴茱萸、蒲公英、煅瓦楞子;食滞饱胀作痛、

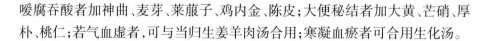

嗳腐吞酸者加神曲、麦芽、莱菔子、鸡内金、陈皮;大便秘结者加大黄、芒硝、厚朴、桃仁;若气血虚者,可与当归生姜羊肉汤合用;寒凝血瘀者可合用生化汤。

【医案】

1. 产后腹痛案一

患者杨某某,女,27岁。1981年4月15日诊。产后7天,恶露已尽,小腹隐痛,经大队医生治疗无效。现小腹疼痛剧烈,面色苍白带青,痛苦面容,烦躁满闷,不能睡卧,拒按,舌质淡紫,苔薄白,脉沉弦,此乃气血雍结。治以破气散结,和血止痛。投枳实芍药散:枳实(烧黑)、芍药各12g。水煎服。当晚即安,1剂而愈。

医案解要:《金匮要略》云:"产后腹痛,烦满不得卧,枳实芍药散主之。"方中枳实破气入血,能行血中之气;芍药和血以止痛。为此,气血得以宣通,则腹痛烦满可消。

2. 产后腹痛案二

患者李某,女,28岁。产后15天,小腹胀痛剧烈,痛过于胀,按则痛剧,恶露量少,色暗夹小块,纳差,大便已3日不解,小便正常,脉象沉紧,舌苔薄白,舌质一般。证属离经之血停滞、经脉不利之病变。宜活血化瘀、导滞通行之法为治。枳实10g,赤芍10g,当归10g,川芎10g,桃仁5g,熟大黄5g(后下)。每日水煎服1剂。连服3日,胀痛消失。

医案解要:产后腹痛,有虚与瘀之分。如产后少腹及小腹胀痛,按之不减,恶露量少、色暗而夹块,舌苔薄白、舌质正常或边有瘀点,脉象沉紧者,此为产后虚瘀夹杂,瘀血内停之病变,轻者以枳实芍药散加味治之,重者则用下瘀血汤治之。

3. 产后浮肿案

患者吴某某,女,24岁。因产后腹痛,经服去瘀生新药而愈。继因深夜贪凉,致皮肤浮肿,气息喘急。余意腹痛虽愈,究是瘀血未尽,为今病皮肤肿胀之原因。是荣血瘀滞于内,复加外寒滞其卫气,且产后腹痛,病程已久,元气必亏。治应行血而勿伤正,补虚而莫助邪。用《金匮要略》枳实芍药散,以枳实行气滞,芍药行血滞,大麦粥补养正气,可算面面周到。服完后,肿消喘定,夙疾皆除。

医案解要:本是病在血分,瘀滞致肿,故以枳实芍药散活血利气而愈。

15 下瘀血汤

【原文】

师曰:产妇腹痛,法当以枳实芍药散,假令不愈者,此为腹中有干血着脐下,宜下瘀血汤主之。亦主经水不利。

——《金匮要略·妇人产后病脉证治第二十一》

【释义】

本条论述了产后瘀血内结腹痛的证治。产后腹痛,如属气血瘀滞,法当用枳实芍药散行气和血,今服枳实芍药散而腹痛仍不愈,这是因为干血着于脐下,病重药轻,前方自不能胜任,当用下瘀血汤破血逐瘀。

【方药】

大黄二两 桃仁二十枚 䗪虫二十枚,熬,去足

【煎服】

上三味,末之,炼蜜和为丸,以酒一升,煎一丸,取八合,顿服之。新血下如豚肝。

【功效】

破血下瘀,通络止痛。

【方解】

方中大黄荡逐瘀血,《神农本草经》谓大黄"下瘀血""破癥瘕积聚",桃仁活血化瘀,䗪虫逐瘀破结,《药性论》谓土鳖虫"治月水不调,破留血积聚",其功专搜逐一切血积,三味相合,破血之力颇猛。用蜜为丸,是缓其性而不使骤发,

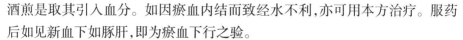

酒煎是取其引入血分。如因瘀血内结而致经水不利,亦可用本方治疗。服药后如见新血下如豚肝,即为瘀血下行之验。

吴谦分析此方,䗪虫主开血闭,大黄主攻瘀血,桃仁主破死血。

赵良仁认为,血之干燥凝着者,非润燥荡涤不能去也。芍药、枳实不能治,须用大黄荡逐之。桃仁润燥,缓中破结;䗪虫下血;用蜜补不足,止血,和药,缓大黄之急,尤为润。

尤在泾认为方中大黄、桃仁、䗪虫下血之力颇猛,用蜜丸者,缓其性不使骤发,恐伤上二焦。酒煎顿服者,补下治下制以急,且去疾惟恐不尽。

【精准辨证】

产妇瘀血内结之腹痛、妇人瘀阻胞宫之经水不利及胞中瘀热证。少腹胀满或疼痛,入夜尤甚,固定不移,拒按,或恶露不尽,经下夹血块,色紫黑,或经水不利,舌紫暗,脉涩。

【临床应用】

痛经、闭经、急性盆腔炎、急性附件炎,胎盘滞留、产后恶露不绝等表现符合瘀热证者。

【不传之秘】

将药材捣成粉末则药材有效成分煎出率高。

以蜜为丸,一可顾护胃气、以防伤正,二可缓土鳖虫腥臊之味。

以酒煎丸,取其通脉之功以助诸药逐瘀而达病所。

短时煎煮,大黄短煎则荡逐瘀血力强;土鳖虫短煎则逐瘀破结力猛。

该方连渣顿服,利于药材有效成分的吸收。

【临证加减】

寒凝血瘀者拟温经散寒加细辛、附片等;气滞血瘀者加川楝子、台乌、蒲黄、五灵脂等;热郁血瘀者加败酱草、蒲公英等;气虚血瘀者加黄芪、党参、木香等;脾肾两虚者加杜仲、山茱萸、续断、狗脊、菟丝子等;肥胖痰湿者加法半夏、陈皮。

【医案】

1. 输卵管堵塞案

患者李某,女,41 岁,2020 年 4 月 22 日初诊。近欲求嗣,曾行三次试管婴儿手术未果。输卵管超声造影:左侧输卵管通而不畅,右侧输卵管不通。刻下月经量少,有血块,腹中冷,舌暗,苔薄白,脉弦。中医诊断:不孕症,证属冲任虚寒、瘀阻胞宫。拟方:桃仁 15g,焦大黄 10g,水蛭 10g,桂枝 30g,茯苓 30g,赤芍 20g,白芍 20g,牡丹皮 15g,王不留行 30g,当归 15g,川芎 15g,莪术 10g,炮姜 15g,炒苍术 15g,炒白术 15g,泽兰 15g,泽泻 15g,益母草 20g。共 14 剂,日 1 剂,水煎服。

2020 年 6 月 14 日二诊。2020 年 6 月 11 日输卵管超声造影示:左侧输卵管未见明显显影,右侧输卵管显影通畅。药后月经量已正常,血块减少,腹中仍凉,在原方中加炮附子 15g(先煎),熟地黄 20g,淫羊藿 30g,巴戟天 15g,菟丝子 15g。共 14 剂,服法同前。近日随访,患者诉腹中冷的症状缓解,月经期间血块明显减少,偶有进食冷物后腹痛,近期正在备孕。

医案解要:输卵管堵塞是由于感染、结核、炎症、损伤、积水、盆腔粘连等多种因素导致的输卵管部分或完全阻塞不通,是造成女性不孕的最主要病因之一。此病属于中医"不孕""癥瘕""痛经"的范畴。吴谦认为女子不孕原因,为冲任损伤,或因宿血积于胞中,新血不能成孕。瘀血着而不行,阻滞胞宫,精卵不能相合或精卵结合后不能输运至胞宫,自不能摄精成孕,治疗当以化瘀通滞为主。本案患者冲任虚寒,精血不足,症见腹中不温、月经量少;瘀血阻滞胞宫,则见月经混杂血块;寒冰之地,不生草木,加之胞胎瘀滞,精施而不能受,抑或受之而无以纳,故无子。治疗以下瘀血汤、抵当汤、桂枝茯苓丸加减为主方,取其攻逐蓄血之功,俾瘀血去,则堵塞自通;撷益母胜金丹之法,加当归、川芎、莪术、王不留行、益母草、泽兰、泽泻活血利水、养血调经,炒苍术、炒白术、炮姜健脾温中滋化源。二诊患者腹中仍凉,故加入补肾填精、温养冲任之品,一则温其腹冷,二则助其怀妊。纵观全方,攻补兼施,主以化瘀通滞,又不忘补肾调经,方证对应,收效卓著。

2. 胎死腹中案

患者,女,28 岁,已婚。平素月经正常,闭经 50 余天,出现嗜睡择食,恶心呕吐。一日,突患尿频、尿急、尿痛,小腹急满下坠,绢淋窘迫难忍。尿检:白细胞(+++),脓细胞(++),少量红细胞。诊断:急性膀胱炎。自服四环素,2 粒 / 次,4 次 /d,连服 4 天,膀胱刺激征消失,尿检转阴。过有月余,阴道突然见血,其色污黑,量不多,腹部隐痛,稍有坠感,B超示胚胎停育。中医诊为胎死腹中,此用药之过也。辨证:血瘀胞宫,胚胎丧生。治法:活血逐瘀,引胎下行。方药:下瘀血汤加味。组成:大黄9g,桃仁12g,䗪虫10g,水蛭10g,川芎15g,牛膝18g,当归20g,三棱12g,莪术15g,桂枝12g,牡丹皮12g。1剂/d,水煎,分早晚2次温服。

复诊:时过5天,腹痛坠重,阴道下瘀血块数枚,黏膜缠绕而下,从此腹痛缓解,新血随之点滴而出,调治旬余,血止而安。

医案解要:下瘀血汤中,大黄活血逐瘀,荡血下行,桃仁破血化瘀,䗪虫攻逐瘀血,三者合力,破血之力峻猛。本案胎死腹中,可谓干血着脐下,药后阴道下瘀血块数枚,干血下如猪肝,乃血行瘀散胎下之征,其病可愈。

3. 卵巢囊肿案

患者曹某,女,36岁,已婚,于2000年4月初诊。患者主诉左小腹疼痛下坠,伴腰酸时轻时重1年余,经妇科体检,在小腹可叩及如鸭蛋大小肿块,表面光滑,无触痛,可移动。B超检查示:左小腹有7.6cm×5.5cm包块,诊断为卵巢囊肿。妇科建议手术切除,因患者不愿意接受手术治疗,要求中药治疗,故来诊。诊见患者形体消瘦,面部呈现灰褐色斑片,小腹疼痛,腰酸,经量时多时少、色暗紫并夹血块,形寒畏冷,舌质暗,舌边有瘀斑,苔薄白,脉涩。证属寒凝血瘀,治以温经散寒,活血化瘀,软坚消结。方用下瘀血汤加味。处方:制大黄、桃仁、三棱、莪术各9g,䗪虫6g,桂枝12g,茯苓、皂角刺、王不留行、炒穿山甲各15g,生牡蛎30g,制附子10g(先煎)水煎服,日1剂,服此方60剂后,复查B超:左下腹2.7cm×3.4cm囊性部位,上方减附片,加川牛膝15g制丸剂,连服1疗程后复查B超,子宫附件未见异常,左侧囊肿已消失,1年后随访依然正常。

医案解要:女性卵巢囊肿,系妇女下腹部出现肿块,一种卵巢良性病变。中医谓之"肠覃",认为系因气滞、痰浊停聚卵巢所致,有人认为亦有气阻血瘀,瘀积留滞所致。但气滞血阻,寒痰瘀凝胞络是导致卵巢囊肿的重要因素。下瘀血方中大黄荡逐瘀血,桃仁活血化瘀,䗪虫逐瘀破结,加三棱、莪术、王不留行以增强活血化瘀通络消瘀之功,加穿山甲、牡蛎、茯苓以软坚散结,加强消除瘀块作用,配以桂枝、附子温通经脉,使气血畅通,桂枝配皂角刺温经通络,促进增生组织的软化吸收,配附子消痰软坚以控制卵巢囊肿发展,进而消散囊肿。故诸药组成有温经散寒、活血化瘀、软坚消结之功,用其治疗中小体积卵巢囊肿疗效满意。

4. 人流后恶露不尽案

患者张某,28岁,2000年10月8日初诊。孕54天,10天前行人工流产术,术后 1 天开始阴道出血,时多时少,淋漓不断,色紫暗,有血块,小腹疼痛拒按,舌质青紫,舌边有瘀点,苔薄白,脉沉涩。B 超检查:子宫体略大,宫内有 1cm×1.2cm 实性回声,边界清楚。证属胞宫受损,瘀血阻滞。治法:活血化瘀。处以下瘀血汤加味,处方:大黄 6g,桃仁 10g,芒硝 3g,牡丹皮 10g,土鳖虫 10g,旋覆花 12g,葱茎 6g,茜草 6g,益母草 30g,山楂 10g。水煎服,日 1 剂,服药 3 剂阴道流血减少,上方去土鳖虫,加党参、黄芪继续服 3 剂,阴道流血停止,诸症消失。

医案解要:人工流产后阴道出血,属"产后恶露不尽"范畴。中医认为,由于人工流产损伤了冲任二脉及胞宫胞络,致瘀血阻滞于胞宫,气机不畅,血不归经,恶露不绝。叶天士的治疗原则为:络阻者,辛润通之;下闭者,泻而通之。故治宜针对瘀血殒胎凝滞阻塞于下焦之弊,行气活血,软坚润燥,通降逐瘀,使瘀血去,新血方能归经。方中用桃仁破血通经,下瘀血,润燥结;芒硝软坚散结,配伍桃仁更能润燥结;大黄活血化瘀攻瘀血,善降泄瘀血,与桃仁相配,荡涤瘀血,洁净胞宫,使瘀去血止;牡丹皮活血行瘀;土鳖虫活血通络,攻逐瘀血,下瘀利血气,善疗胞中瘀血而破坚;旋覆花苦辛,苦以降瘀浊,辛以行气散瘀,行血脉之瘀;葱茎温通阳气而散结,善通经气之滞;与旋覆花相合散瘀消结,通络和气血,葱茎之温性亦可佐制大黄之大寒之性,以防寒凝之弊;茜草止崩除漏,使结开则漏止,其血自止;益母草、山楂活血化瘀下胞衣,与旋覆花汤同用效更佳。方中诸药相伍,气血同治,寒温并用,行气活血,行温通络,苦泄下瘀,软坚散结,温而不燥,寒而不凝,共同组成活血行气、辛泄祛瘀下胎之良方。对于流产时或流产后出血量多者,在活血化瘀的同时佐以益气养血之品,因为产时亡血伤津,气随血耗,气血均虚。本方下气破气逐瘀之力强大,故用此方治疗时应中病即止,不宜久用。邪去瘀化之后应及时补气养血扶正,使祛邪而不伤正,化瘀而不伤血。

5. 蓄血发狂案

患者邓某,女,32 岁,因产后 3 天恶露未行,高热神昏谵语,住院治疗,诊断为"感染性精神病",经多方治疗,虽然体温有所下降,但仍神志不清,胡言乱语。视其面红目赤,口唇干燥,似睡非睡,呼之不应,大便 1 周未行,按其少腹坚满,蹇眉皱额,疼痛拒按,舌质紫暗,舌苔黄,脉涩有力。诊为败血停蓄,瘀浊攻心,予活血逐瘀,佐以醒神开窍,拟下瘀血汤加味:生大黄 15g,桃仁 12g,土鳖虫 10g,红花 10g,川黄连 5g,酸枣仁 15g,菖蒲 6g,生甘草 3g,1 剂,鼻饲,药后下黑便 2 次,神志渐清。原方生大黄改酒制大黄 10g,加生地黄 15g,当归 12g,水酒为引,再服 3 剂,神志已清。后改服桃红四物汤 3 剂,并用天王补心丸等以善其后,调治半月而愈。

医案解要:患者素体壮实,因恶露不行,败血停蓄下焦胞宫,上攻心窍,瘀塞脉络,而出现神昏谵语,虽与原方主治的"产妇腹痛"之症不同,但其病机一致,故以下瘀血汤祛其瘀血,而获恶露尽下、神志转清之效。

6. 子宫肌瘤案

患者刘某,女,32 岁,农民,1994 年 6 月 5 日初诊。自诉阴道不规则出血伴月经量少、色暗、少腹疼痛 2 年。曾服中西药 1 个月收效甚微。刻诊:本次月经已尽,提前 5 天,量少色暗有块,少腹痛拒按,白带多,形寒,舌淡紫,脉沉迟细涩。妇检:子宫增大,子宫前侧可触及 4cm×5cm 左右包块 1 个,推之不移,与子宫粘连。B 超示:子宫肌瘤。证系寒阻胞宫,气滞血瘀。治宜活血化瘀,佐以温经散寒。处以下瘀血汤加味:桃仁、酒大黄、䗪虫各 10g,牡丹皮、赤芍、川牛膝、川芎各 15g,当归、生地黄、枳壳各 18g,吴茱萸、桂枝各 12g,甲珠 8g,甘草 6g。连服 10 周,阴道内排出数个如胡豆大的肉块。此后行经时间、量、色正常,小腹无痛。B 超复查:子宫肌瘤消失。妇检:子宫大小正常,未发现包块。

医案解要:子宫肌瘤属中医"积聚""症瘕"范畴。多因寒邪凝滞,瘀阻胞宫所致。治以活血化瘀、散结消癥为主,佐以温散寒邪。方中桃仁、䗪虫、大黄破血祛瘀,通导大便;牡丹皮、赤芍、川牛膝活血化瘀,牛膝并能通血脉而引血下行,川芎活血行气,当归、生地黄养血活血,使瘀血祛而不致阴伤,枳壳理气,使气行则血行;吴茱萸、桂枝温散寒邪,甲珠软坚散结,甘草调和诸药。方证得对,药宏力专,故获佳效。

7. 倒经案

患者林某,女,28 岁,福鼎县沿州人,1975 年 5 月 25 日诊。患者素体健壮,近数月来月经不调。本次经事逾期 50 余天未至,但见下腹刺痛阵作。因赴亲戚喜宴,食辛热油炸之品后,于 5 月 23 日下午突作鼻衄,血如潮涌。至某院用药棉塞鼻,然血从口中而出,出血量甚多。用止血剂注射、口服,并投犀角地黄汤加减治疗均未获效。急邀笔者会诊。证见:吐、衄血甚多,面色苍白,精神萎靡,语音低微,唇甲尽白,身不热,口不渴,纳呆,大便 3 日未行,溲短而少,舌色苔象因血染而难辨,脉微,按其下腹胀痛。此因经血不得下,血留下焦,冲任失调,复因辛热冲激,致血随冲脉之气上逆而发为吐衄。治宜以下瘀血汤逐其衃血为要,处方:䗪虫 6g,桃仁 10g,大黄(后下)20g,生地黄 100g,清水煎,分 4 次服。1 剂后大便下 2 次,吐行势缓,但月经仍未行,再服 2 剂,便解 3 次,经血亦下,吐衄尽止。继以养血 10 余日而安。后随访之,经行如候。

医案解要:本例出血量多势急,且一派虚象,不以遇补,反攻瘀血,道理在于本证是由瘀阻于下,经血不能下行,反冲而上所致。下腹胀痛、大便秘结、小便短少等症均是血逾常道而成。故投下瘀血汤攻其瘀,衄血得下行。因悟《千金翼方》生地大黄汤治疗衄血,临证每条取验,故加重剂生地黄以养血润燥,果真效如桴鼓。经云:虚虚实实,补不足,损有余,是其义也。

8. 闭经案

患者黄某,女,29 岁。2005 年 2 月 19 日初诊。患者因继发性不孕 2 年就诊,平时月经 40 ～ 60 日一潮。B 超示:子宫偏小,三径 11cm;性激素指标测定均在正常范围,孕酮2.06nmol/L。妇科检查:子宫及两侧附件压痛。末次月经:2005 年 12 月 11 日来潮,曾于 2005 年 2 月 4 日肌内注射黄体酮,每日 20mg,连续 3 日,月经仍不来潮,B 超检查提示子宫内膜已达 7mm。无下腹胀痛,乳胀轻微。舌淡红,苔薄白,脉细。西医诊断:继发性不孕(排卵功能障碍);月经稀发;子宫偏小;慢性盆腔炎。治宜活血破瘀。下瘀血汤合抵当汤加味:制大黄 6g,桃仁 10g,土鳖虫 10g,水蛭 10g,虻虫 6g,丹参 20g,川牛膝 30g,鸡血藤 30g。4 剂。水煎服,日 1 剂。2005 年 2 月 26 日复诊:月经 5 日前来潮,经量较多,今已净。续拟对症治疗。

医案解要:月经后期或闭经的成因,如张景岳所说的有血枯与血隔之分。前者宜补,后者宜攻。攻剂之中亦有轻重之别,下瘀血汤和抵当汤均有大黄、桃仁以及虫类活血药物,当属攻下之猛剂,此二方除活血行瘀之功外,大黄顺势导下起到了重要作用。患者身体不虚,乳房微胀,子宫内膜已经增厚,故当用此二方重剂,再加丹参、鸡血藤以助活血,川牛膝助大黄引血下行。

9. 胡希恕治疗腹痛案

患者杨某,女,30 岁。时在北京解放前夕,因久病卧床不起,家中一贫如洗。邻人怜之,请胡老义诊之。望其骨瘦如柴,面色黧黑,扪其腹,少腹硬满而痛,大便一周未行,舌紫暗,苔黄褐,脉沉弦。胡老判为干血停聚少腹,治当急下其瘀,与下瘀血汤加麝香:大黄五钱,桃仁三钱,䗪虫二钱,麝香少许。因其家境贫寒,麝香只找来一点点,令其用纱布包裹,汤药煎成,把布包在汤中一蘸,仍留下煎再用。服一剂,大便泻下黑紫粪便及黑水一大盆,腹痛减,饮食进,继服血府逐瘀汤、桂枝茯苓丸加减,一个月后面色变白、变胖,如换一人。

医案解要:本案西医诊断不明,但病重已至危笃,中医据证用药,寥寥几味,一剂即能扭转乾坤,这是中医的优势。这不是一个人一生所能为,而是千万人,几代、几十代医家实践的总结。因此,胡老认为把张仲景称为"医圣"是过誉之谈,把《伤寒论》视为一人之独创是不切实际的。在发展中医事业上,首先要在继承上下功夫。

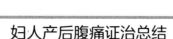

妇人产后腹痛证治总结

当归生姜羊肉汤、枳实芍药散、下瘀血汤均用于产后腹痛三方均治产后腹痛，但有属气、属血、属虚、属实的不同。

当归生姜羊肉汤养血散寒，治血虚内寒的腹痛，其证腹中拘急，绵绵作痛，喜温喜按。方中当归养血止痛，生姜温中散寒，羊肉补虚温中止痛。本方并可治寒疝、虚劳腹痛。

枳实芍药散行气和血，治气血郁滞的腹痛，属实，其证腹痛烦满不得卧，不能食，大便不畅。方中枳实炒黑能行血中之气，芍药和血治腹痛，用大麦粥下以和其胃气，使气血宣通，则腹痛烦满诸证自除。

下瘀血汤破血逐瘀，主治瘀血凝着，脐下作痛，其证少腹刺痛拒按，或有硬块，此时枳实芍药散已不能胜任，故用下瘀血汤。方中大黄逐瘀，桃仁润燥活血化瘀，䗪虫逐瘀破结，三味相合，攻血之力颇猛，炼蜜为丸，缓其药性，酒煎取其引入血分。本方也可用于由瘀血停积而致的经水不利证。

16 竹叶汤

【原文】

产后中风发热,面正赤,喘而头痛,竹叶汤主之。

——《金匮要略·妇人产后病脉证治二十一》

【释义】

本条论述了产后中风兼阳虚的证治。妇女生育之后,最易伤阳耗津,继而引起少阴亏虚,从而导致人体正气虚弱,太阳表虚不固,稍经风寒等外邪侵袭,便易引发外感之疾。本证中风是风从外受,病邪在表,故有发热头痛;但面正赤,气喘,则为虚阳上越之象。病因产后正气大虚,风邪乘虚侵袭,以致形成正虚邪实之候。此证若但解表祛邪,则虚阳易脱;若因正虚而补正,则表邪不解,故用竹叶汤扶正祛邪,标本兼顾。

尤在泾认为产后表有邪而里适虚之证,若攻其表,则气浮易脱;若补其里,则表多不去。

魏念庭认为产后中风,即伤风。发热面赤,喘而头痛,似是阴虚阳盛之感风矣,不知热之所以上炎者,携风势也,标也;而风之所以不能去者,无正阳也,本也。

【方药】

竹叶一把　葛根三两　防风　桔梗　桂枝　人参　甘草各一两　附子一枚,炮　大枣十五枚　生姜五两

【煎服】

上十味,以水一斗,煮取二升半,分温三服,温覆使汗出。颈项强,用大附子一枚,破之如豆大,煎药扬去沫。呕者加半夏半升,洗。

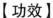

【功效】

解肌散邪,扶阳清热。

【方解】

本方以竹叶、葛根、桂枝、防风、桔梗解肌散风,驱除外邪,以缓项强。人参益气解表;配附子助阳解表;姜、草、枣调和营卫,本方佐使得法,邪正兼顾,为后世扶正祛邪法之祖。方后注:由于本方表散力弱,服药后可加被增温取汗,以彻表邪,畏寒而项背强,加大附子1枚,增强助阳解表之力,若呕吐者,加半夏和胃止呕。

【精准辨证】

太阳中风证与阳虚夹热证相兼。发热,恶风寒,汗出,头痛,面色赤,气喘,乏力,舌淡或红,苔薄或黄白相兼,脉弱或浮。

【临床应用】

临床中凡产妇发热、妊娠发热,产后缺乳,慢性附件炎,慢性盆腔炎等临床表现符合表寒里热夹虚证者。

【不传之秘】

竹叶汤表里双解,解表药重于治里药,故该方偏于解表。
本方禁用于内有蕴热,复感风寒等实热之证。
竹叶汤是在桂枝去芍药加附子汤的基础上加味而成的。

【临证加减】

若夹寒比较重,可与麻黄汤合方用之;若夹热,可与白虎汤合方用之;若夹痰热,可与小陷胸汤合方用之。

【医案】

1. 产后发热案

患者杨某某,女,34岁,农民,1965年12月7日初诊。1965年12月4日足月顺产一女孩,为第4胎。产前3天每晚均发冷,约经1时许即解。产后

2 天无任何不适,今晨始觉畏风,继即发热,头痛,四肢骨节痛,微汗,纳呆,口淡涩,面红目赤,恶露不多,但无腹痛,二便自调,未服过任何药物,脉数大,舌淡红,苔白薄。拟竹叶汤与服。处方:竹叶三钱,葛根三钱,防风二钱,桔梗二钱,炮附子二钱,桂枝二钱,防风、党参各三钱,炙甘草一钱半,生姜三片,大枣四枚。

翌日复诊:服上方后症状大减,今仅见头痛难忍,余无特殊,脉舌如前。仍照上方去防风、桔梗加当归、赤芍、细辛,一剂遂愈。

2. 产后缺乳案

患者王某,女,26 岁,护士,1989 年 12 月 6 日初诊。患者分娩时失血较多,产后第 14 日,患风寒感冒。自用地霉素、抗伤风胶囊等口服,2 日后觉乳汁明显减少。自服"下乳涌泉散"3 剂而未效,遂邀余往诊。诊见:两乳微胀,泌乳甚少。发热,时有恶寒,汗少而不畅,头痛,咳嗽,舌淡,苔白,脉两寸浮紧,关尺无力。此系新产血虚,外感风寒,壅遏营卫所致,拟扶正解表法,方选《金匮要略》竹叶汤:竹叶、防风、桔梗、桂枝、生姜各 10g,葛根 30g,党参 15g,黑附片、炙甘草各 6g,大枣 8 枚。每日 1 剂水煎,2 次分服。嘱药热饮,服后温覆。服药 1 剂,全身汗出,乳房时有"虫行感"。仍以上方再进 2 剂后,觉全身轻松,乳汁充足。

医案解要:产后缺乳,不外虚实两端,本例患者,乃因产后血虚,腠理不密,复感风寒,营卫痹涩,经脉郁阻而致缺乳。正合《金匮要略》竹叶汤之病机。方中竹叶、葛根、桂枝、防风、桔梗、生姜解表祛邪,邪去则经络无阻;人参、附子、甘草、大枣安内扶正,祛邪不忘产后之虚。如此,则化源得充,经脉流利而乳汁自多矣。此外,方中葛根、桂枝二药,既可解表,又可疏通经脉,对通乳尤为有益。桔梗为"舟辑之剂",能载诸药上行而直达乳窍,故通乳尤捷。

3. 带下案

患者支某,女,25 岁,1990 年 5 月 6 日诊。"人流"后 10 天,脓性带下 5 天。妊娠 50 天行"人流"术,术后 4 日行房事。嗣后带下量多,色黄绿黏稠,秽臭,小腹胀痛,腰酸肢软,发热怕冷,体温 38.5℃,咽干口燥,纳谷不馨,尿黄便秘,小腹压痛,拒按,腹肌紧张,有反跳痛。妇检:外阴(-)、阴道畅,有较多的脓性分泌物,宫颈肥大,充血,两附件压痛。血常规检查:血红蛋白100g/L,白细胞 15×10^9/L,中性粒细胞 80%,单核细胞 1%,淋巴细胞 19%。血压147/104mmHg,脉搏 110 次/min。西医诊为急性盆腔炎,用过先锋、青、链霉素,症状改善不明显,患者治病心急,邀中医会诊:舌红,苔黄腻,脉滑数。证属热毒蕴结,湿邪阻遏。治宜清热解毒,化湿排脓。处方:竹叶 15g,粉葛 15g,桂枝 6g,防风 6g,桔梗 10g,生甘草 10g,太子参 15g,大血藤 15g,败酱草 15g,生姜

6g,红枣5枚,附子6g。药进3剂,热退,腹痛减轻,脓性带下显减,效不更方,守原方再进6剂而愈。

医案解要:患者素来体质虚弱,胞脉空虚,人工流产后,正气虚损,邪毒乘虚而入,热毒湿蕴积下焦,内侵胞宫,与气血相搏,邪正交争,营卫不和,致腹痛,发热,带下脓性,秽臭。方中竹叶宣泄热邪,粉葛解毒散热、疏经通络,对于急慢性盆腔炎皆有良效;桔梗、甘草解毒排脓;太子参滋阴清热,补而不腻;桂枝温经通阳化气;防风清热解痉,祛风胜湿;附子温经除湿止痛;姜枣调和营卫。诸药配伍,相得益彰。

4. 妊娠发热案

患者方某,女,26岁,1989年3月8日诊。患者妊娠2个月,发热恶寒3天,体温38℃,伴头痛咳嗽,咽痛口苦,汗出口渴,肢体倦怠,纳少瘦黄,舌尖红,苔薄黄,脉浮弦而数。证乃正气不足,风邪外袭。治宜疏风解表、益气安胎。宗竹叶汤化裁:竹叶10g,粉葛15g,防风6g,桔梗6g,桂枝6g,黄芩10g,紫苏梗10g,桑叶10g,生白芍10g,淡附片6g,太子参15g,生甘草6g,红枣5枚,生姜6g。2剂后热平,头痛恶寒,口苦消失,咳嗽咽痛减轻,纳增。原方选进3剂,诸证俱除。

医案解要:孕妇体弱,外邪乘虚而入,风邪外束,邪正交争而致发热。其虽有表邪,但不可过于发汗,过汗则失津液而伤胎。所以选用竹叶汤以益气清热。调和气血,加入黄芪、紫苏梗、白芍、桑叶清热养血安胎之药,表解而不伤胎。方药合拍,遂获全功。

17 竹皮大丸

【原文】

妇人乳中虚,烦乱呕逆,安中益气,竹皮大丸主之。

——《金匮要略·妇人产后病脉证治第二十一》

【释义】

本条论述产后虚热烦呕的证治。妇人产后,本阴血不足,加之育儿哺乳,乳汁去多,气血更虚。因虚而生内热,热扰于胃中则胃气失和;上干神明,则心神失主,故症见烦乱呕逆。治以竹皮大丸,清热降逆,安中益气。

《金匮歌括》曰:血者,中之所生也;乳者,血之所变也。血虽生于中焦,尤藉厥少之气传变而为乳。乳中虚者,谓乳子去汁过多而致虚也。

【方药】

生竹茹二分　石膏二分　桂枝一分　甘草七分　白薇一分

【煎服】

上五味,末之,枣肉和丸,弹子大,以饮服一丸,日三夜二服。有热者,倍白薇;烦喘者,加柏实一分。

【功效】

清热降逆,安中益气。

【方解】

方中竹茹、石膏、白薇清热降逆止呕。竹茹甘寒,清胃热止呕逆,清代张璐《本经逢原》谓"竹茹专清胃腑之热,为虚烦烦渴,胃虚呕逆之要药";石膏辛甘寒,清热除烦,明代缪希雍《本草经疏》云"邪热去而脾得缓,元气回也";白薇苦咸寒,善清阴分虚热而不伤阴。此三味共用,胃中、心中、阴中之邪热皆可清除。

桂枝、甘草辛甘化气解表邪,重用甘草意在安中益气;枣肉补益中气,为丸调缓。本方作大丸,故名竹皮大丸。白薇对产后热效果较好,故有热明显者可倍白薇。柏实有收敛肺金、安神养心之效,故烦喘者可加柏实。"安中"二字为妇人乳中虚的首要之务。

《济阴纲目》提到,中虚证不可用石膏,烦乱证不可用桂枝,而此方以甘草七分,配众药六分,又以枣肉为丸,仍以一丸饮下,可想见其立方之微,用药之难,审虚实之不易也。仍饮服者,尤虑夫虚虚之祸耳。用是方者,亦当深省。

清代陈修园《金匮要略浅注》中提到,故以竹茹之除烦止呕者为君。胸中阳气不用,故以桂甘扶阳,而化其逆气者为臣。以石膏凉上焦气分之虚热为佐,以白薇去表间之浮热为使。要知烦乱呕逆,而无腹痛下利等证,虽虚,无寒可疑也。妙在加桂于凉剂中,尤妙在甘草独多,意谓散蕴蓄之邪,复清阳之气,中即自安,气即自益。

【精准辨证】

本方用治产后中虚内热,胃失和降之证。心中烦乱,呕逆不安,食欲不振,神疲乏力,低热,或口干,或大便干,舌红苔少,脉滑数无力。

【妇科临床应用】

主要用于产褥热、哺乳期发热、更年期综合征、经前烦乱、产后失眠、妊娠呕吐等临床表现符合虚热烦逆证者。

【不传之秘】

方中甘草用量独重,占全方十三分之七,以枣肉和丸,米饮送服,旨在益气健脾以安中,安中是求本之治,资其化源。

桂枝一分,用量极轻,难改全方寒凉之性,少佐之以防清热药伤阴,又能与甘味药合用而扶阳建中。

竹茹、石膏、白薇合占十三分之五,三味同用,可降逆止呕,清虚热而不伤阴。

产后气血亏虚,加之呕逆拒药,丸者缓也,"枣肉和丸"取其和胃气止呕逆、防药拒。

"日三夜二服"的频服法可弥补丸剂效缓之弊。临床应用可酌情选用剂型,汤剂可少量频服。

【临证加减】

有热者倍白薇;烦喘者加柏实;表寒者加桂枝、防风;气阴亏虚者加沙参、麦冬;呕逆甚者,加半夏;夹郁者合橘枳姜汤,夹湿热者合栀子柏皮汤;夹热者合大黄甘草汤。

【医案】

1. 刘渡舟治疗经断前后诸症(更年期综合征)案

患者王某某,女,50岁。1994年8月29日初诊。近半年来感觉周身不适,心中烦乱,遇事情绪易激动,常常多愁善感,悲恸欲哭。胸闷心悸气短,呕恶不食,头面烘热而燥,口干喜饮,失眠多梦,颜面潮红,但头汗出。月经周期不定,时有时无。某医院诊断为"更年期综合征",服"更年康"及"维生素"等药物,未见效果。舌苔薄白,脉来滑大,按之则软。刘老辨为妇女50岁乳中虚,阳明之气阴不足,虚热内扰之证,治宜养阴益气,清热除烦,为疏《金匮要略》"竹皮大丸"加减。白薇10g,生石膏30g,玉竹20g,牡丹皮10g,竹茹30g,炙甘草10g,桂枝6g,大枣5枚。服药5剂,自觉周身轻松,烦乱呕逆之症减轻,又续服7剂,其病已去大半,情绪安宁,睡眠转佳,病有向愈之势。守方化裁,共服20余剂而病瘳。

医案解要:本案脉证发于经断前后,经欲断未断,每易伤阴耗气,气阴不足,则因虚而生内热,热扰于中焦,胃气不得下降,故见呕恶不食;上扰于胸位,使心神无主,又加中焦亏乏,不能"受气取汁,变化而赤为血",则心血不充,神明失养,故可见心中烦乱,失眠多梦以及情绪异常等症。治疗当师仲景"安中益气"为大法,清热降逆,养阴和胃,用竹皮大丸。竹茹、石膏清热、降逆、止呕;桂枝、甘草辛甘化气,温中益心;白薇清在上之虚热;大枣、玉竹滋中州之阴液;牡丹皮助白薇养阴以凉气血而清虚热。本方寒温并用,化气通阴,服之能使气阴两立,虚热内除,于是随月经欲断所现等证候自愈。

2. 何任治疗产后呕逆案

患者华某,女,31岁。1979年7月10日来诊。产后3个月,哺乳,身热(38.5℃)7~8天,偶有寒栗状,头昏乏力,心烦气躁,呕逆不已,但吐不出。脉虚数,舌质红苔薄,治以益气安胃为主。处方:淡竹茹9g,生石膏9g,桂枝5g,白薇6g,生甘草12g,制半夏9g,大枣5枚。2剂。药后热除,寒栗解,烦乱平,呕逆止,惟略头昏,复予调治痊愈。

医案解要:产后气血亏虚,见烦躁、呕逆、脉虚数,虚热内生也,正合竹皮大丸证机。因呕逆较甚,方中加半夏以增降逆止呕之功。

3. 徐大椿治疗产后风热案

西濠陆炳若夫人,产后感风热,瘀血未尽,医者执产后属虚寒之说,用干姜、熟地治之,且云必无生理,汗出而身热如炭,唇燥舌紫,仍用前药。余是日偶步田间看菜花,近炳若之居,趋迎求诊。余曰:生产血枯火炽,又兼风热,复加以刚燥滋腻之品,益火塞窍,以此死者,我见甚多。非石膏则阳明之盛火不解,遵仲景法,用竹皮、石膏等药。余归而他医至,笑且非之,谓自古无产后用石膏之理。盖生平未见仲景方也。其母素信余,立主服之,一剂而苏。明日炳若复求诊,余曰:更服一剂,病已去矣。无庸易方,如言而愈。医者群以为怪,不知此乃古人定法,惟服姜、桂则必死。

医案解要:产后风热,又误以热治热,至汗出身热,唇燥舌紫,热入于内也,适投竹皮、石膏清之,二剂而愈,非精究仲景之术者,莫之为也。

4. 孙匡时治疗脏躁案

患者孙某某,女,40 岁,1979 年 2 月 23 日来诊。患者于前年因惊恐、受气,出现精神恍惚,时悲时喜,悲时哭泣不止,喜时大笑不已。同时伴有默默不欲饮食,心烦喜呕,喜居暗处,夜里失眠、多梦。证见面色青,舌质略红、苔薄白,脉弦数。此属肝火灼阴,神明被扰。治予清热舒肝,调和胃气,用竹皮大丸 3 剂则病愈。后随访,未见复发。

医案解要:孙老认为本方治疗脏躁有显效。脏躁多由情志抑郁、思虑过度或精神刺激而引起。常用方甘麦大枣汤,适用于因心阴虚而神不守舍者;竹皮大丸则适用于因肝气横逆,郁而化热,母耗子气,心阴不足者。本方重在清热除烦,调理阴阳,舒肝和胃,从而有安神之功。

5. 孙匡时治疗不寐案

患者李某某,女,24 岁,1973 年 5 月 10 日诊。近一个月来夜不能寐,精神欠佳,面色少华,自觉心跳、心慌、心中懊侬、头晕、腰腿疼痛,舌淡苔白,脉沉数无力。患者素体血虚,病前又受精神刺激,良由阴虚火旺,肝横气滞,从而神不守舍,经络郁滞。用竹皮大丸 5 剂病即减半,再服 3 剂则病愈。

医案解要:失眠其因甚多,治法各异。胃不和用半夏秫米汤,心肾不交用黄连阿胶汤,虚热内扰用酸枣仁汤,都是有效之方。竹皮大丸治疗失眠者,乃因肝失条达,里热内炽,营血暗耗,神不守舍,热扰神明所致。方中取桂枝甘草汤之意,通心阳使神明有主;大枣补气生津;石膏、竹茹、白薇直清里热。

18 白头翁加甘草阿胶汤

【原文】

产后下利虚极,白头翁加甘草阿胶汤主之。

——《金匮要略·妇人产后病脉证治第二十一》

【释义】

本条论述产后热利伤阴的治法。这里"下利"是指痢疾。产后气血已虚,更兼下利伤阴,故云"虚极"。产后下利为产后食饮不洁之物,湿热熏灼肠道脉络,形成虚实夹杂之疾。本证可伴发热腹痛,大便脓血,里急后重,身体困倦,口渴,舌红苔黄,脉细数。魏念庭谓"产后下利虚极者,自当大补其气血矣,不知其人虽极虚而下利者,乃挟热之利,切不可以逮补,补之则热邪无出,其利必不能止也,主之以白头翁加甘草阿胶汤,清热燥湿,补中理气,使热去而利自止"。

【方药】

白头翁二两　黄连　柏皮　秦皮各三两　甘草二两　阿胶二两

【煎服】

上六味,以水七升,煮取二升半,内胶,令消尽,分温三服。

【功效】

清热解毒,凉血止痢,养血滋阴。

【方解】

白头翁汤为热利下重的主方,《伤寒论》371条:"热利下重者,白头翁汤主之。"白头翁纯苦能坚肾,故为驱下焦风热结气君药;臣以黄连清心火;秦皮清肝热;柏皮清肾热。徐忠可认为产后虚极,不可无补,但非他味参术所宜,恶其壅而燥,亦非苓术淡渗可治,恐伤阴液。唯甘草之甘凉,清中即所以补中,阿胶之滋润,去风即所以和血。凡治利者,湿热非苦寒不除,故类聚四味之苦寒不为过;若和血安中,只一味甘草及阿胶而有余。本方除治产后热痢下重外,凡属阴虚血弱,而病热痢下重者,均可使用。

【精准辨证】

血虚热痢证。白头翁汤证又见血便、黏血便而虚乏少气者。产后下利腹痛,羸瘦不食,心悸身热,唇口干燥,身体困倦,便血急迫,或恶露犹不止者,舌红苔黄或腻,脉细数或沉弱。

【妇科临床应用】

临床用本方治疗产后痢疾、体虚津血不足热痢、宫颈癌放疗后并发症、红斑狼疮、慢性盆腔炎、溃疡性结肠炎等属湿热迫血夹血虚证者。

【不传之秘】

白头翁、阿胶、甘草、秦皮、黄连、黄柏的用药比例为2∶2∶2∶3∶3∶3,白头翁、秦皮、黄连、黄柏几味药苦寒燥湿,对治热痢;甘草、阿胶两味药,味甘,和血安中,对治虚极。

方中黄连、阿胶为黄连阿胶汤及猪苓汤方根,对热痢伴心烦失眠者尤为合适。

下利血便用白头翁和阿胶,无论是否虚,都可补血不化热,止血不留瘀,突破"痢"无止法、补法的戒律。

【临证加减】

若热邪重者,加马齿苋、金银花、生地榆等祛邪扶正;腹痛者加芍药、当归等缓急止痛;脾气虚弱者加党参、白术等固本守中;夹郁者可合四逆散;夹阳虚者可合理中丸;夹阴虚者可合百合地黄汤。

【医案】

1. 产后痢疾案

患者许某,23岁,1991年5月17日初诊。患者产后20天,恶露量少,色紫暗,从昨日起大便里急后重,日4~5次,腹痛,痛则欲泻,泻物不多,但有黏液脓血,口干口苦,舌质红苔少乏津,脉虚数,此为热盛伤阴之痢疾,故以白头翁加甘草阿胶汤加味治之。处方:白头翁 30g,秦皮、黄柏、当归、木香各 10g,阿胶 15g(烊化),黄连 6g,甘草 9g。日 1 剂,水煎服。服药 2 剂,病势大减,续服 2 剂以尽全功。

医案解要:本案患者由于产后气血亏虚,更兼热痢伤阴,故以白头翁加甘草阿胶汤清热坚阴止痢,安中止血补虚。药中肯綮,故收效甚速。

2. 宫颈癌放疗后并发症案

患者王某,女,49 岁,干部。1993 年 4 月 26 日初诊。患者 2 年前因腹痛阵作,带下量多,夹有血丝,在北京肿瘤医院诊为子宫颈癌。因患者惧怕手术,遂予以放射治疗。2 个疗程后,诸症减轻。但半年后出现腹泻后重,时有便血。经北京肿瘤医院诊为放疗后并发症。经服药(具体不详)治疗,腹泻减轻,但仍有后重便血现象。服中药槐角丸治疗无效,改服补中益气汤治疗仍不效。现患者肛门灼热,大便稀,日 2～3 次,便时带血,色鲜红,量不多,伴后重脱肛,乏力嗜卧,察舌淡红,苔薄微腻,脉细滑无力,诊为余邪未尽,气虚下陷。予白头翁加甘草阿胶汤合三奇散,再加白及粉吞服。每日 1 剂,3 剂后诸症大减。续服 5 剂,病获痊愈。

医案解要:放疗后损伤胃肠道,致热毒蕴结,久则气阴耗伤,出现腹泻、便血、后重、脱肛等不良反应。白头翁加甘草阿胶汤中,白头翁、黄连、黄柏清解肠中余毒;甘草、阿胶益气补中、养血止血。药证相合,故能获良效。

3. 交接出血案

患者贾某,女,32 岁,2005 年 6 月 4 日初诊。末次月经 5 月 15 日来潮,6 天净,经净之后交接出血 10 天未净,血量少,色暗红,无血块,伴小腹抽痛下坠感。平素月经正常,带下不多,伴异味,纳可,寐安,二便正常。5 月 31 日 B 超检查提示:左侧卵巢巧克力囊肿,大小 23mm×27mm×24mm;宫内放置节育环。舌淡红,苔薄白,脉细。治以清利湿热止血。处以白头翁加甘草阿胶汤合黄连阿胶汤加减。处方:白头翁 15g,炒黄柏 10g,秦皮 10g,炒黄连 3g,阿胶(烊冲)10g,生白芍 15g,黄芩炭 10g,贯众炭 30g,侧柏叶 10g。3 剂。

二诊:2005 年 6 月 9 日。阴道出血已经极少,咖啡色,左少腹坠感,腰微痛,舌脉如上。守上方加重楼 20g,地榆 15g。3 剂。

医案解要:白头翁加甘草阿胶汤是治疗"产后下利虚极"的方剂,妇科血证属于湿热损伤胞络者最多,其机理其实与"下利"之便脓血相同,故可用白头翁加甘草阿胶汤治疗,且有前后分清之妙。黄连阿胶汤是治疗"少阴病""心中烦,不得卧"的方剂,功具清热育阴。若弃鸡子黄不用,改用生白芍、黄芩炒炭,则可以清热止血,加贯众炭、侧柏叶、重楼、地榆,则增强清热止血之功。

19 《千金》三物黄芩汤

【原文】

治妇人在草蓐,自发露得风,四肢苦烦热,头痛者,与小柴胡汤。头不痛,但烦者,此汤主之。

——《金匮要略·妇人产后病脉证治第二十一》

【释义】

此证属于产后中风的范畴。尤在泾言"此产后血虚风入而成热之证"。患者主症为四肢烦热难耐,缘妇女产后阴血大亏,阴虚而阳独长,本易生内热,又感受风邪,风为阳邪,助阳生火,故虚火内生。本病在得病之初,邪在表里之间,证见四肢烦热、头痛等症,可用小柴胡汤和解清热,若但烦热,是邪已入里,陷于血分,故以《千金》三物黄芩汤清热凉血。

【方药】

黄芩一两　苦参二两　干地黄四两

【煎服】

上三味,以水八升,煮取二升,温服一升,多吐下虫。

【功效】

清热解毒,养血滋阴。

【方解】

黄芩清实热、湿热、血热为主药,一药三用,唯黄芩能当此任。《神农本草经》论黄芩,首言"主诸热",一语道尽机宜。《本经证疏》提到,仲景用黄芩有三耦焉,气分热结者,与柴胡为耦(小柴胡汤、大柴胡汤、柴胡桂枝干姜汤、柴胡桂枝汤);血分热结者,与芍药为耦(桂枝柴胡汤、黄芩汤、大柴胡汤、黄连阿胶汤、鳖甲煎丸、大黄䗪虫丸、奔豚汤、王不留行散、当归散);湿热阻中者,与黄连为耦(半夏泻心汤、甘草泻心汤、生姜泻心汤、葛根黄芩黄连汤、干姜黄芩黄连人参汤)。而本方以苦参助黄芩清湿热,干地黄助黄芩清血热,共奏清热泻火,燥湿凉血之功。对于产后湿热并见之四肢烦热,药虽三味,却面面俱到。

【精准辨证】

临床应用以产后发热而无表证者为辨证要点。四肢烦热为特异性症状,伴口干口苦、舌红生疮、小便黄、大便困难、倦怠乏力,舌红,苔少或厚。

【妇科临床应用】

本方用于治疗产褥热,崩漏,产后、围绝经期出现五心烦热、外阴灼热等,贝赫切特综合征、灼口综合征等病辨证属血亏阴虚,风邪入里化热之证者。

【不传之秘】

黄芩(口苦、心烦、心下痞)+ 地黄(失血、倦怠乏力、虚弱、少腹不仁)+ 苦参(四肢烦热明显)= 三物黄芩汤。

黄芩∶苦参∶地黄 =1∶2∶4,生地黄用量最大,入血分,既能祛瘀又能解热除烦,还能强壮养阴。

三味药纯阴苦寒,伤胃滞血之药,产后虽有烦热,难以轻用,必有质壮气盛,脉证俱实,胃纳较佳,方可用之。

【临证加减】

产褥热,阴虚明显者,可合青蒿鳖甲汤;尿频尿痛者,可合当归贝母苦参丸;口干明显者,可加葛根、黄精、五味子等;夹瘀者,可加丹参、牡丹皮。

【医案】

1. 手足心热案

患者,女,29 岁。2015 年 7 月就诊。主诉:反复手足心发热 4 年。患者平素体健,诉 4 年前经剖宫产生下一子后,开始出现手足心发热,或伴两颧发热。春、秋、冬季常感发热、发烫,夏季则伴手足心汗出,或生颗粒样湿疹。冬季常不觉寒冷,夜间入睡只需盖一层薄被子,双手、双足常发热,必须露于外头。西医诊断为"出汗不良性湿疹",口服、涂抹激素等无效,建议进行胸交感神经切除术,患者拒绝,求治中医。刻诊:手足心发热,伴见烘热汗出,可见少许蜕皮、湿疹,面色灰白,两颧微微发红,常感疲倦乏力,脉细略涩,舌质淡边红,苔薄黄有瘀斑。饮食正常,睡眠差,二便调,口唇爪甲色暗,经行有刺痛感,血色暗,可见紫黑色血块。无结核病、结缔组织病病史。辨证为瘀血阻络,郁而发热;治以凉血散瘀。方用三物黄芩汤合四物汤加减:黄芩 30g,苦参 15g,生地黄 30g,熟地黄 15g,当归 10g,赤芍 10g,川芎 9g,地骨皮 30g,白薇 10g,紫草 15g,炙甘草 6g。6 剂,每日 1 剂,水煎分 2 次温服。

二诊:患者告知发热已减轻,上方加龙骨、牡蛎各 15g,续服 10 剂,诸症消失,手足心热及失眠痊愈。

医案解要:手足心热是中医临证常见症状之一,表现为手心、足心有发热感觉,伴或不伴有烦躁。阴虚内热、脾胃内伤、阴阳失和、湿热熏蒸等病因皆可致手足心热。临床发现,此病亦可由血瘀发热引起。妇女以肝为先天,肝主藏血,情志所伤,气机郁结,可致气滞血瘀;经期、产后余血未尽,离经之血留滞冲任、胞宫;或外感邪气,或气虚运血无力;瘀血阻滞冲任,留滞于胞宫或蓄积于胞中,使气血运行不畅,甚或阻塞不通,均可导致血瘀证。正如明代温病大家吴又可所言,百病发热,皆由壅遏,血瘀内阻,日久失治,即郁而化热,发生手足心热。此案中患者由于行剖宫产之故,血行不尽,瘀血阻络,郁而化热,达于四肢,故见手足心烦热。血行不畅,瘀于体内,可见经行刺痛、紫黑色血块;瘀于体外,则见舌紫瘀斑、口唇爪甲色暗。遵《黄帝内经》中"血实宜决之""疏其血气,令其调达"之治则,故治宜清热除烦,活血化瘀,祛除体内之瘀血,使经络通达,气血调和,则烦热可除。方中黄芩苦寒,取其清热解毒、泻火燥湿之功,清实热、湿热、血热,一药三用,直中病所;苦参既可清热祛湿,又兼活血化瘀之功,助黄芩通泄实热;生地黄凉血养阴,活血化瘀,既助黄芩、苦参清热泻火,又具有"除寒热积聚"而疗"癥瘕积聚疰癖"之功;熟地黄、当归滋阴补血,防苦寒伤阴;赤芍、川芎活血化瘀,清热凉血;地骨皮、白薇、紫草清热凉血、除蒸泻火;龙骨、牡蛎重镇安神,引阳入阴;甘草调和诸药。诸药合用,共奏清热凉血、活血散瘀之功。

2. 外阴灼热案

患者杨某,女,53 岁,职工,1992 年 11 月 30 日就诊。患者 2 年前出现外阴及阴道灼热疼痛不适,伴小便灼热,时觉疼痛,心烦急躁,轰热时作,口干,舌体发热,大便干燥,3～4 日一行,曾经某医院妇科检测,诊为老年性阴道炎,植物神经功能紊乱,曾服中、西药多种(不详),均无明显效果。诊时除上述症状外,舌质淡红,苔薄白而干,脉沉细涩弱。证属肝热阴虚,肠燥失濡,治宜滋阴清肝,增液润燥,方用三物黄芩汤加味:生地黄30g,黄芩、知母、黄柏各9g,苦参、怀牛膝各15g,甘草6g。3剂,水煎服。

12月4日二诊:药后大便不干,2日一行,阴道及外阴灼热感明显减轻,余症均有不同程度减轻,药证相投,仍用上方去怀牛膝,加栀子、玄参、麦冬、桃仁各9g,鱼腥草24g,穿心莲15g。3剂,水煎服。

12月8日三诊:现除外阴轻度瘙痒,心烦,轰热时作,余症悉退。继用上方,加地肤子15g。6剂,水煎服,1年后随访,药后病愈停药,亦未复作。

医案解要:三物黄芩汤不仅用于治疗产后虚热,而且扩大运用于多种虚热证。本案以阴道及外阴灼热为主症,其病位在厥阴肝经,证属肝热阴虚,肠燥失濡,故在三物黄芩汤滋阴清热基础上,一诊酌加知母、黄柏清肝泻火;二诊又加玄参、麦冬、桃仁增液通便,栀子、鱼腥草、穿心莲清热燥湿;三诊复用地肤子清利湿热以止痒。其辨治过程始终有方有守,灵活化裁,力求切中病情,提高疗效。

3. 崩漏案

患者黄某,女,38岁。初诊:癸水衍期月余,今潮如注挟块,脐下压痛,拒按,便结。脉细数,舌红边紫滞、苔黄腻,证属瘀热内结,冲任受损,治拟活血化瘀,清热凉血。方用桃核承气汤加味:桃仁4.5g,桂枝4.5g,炙甘草4.5g,生大黄5g,玄明粉9g(冲),生地黄30g,牛角腮30g。2剂,水煎服,1日2次。

二诊:药后血止,下腹压痛消失,脉缓苔薄黄。瘀血已化,内热未清,投《千金》三物黄芩汤(《金匮要略》附方,药有黄芩、苦参、干地黄)合栀子豉汤清热凉血,3剂而愈。

医案解要:经来夹块,腹痛拒按,舌紫,是瘀积所致。脉数,苔黄,是内热之据。故先用下瘀清热的桃核承气汤加凉血化瘀的牛角腮、生地黄来治疗。瘀血得化,血止痛消,改用《千金》三物黄芩汤合栀子豉汤清热凉血,以杜余波涌溢。如滑伯仁言血溢血泄,诸蓄妄者,其始也,率以桃仁、大黄行血破瘀之剂,折其锐气,然后区别之。

4. 胡希恕治疗口糜案

患者王某,女,32岁,初诊日期1965年4月2日。原有脾肿大,血小板减少,常鼻衄和口糜。3月11日曾患口糜,服半夏泻心汤加生石膏、生地黄,3剂而愈。本次发作已1周。舌及下唇溃烂,痛甚,口苦咽干,心烦思饮,鼻衄,苔白,舌红,脉弦细数。胡希恕改方:生地黄八钱,苦参三钱,黄芩三钱,炙甘草二钱,茜草二钱。4月9日二诊:上药服三剂,口糜愈,鼻衄已。

医案解要：胡老在注解《千金》三物黄芩汤时写道，产后中风，由于失治使病久不解，因致烦热。若兼见头痛者，与小柴胡汤即解。如头不痛但烦热者，已成劳热，宜三物黄芩汤主之。虚劳及诸失血后多此证，宜注意。本案患者有鼻衄、心烦等，已说明里热明显，同时也说明津液伤明显，因此不但要清热，而且要生津，故治疗时以黄芩、苦参苦寒清热的同时，重用生地黄、茜草凉血清热，生津增液，药后热除津生，故使衄止、口糜已。

20 《千金》内补当归建中汤

【原文】

治妇人产后虚羸不足,腹中刺痛不止,吸吸少气,或苦少腹急摩痛,引腰背,不能食饮,产后一月,日得四五剂为善,令人强壮,宜。

——《金匮要略·妇人产后病脉证治第二十一》

【释义】

产后气血虚少,加之脾胃虚弱,化源不足,血海空虚,因此身体虚弱羸瘦不足;气虚失于温煦,血少失于畅运则见腹中疼痛不止;气血虚弱,又有腹中疼痛,故见吸吸少气。内补当归建中汤正适应于这种病证。另外,如果是产后脾胃健运失职,中焦虚寒,不能温润于下焦而致少腹拘急,痛引腰背,不思饮食者,亦可运用本方治疗。

【方药】

当归四两　桂枝三两　芍药六两　生姜三两　甘草二两　大枣十二枚

【煎服】

上六味,以水一斗,煮取三升,分温三服,一日令尽。若大虚,加饴糖六两,汤成内之,于火上暖令饴消,若去血过多,崩伤内衄不止,加地黄六两,阿胶二两,合八味,汤成内阿胶。若无当归,以芎䓖代之;若无生姜,以干姜代之。

【功效】

补血和血,散寒止痛。

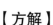

【方解】

《三因极一病证方论》中提到"入饴糖一块,再煎消服",将饴糖也作为本方的组成药物之一,另外《万氏妇科》《潜溪续编伤寒蕴要》《赤水玄珠》《薛氏医案》《胎产心法》《医碥》《得心集医案》也都将饴糖作为当归建中汤的固有组成部分。而饴糖在《千金翼方》中注为"若大虚,加内饴糖六两,汤成内之,于火上暖令饴消",将饴糖作为调整方剂的加减用药。胡希恕认为是一个方子,两个方法。

1. 桂枝加芍药汤加当归

当归、芍药是《千金翼方》中最常用的药物。《长沙药解》谓当归"缓里急而安腹痛",《本草正》曰"当归,其味甘而重,故专能补血,其气轻而辛,故又能行血,补中有动,行中有补,诚血中之气药,亦血中之圣药也";芍药"最消腹里痛满",两药同用,补血活血、柔肝滋阴;桂枝可温通经脉、祛腹中冷痛,助阳化气,配合滋补之归芍有阴中求阳之妙;生姜、大枣补中益气、固护气血生化之源,有辛甘化阳之效;芍药和甘草是缓急止痛的优良药对,同时酸甘化阴,滋阴补血。

2. 小建中汤加当归

小建中顾名思义有建中气之意,尤在泾谓:欲求阴阳之和者,必于中气,求中气之立者,必以建中也。桂枝辛温通阳,白芍多于桂枝缓急止痛;两药相合调和阴阳;饴糖"气大温,味甘,善缓里急",胡希恕认为,桂枝加芍药汤原治腹满痛,今加大量甘温补虚缓急的饴糖,虽然仍治腹痛,但已易攻为补,故名之为建中。合炙甘草、大枣,甘甜补脾益气,由内而外建中驱邪;加当归配合芍药、桂枝以养血和血,缓急止痛,故而本方可治疗产后虚寒腹痛、腰背痛,以及凡血虚有寒引起的诸般疼痛。

【精准辨证】

气血虚寒证。腹中急痛,痛引腰背,喜温喜按,食欲不振,面色萎黄,手足烦热,唇口干燥,心悸而烦,舌淡,苔薄白,脉沉细(数)。

【妇科临床应用】

血虚型产后腹痛,虚寒型痛经、盆腔炎、坐骨神经痛,剖宫产术后康复,气血虚型抑郁症、不孕症等病属于气血虚寒证者。

【不传之秘】

1. 当归补血活血,温经通脉,芍药补血敛阴,缓急止痛,一活一敛,相互为用,治血虚诸证,经典方剂四物汤、逍遥散、调肝散、当归芍药散等均是以此两药配伍为核心而组成。

2. 虚寒无论"大小",加饴糖止痛补虚效果更佳,饴糖主要适应证为中气不足,津亏血少之"心中悸而烦者""虚劳里急、四肢酸痛、手足烦热、咽干口燥",或中虚有寒之"腹中急痛"等;糖尿病患者可减量。

3. 桂心、甘草、当归、川芎、芍药是《备急千金要方》中治疗各种妇人产后身痛最常用的药物,针对产后寒瘀错杂之轻重和兼夹证,可灵活加减。

4. 方后注"崩伤内衄不止,加地黄六两,阿胶二两",提示生地黄加阿胶为止血经典药对。

【临证加减】

若大虚者,加饴糖六两;若去血过多,崩伤内衄不止者,加地黄六两,阿胶二两;腹痛阵发加剧者,可合芍药甘草汤;气阴两虚者,可合八珍汤;夹水饮者,可合当归芍药散。

【医案】

1. 痛经案

患者,女,17岁,学生,2019年8月16日初诊。经行腹痛2年。患者素体虚弱,疲乏怕冷,皮肤不润,头晕,心悸,小腹不温,食寒凉胃脘易疼痛。于14岁月经初潮,每届经期或经后小腹绵绵作痛,已有2年之久,在经潮疼痛时用暖宝宝贴敷于腹部仍收效甚微。伴经行后期,月经周期35日,经期3~6日,量少、色淡、质清,小腹空痛,得按痛减。今月经来潮第1天,患者面色苍白,精神倦怠,舌质淡红,脉象虚细。中医诊断:痛经。西医诊断:原发性痛经。中医辨证:脾胃虚弱,化源不足,血虚宫寒,胞脉失养,以致经期经后气血更虚而绵绵作痛。治疗原则:温中养血,缓急止痛。方用《千金》内补当归建中汤加味。药用:当归30g,桂枝10g,炒白芍20g,鲜生姜10g,炙甘草10g,大枣6枚,炒艾叶6g。5剂,每日1剂,水煎,早晚饭前温服。

8月22日二诊:患者服药后,此次经中及经后小腹挛急、绵绵作痛等症状明显缓解。嘱其食用当归生姜羊肉汤:当归30g,鲜生姜15g,羊肉60g。炖汤食用。平时每隔2日服1次,寓食于药,以养血、温煦、和血、濡养以复其本。

9月18日三诊:患者用"当归生姜羊肉汤"后精神好转,疲乏怕冷、头晕心悸等症状缓解,月经如期而至,小腹不甚疼痛。嘱其每届经潮第1天开始连服当归建中汤加砂仁5剂,药用:当归30g,桂枝10g,炒白芍20g,鲜生姜10g,炙甘草10g,大枣6枚,砂仁4g。5剂,每日1剂,水煎早晚饭前温服。2个月后随访,未再出现经中经后腹痛,且精神好转,面色红润,经量变多、经色变红告愈。

医案解要:"痛经"是指女性在经行前后或正在经期,小腹及腰部疼痛,甚至剧痛难忍,随着月经周期持续发作,又叫"经行腹痛"。首见于《金匮要略·妇人杂病脉证并治第二十二》,谓"带下,经水不利,少腹满痛"。本例痛经表现为经来腹痛,为何经血已来,气血通畅,因血虚宫寒是也,故而虚痛宫寒则需温补,宜当归建中汤和血止痛,既补血又温中补虚,既疗痛经又顾胃痛,一方二得。平素调理用当归生姜羊肉汤,寓食于补,当归补血养血,生姜味辛而温补,妙用羊肉血肉有情之品温补气血,奏温经散寒、补养气血之效。

2. 盆腔炎案

患者王某,女,44岁,西医诊断为盆腔炎。初诊:2021年1月17日,小腹痛而绵绵,喜温喜按,腰疼,髋关节痛(双侧),口不干、不渴、不苦,纳可,情绪可,大便不畅,二日一行,尿黄,舌淡红暗。处方:当归建中汤原方。药用:当归15g,桂枝10g,白芍15g,饴糖30g,生姜15g,大枣5枚,炙甘草6g。5剂,日1剂。

二诊:2021年1月27日,腰痛、腹痛、髋痛的症状缓解大半,大便也通,舌淡红、苔有些腻,再改当归芍药散合薏苡附子败酱散。药用:当归10g,川芎10g,白芍15g,泽泻、白术各10g,茯苓15g,薏苡仁30g,附子6g,败酱草15g。5剂,日1剂。

医案解要:本案症状表现以腰髋腹痛为主,显然属于奇经八脉疾病,当归建中汤恰好对症,因此直投原方获效,二诊因为舌苔偏腻,改当归芍药散合薏苡附子败酱散,温阳健脾祛湿,养血活血善后。

3. 闭经案

患者董某,脉数色夺,久嗽经闭,寒从背起,热过无汗,此非疟邪,由于阴阳并损,营卫循行失其常度。经云:阳维为,病苦寒热矣。症属血痹成痨,痹阻气分,务宜宣通。故用生鹿角,川桂枝木,当归,茯苓,炙甘草,姜枣,另:回生丹二服。

医案解要:此证颇似肺结核继发闭经。肺气受伤,血枯经闭。桂枝汤加当归茯苓以补气血,养脾胃,加鹿角振肾阳、通任冲,更加回生丹以活血通经,月事或者可行。然而久嗽、寒热之劳证,究属可虑,叶天士亦云:血痹成痨,为难治。

21 小柴胡汤

【原文1】

妇人中风，七八日续来寒热，发作有时，经水适断，此为热入血室，其血必结，故使如疟状，发作有时，小柴胡汤主之。

——《金匮要略·妇人杂病脉证并治第二十二》

【释义1】

本条论述热入血室的证治。妇人患太阳中风证，历时已七八天，应无寒热，而今仍继续寒热，发作有时。询知其续来寒热之前适值经期，经水行而刚断，"血弱气尽，腠理开"，邪热乘虚侵入血室，热与血结所致。因血室内属于肝，肝与胆相表里，故见寒热如疟之少阳证。治以小柴胡汤和解少阳，兼散其血室之结。

《血证论》：发热恶寒，多是外感伤其荣卫，伤荣则寒，伤卫则热，平人治法，须用麻桂发散。失血皆阴血大亏，不可再汗，以耗其气分之水液。只可用小柴胡汤，加荆芥、防风、紫苏、杏仁、薄荷、前胡、葛根等，以和散之，免犯仲景血家忌汗之戒也。

【原文2】

产妇郁冒，其脉微弱，不能食，大便反坚，但头汗出。所以然者，血虚而厥，厥而必冒，冒家欲解，必大汗出。以血虚下厥，孤阳上出，故头汗出。所以产妇喜汗出者，亡阴血虚，阳气独盛，故当汗出，阴阳乃复。大便坚，呕不能食，小柴胡汤主之。

——《金匮要略·妇人产后病脉证并治第二十一》

【释义2】

本条论述产妇郁冒与大便坚兼见的病机及证治。产妇郁冒病，除头眩目瞀、郁闷不舒的主症外，还表现有脉微弱，呕不能食，大便坚，但头汗出等症。

究其原因,郁冒虽有外感因素影响,但主要是与产妇亡血阴虚有关,血虚则阴虚,阴虚则阳气偏盛,偏盛之阳上厥,故而郁冒。因此,欲使郁冒病解,必得周身汗出,以衰减其偏盛之阳,所谓"损阳及阴",使产妇阴阳能恢复相对平衡,而郁冒得解。所以原文"故当汗出,阴阳乃复"是与"产妇喜汗出"的机理相同,都在于阐明产妇必须保持阴阳相和的重要精神。如"但头汗出",则是亡血阴虚,阳气独盛,孤阳上出,挟阴津外泄所致,这既是郁冒未解之象,也为郁冒病机之所在。由于阳气偏盛而上行,胃亦失其和降,津液下亏,肠道失润,故有呕不能食,大便坚的症状。治用小柴胡汤扶正达邪,和利枢机,使阴阳相和,则郁冒病诸证自解。此正如《心典》所说:"以邪气不可不散,而正虚不可不顾,惟此法能解散客邪而和利阴阳耳。"

【原文3】

伤寒五六日中风,往来寒热,胸胁苦满,嘿嘿不欲饮食,心烦喜呕,或胸中烦而不呕,或渴,或腹中痛,或胁下痞鞭,或心下悸、小便不利,或不渴、身有微热,或咳者,小柴胡汤主之。

——《伤寒论》第96条

【释义3】

太阳伤寒或中风,约经过五六日后,出现往来寒热等证,是病邪已入少阳。因病在少阳半表半里,枢机不利,正邪分争,正胜则热,邪胜则寒,寒热交替出现。所以往来寒热是少阳病主要热型。往来寒热,即与太阳病发热恶寒同时并见者有异,亦与疟疾之寒热间日或一日一作、发有定时者,自有区别。更与阳明病身热汗出、不恶寒、反恶热者不同。足少阳之脉,下胸中,贯膈,络肝属胆,循胁里。邪犯少阳,经气不利,故见胸胁苦满。胆火内郁,进而影响脾胃,则神情默默,不欲饮食。胆火内郁则心烦,胃失和降则喜呕。以上皆属少阳病主证。如邪郁胸胁,未犯胃腑,则烦而不呕;邪热伤津则口渴;肝胆气郁,横逆犯脾,故腹中痛;胁下痞鞭,叫胸胁苦满证情为重,或兼水饮蓄结所致。少阳统辖胆与三焦,三焦为决渎之官,邪入少阳,影响三焦水分的通调:如水饮停与心下,为心下悸;若兼水停于下,膀胱气化失常,则为小便不利;或寒饮射肺,则为咳;至于不渴、身有微热,是里和而表证未解。凡此均属少阳病或然证。

【原文4】

血弱气尽,腠理开,邪气因入,与正气相搏,结于胁下。正邪分争,往来寒热,休作有时,嘿嘿不欲饮食,藏府相连,其痛必下,邪高痛下,故使呕也,小柴胡汤主之。服柴胡汤已,渴者,属阳明,以法治之。

——《伤寒论》97条

【释义4】

伤寒病初作,则邪气交争于骨肉,此即太阳病在表的一段病理过程,若精气已不足拒邪于外,则退而卫于内,以是体表血弱气尽、腠理遂开,邪因乘虚进入半表半里,与正气相搏结于胁下,因而胸胁苦满,进入少阳病的病理阶段。正邪分争,即正邪相拒的意思,正进邪退,病近于表则恶寒;邪进正退,病近于里则恶热。邪热郁结胸胁,故嘿嘿不欲饮食。肝胆相连,脾胃相关,肝木乘脾,则为腹痛,胆热犯胃,故使呕逆。"高"与"下"指部位,因胆的部位高,胆经受邪,故云"邪高"。腹痛的部位较胆为下,所以说"痛下"。尤在泾说"邪高谓病所从来处,痛下谓病所结处",即是此意。以上均为少阳病本证,宜予小柴胡汤和解少阳。若服小柴胡汤后反见渴者,此病不在少阳,已属阳明,应从阳明证治之。

【方药】

柴胡半斤　黄芩三两　人参三两　半夏半升,洗　甘草炙　生姜各三两,切　大枣十二枚,擘

【煎服】

上七味,以水一斗二升,煮取六升,去滓,再煎取三升,温服一升,日三服。

【功效】

和解少阳。

【方解】

柴胡苦平,气质轻清,《神农本草经》谓:"主心腹,去肠胃中结气,饮食积聚,寒热邪气。推陈致新。"可见其是疏气行滞的解热药,方中用为主药。黄芩主治诸热,柴、芩合用,能解半表半里之邪。半夏、生姜逐饮止呕,复以人参、大枣、甘草补胃以滋津液。病之所以传入少阳,主要是胃气失振,气血外却。用人参补中滋液,实是此时祛邪的关键。徐灵胎谓"小柴胡汤之妙在人参",确是见道之语。本方寒温并用,升降协调,有疏利三焦,调达上下,宣通内外,和畅

气机的作用。

曹颖甫分析此方：柴胡以散表寒，黄芩以清里热。湿甚生痰，则胸胁满，故用生姜、生半夏以除之。中气虚则不欲食，故用人参、炙甘草以和之，此小柴胡汤之大旨也。

【精准辨证】

口苦、咽干、目眩、四大症（往来寒热、胸胁苦满、默默不欲饮食、心烦喜呕）、脉弦。

【妇科临床应用】

小柴胡汤为太阳病初传少阳的主治方，但其用并不只限于此，妇科病之崩漏、产后发热、绝经前后诸证、产后头痛、产后排尿异常、产后麻疹、阴痒、乳痛、不孕症等，凡辨证属少阳证者俱适用。

【不传之秘】

1. 柴胡用量：方中柴胡8两，对于解表退热，透表达邪，用量不可小而宜大，一般20g起步，重者可用至50g，柴胡与黄芩比例8∶3，且柴胡剂量应是人参、甘草的1倍以上。

2. 抓住柴胡汤主证、主脉，"但见一证便是，不必悉具"。

3. 去滓再煎，气味醇和，更现和解之功。

4. 可根据病情日服3～4次，发热证者发热前半小时服药，以得汗为度。

【临证加减】

产后发热者可酌加当归、川芎、丹参、益母草等活血祛瘀，若瘀重恶露不畅者，与生化汤合用，若血虚显者，加四物汤，若热结便秘者，与桃核承气汤合用；产后排尿异常者可合猪苓汤；产后头痛者加藁本或细辛；阴痒者加白鲜皮、白芷、土茯苓；患产后乳腺炎者加王不留行、穿山甲、漏芦等；患乳腺增生者可加连翘、青皮、蒲公英、瓜蒌皮、夏枯草等。

【医案】

1. 俞长荣治疗热入血室案

二十年前，曾治某校一女工，外感恰值月经来潮，寒热交作，心烦胸满，瞑目谵语，小腹疼痛。迁延六七日，曾服中药数剂，均未见效。我认为热入血室证，拟小柴胡汤,用柴胡 120g。时有人怀疑柴胡使用过量,劝患者勿服。患者犹豫不决,复来询事。我说:寒热往来,心烦胸满,非柴胡不解。并用陈修园《时方妙用》中柴胡"少用四钱,多用八钱"一句相慰,力主大胆服用,病家始欣然而去。只服一剂,诸症均除。

医案解要:正值经期,邪热乘虚侵入血室,与血搏结而发病,此为热入血室证,其血必结,故使如疟状,发作有时,小柴胡汤主之。在经主气,在脉主血,和解清热,药证相符,收效甚速。

2. 胡希恕治疗崩漏案

患者赵某,女,22 岁,学生。初诊日期为 1966 年 4 月 5 日,2 年来月经淋漓不断。16 岁来月经,前 3 个月不规律,但半年后大致正常。缘于年前撤暖气时,过于劳累而感冒,适月经正行,没想到感冒愈后,月经淋漓至今未止。曾到妇科多次检查,未查清病因,服用止血药毫无收效。又找中医治疗,服汤剂、丸剂等,症有增无减。托亲友介绍找胡老诊治。近来症状:月经淋漓不断,色淡红,有时见小血块,时有腹隐隐作痛,常乏力、头晕,或头痛,口干,纳差,或心烦,手足心热,舌苔薄白,舌质淡红,脉沉细。胡老用小柴胡汤合当归芍药散加生地黄、艾叶:柴胡四钱,党参三钱,黄芩三钱,半夏四钱,生姜三钱,大枣四枚,当归三钱,川芎二钱,炙甘草二钱,茯苓三钱,苍术三钱,泽泻三钱,生地黄五钱,艾叶三钱。结果:上药服 10 剂血止,嘱继服原方巩固疗效。3 个月后其同学告之月经正常。

医案解要:本例辨证用方实耐人寻味。一般而论,长期月经淋漓不断,当首先考虑血虚、血瘀、脾不统血、肝不藏血、肾不摄血、气衰血脱等原因,本例何以用小柴胡汤? 复习一下胡老对小柴胡汤的论述可冀拨云见日。《伤寒论》101 条曰:"伤寒中风,有柴胡证,但见一证便是,不必悉具。"胡老在注解此条时认为外感初传少阳,柴胡证往往四证不备,医者不知用小柴胡汤,因使风寒小病久久不愈,此例甚多,宜注意。《金匮要略·妇人产后病脉证并治地二十一》中的附方《千金》三物黄芩汤:治妇人在草蓐,自发露得风,四肢苦烦热,头痛者,与小柴胡汤。头不痛,但烦者,此汤主之。对此胡老注解谓:"产后中风,由于失治使病久不解,因致烦热,若兼见头痛者,与小柴胡汤即解。"可见胡老对小柴胡汤方证的深深理解,一看本例症状就能判定为小柴胡汤合当归芍药散方证,故服之很快起沉疴。

3. 不孕症案

患者付某,女,28 岁,工人,1988 年 9 月 2 日初诊。患者 22 岁结婚,当年怀孕,作人工流产 1 次。自此 6 年夫妻同居未再怀孕。妇科检查:子宫后位,大小正常。B 超检查无异常发现。碘油造影:双侧输卵管通液基本畅通。基础体温:

不典型双相。月经史:13 岁初潮,月经尚可,自人工流产后月经延迟,2～3 个月来潮 1 次,经期短,量少,1～2 天即净。末次月经于 1988 年 7 月 6 日来潮。每逢经期即恶寒发热,夜里发热甚,可达 38℃,黎明时汗出热退,6 年来均如此。伴胸胁胀满,乳房酸胀,口苦咽干,烦躁易怒,纳差乏力。多方求医,终未获效。曾多次注射黄体酮,药过依然。自述所用中药,皆活血化瘀、补养脾肾之属。现症:月经已 56 天未至,发热 37.2℃,恶寒,口干而苦,心烦纳呆,早晨欲呕,大便 4 日未行。舌红、苔黄根部厚,脉弦数。化验:HCG、疟原虫均阴性。脉证合参,诊为少阳枢机不利,肝郁气滞,热阻脉络。方选小柴胡汤加减。处方:柴胡 10g、半夏、沙参各 12g,黄芩 20g,牡丹皮、白芍各 15g,生姜 3 片,大枣 7 枚。2 剂。

二诊:服药 1 剂后大便通畅,当晚未再发热。余症仍在,上方加当归 12g、川芎 10g,红花 15g,益母草 9g。

三诊:服上方 5 剂,感腰疼不适,月经来潮,色暗有块,量增多,乳房、胁肋酸胀、口苦烦躁亦除。嘱暂停药,于下次月经来潮前 1 周来诊,用上方出入调理 4 个月经周期,月经按月而至。续治 2 个月,月经逾期未至,频频欲呕,经妊娠试验阳性。后足月顺产 1 男婴。

医案解要:小柴胡汤是仲景和解少阳的代表方剂。本案为刮宫流产,热入血室,病邪由表入里,热与血结而致月事紊乱,冲任不调,难以受孕。少阳证犹在,故前医用调补脾肾或单纯活血化瘀之法乏效,唯用小柴胡汤和解少阳,届期守方服药,枢机得利,里热得清,脉络通畅,月事以时下,方能摄精成孕。

4. 产后发热案

患者,女,29 岁,产后无明显诱因发热,头痛头晕,咽干口微苦,二便常,予抗炎治疗,效不佳,恶露量少,泌乳可,体温波动在 37.1～38.5℃之间,舌淡红,苔薄黄,脉弦细数,辅助检查未见异常。以和解少阳、活血化瘀之小柴胡汤合生化汤加减:柴胡 12g,党参 15g,黄芩 12g,半夏 9g,当归 12g,桃仁 9g,川芎 12g,地骨皮 9g,甘草 6g,水煎服,姜枣引,连服 5 剂后痊愈。

医案解要:产后营虚血弱易感受外邪,邪热与瘀血相结,正邪相争则寒热时作,因有外邪内瘀之邪实,治疗不可过于攻邪,亦不可纯补其虚,宜以小柴胡汤调理气血,和解表里,酌加活血化瘀之品,疗效佳。

5. 产后抑郁案

患者,女,28 岁,工人。2001 年 9 月 4 日剖宫产一女婴,因其家人心存偏见,见生一女孩,心存不满,反应比较冷淡,致使患者甚感委屈,终日流泪。产后第 7 天出现时而烦躁、暴戾,时而冷漠、苦楚,有负罪感和轻生念头。经用盐酸文拉法辛缓释片、阿普唑仑片等药治疗 20 日,病情无好转。目前患者嘿嘿不食,烦乱不宁,四肢筋惕,夜不能寐,痛不欲生。查其面色潮红,两目无神,舌质暗红,舌苔黄腻,脉弦数。思仲景小柴胡汤亦主心烦、嘿嘿不欲饮食,故投小柴胡汤加味。药用:柴胡12g,黄芩15g,清半夏18g,太子参12g,甘草9g,栀子10g,淡豆豉10g,合欢皮30g,佛手12g,灯心草1g。3剂,水煎服,每日1剂。

3剂尽,能进饮食,烦减、筋宁,但心情仍显郁闷。守方加桃仁10g,红花10g,续服5剂,舌洁脉平,诸症减轻。易归脾丸(浓缩丸),8粒,每日3次,口服2周,恢复如初,随访半年无复发。

医案解要:产后抑郁是产妇精神过度紧张,或受情志刺激而导致的精神症状,也有人认为与产后机体内分泌变化有关。中医无此病名,但有"子烦"一病与之颇似。吴澄认为妊娠而苦烦闷者,由母将理失宜,七情伤感,心惊胆怯者也。《校注妇人良方》则指出心肺虚热,痰积于胸,停痰积饮,寒热相搏为本病的病机,小柴胡汤寒热并用,攻补兼施,调达上下,宣通内外,和畅气机,能解肝郁,清痰热,宽胸膈,除心烦,使热解郁伸,心气清和,烦闷自退。

6. 妊娠呕吐案

患者何某,女,32岁。1995年1月24日初诊。患者首次怀孕,现妊娠51日,恶心呕吐10余日,加重5日,伴口苦咽干,不欲饮食,食则脘胀,肢倦乏力,头晕目眩,心烦易怒,头痛,巅顶部尤甚,舌质红、边有齿印、苔薄黄,脉弦滑。诊为妊娠恶阻,证属中气不足,肝郁气逆,治宜疏肝健脾,降逆止呕,予小柴胡汤加减。处方:柴胡、制半夏、甘草各9g,党参15g,黄芩、白术各12g,生姜、大枣各5g,代赭石30g。3剂,水煎服,分多次少少呷下。药后诸症悉退,唯食欲欠佳,口苦,晨起恶心,继服3剂,已饮食如常。

医案解要:古有恶阻忌升提之说,禁用柴胡,然本例有半夏、代赭石相伍,故不虑其升。患者中气素虚,妊娠之后,气血下聚以养胎,中气更为不足,少阳木气郁遏,横逆侮土,上犯清窍,故见诸症。若单健脾补土,则逆气不降;纯降逆抑木,则中气不复。故以小柴胡汤舒少阳之枢,白术佐党参补气健脾胃,代赭石、制半夏降逆止呕,使木气舒、中气复、逆气降,诸恙可愈。

7. 阴吹案

患者李某,女,32岁,2016年12月11日初诊。因为偶感风寒,导致恶寒发热,服用感冒药后,汗出热退,此后感觉阴道经常有气体排出,无臭味但是无法控制,每天会发作4～6次。症状表现为胸闷痰滞,观察舌苔呈现淡红色苔白,脉细弦。症状属于气机逆乱,邪郁少阳,发为阴吹。治疗的过程中主要是和解少阳,调顺气机。处方中可以使用小柴胡汤加味。黄芩10g,柴胡6g,茯苓10g,党参10g,炙甘草6g,白术10g,姜半夏10g,陈皮6g,生姜2片,红枣6

枚,莱菔子 10g,枳实 6g。每天 1 剂,将其 2 次水煎,在饭后 1 小时服用。服用 3 剂以后阴吹的次数明显减少,服用 10 剂以后诸症解除。

医案解要:患者外感风寒后,尽管服用了感冒药,之后汗出热退,可是余邪并没有清除,留郁于少阳,气机逆乱。小柴胡汤能够和解少阳,在其中加入佛手、莱菔子等能够调和胃气,使得少阳和解,清浊之气各循常道。

8.顽固性失眠案

患者节某某,女,52 岁,1989 年 3 月 18 日就诊。述因惊吓染患失眠 30 余年,始为入寐困难,闻步履、门响、人语等声扰醒,醒后不能再寐。家人倍蹑手足而行,莫敢触冒,每日睡眠不足 4 个小时,甚者彻夜不眠。良医数更,中西药并进,遍施多方,终无一效。近几年尤为严重,连日不眠,甚则月余,终日苦不堪言。但精神状况尚可,饮食如故,仍能坚持工作,旁无它症。谈叙间,随取往日病历处方一大厚叠,余逐观之,率多按养血安神论治,镇心安神、养阴清热、涤痰清心、活血化瘀、消食和胃者亦复不少。余聆视病情,也感茫然,讶为顽症。殚思再三,忽悟失眠一症,病因虽繁,但总属阴阳失调,阳不交阴,治疗也当着眼于此。奈苦无良方,辗转思维,蓦然忆及小柴胡汤正是调和阴阳之方,不妨一试,乃疾疏方:柴胡 15g,半夏、黄芩、人参、甘草各 10g,生姜 5 片,大枣 5 枚。嘱令千里流水煎之。患者对治愈早已不抱希望,今又见药简量轻,平淡无奇,直摇头长叹。余释其病理,言此方乃医圣先师调和阴阳之祖方,心诚则灵。千里流水煎药,乃为奇处。《本草纲目》云:流水者,大而江河,小而溪涧,皆流水也。其外动而性静,其质柔而气刚,主治……阳盛阴虚,目不能瞑。患者将信将疑取药而去。不意翌日来告,昨天服药,当夜即安然入睡,一觉竟 10 个小时,醒后精神疲惫,仍有睡意。既效不更,仍宗前方,6 剂诸症竟悄然而去。余为之获效速捷而惊讶,恐其病久疗效不固,嘱再进 3 剂,以收全功。一年后追访,安然无妨。

医案解要:清代林佩琴云阳气自动而静,则寐;阴气自静而动,则寤。不寐者,病在阳不交阴也。阳护于外,阴守于内,通过少阳枢机运转而阴阳交配。今病在少阳枢机不运,乃使表里开合无度,气血运行紊乱而阳气不交于阴。小柴胡汤为转运少阳枢机之专方,正切本案之病机,是获卓功。至于嘱患者取千里流水以煎,除取其药用外,还意在鼓舞患者勇气,调动其体内有利因素,以祛病抗邪。对顽固性疾病,此法有可取之处。

22 半夏厚朴汤

【原文】

妇人咽中如有炙脔,半夏厚朴汤主之。

——《金匮要略·妇人杂病脉证并治第二十二》

【释义】

本条论述了气郁痰阻的证治。妇人咽中如有炙脔,谓咽中有痰涎,如同炙肉,咯之不出,咽之不下者,即今之梅核气病也,此病得于七情郁气,凝涎而生。本方证多因痰气郁结于咽喉所致,情志不遂,肝气郁结,肺胃失于宣降,津液不布,聚而为痰,痰气相搏,结于咽喉,故见咽中如有物阻、咯吐不出、吞咽不下;肺胃失于宣降,还可致胸中气机不畅,而见胸胁满闷,或咳嗽喘急,或恶心呕吐等。气不行则郁不解,痰不化则结难散,故宜行气散结、化痰降逆之法。

【方药】

半夏一升　厚朴三两　茯苓四两　生姜五两　干苏叶二两

【煎服】

上五味,以水七升,煮取四升,分温四服,日三夜一服。

【功效】

行气散结,降逆化痰。

【方解】

方中半夏辛温入肺胃,燥湿化痰,降逆散结为君药;厚朴苦辛性温,下气开郁,行气化痰,助半夏散结降逆,为臣药;茯苓甘淡渗湿利痰,健脾和胃,以助半夏;生姜降逆化湿,和胃化痰,且制半夏之毒;半夏、生姜、茯苓,即小半夏加茯苓汤也,其化痰降逆之用,不言而喻矣;苏叶芳香行气,疏利气机,助厚朴行气宽胸、宣通郁结之气,共为佐药。

吴谦认为咽中如有炙脔,谓咽中有痰涎,如同炙肉,咯之不出,咽之不下者,即今之梅核气病也。此病得于七情郁气,凝涎而生。故用半夏、厚朴、生姜,辛以散结,苦以降逆,茯苓佐半夏,以利饮行涎,紫苏芳香,以宣通郁气,俾气舒涎去,病自愈矣。此证男子亦有,不独妇人也。

经方家冯世纶教授认为此小半夏加茯苓汤更加厚朴消胀行气之品,并以生姜、苏叶温中化饮解表,故治外邪里饮证而胸痛满闷、恶寒者。如以紫苏子代紫苏叶治疗寒性咳嗽更良。

【精准辨证】

气郁痰阻证。咽喉异物感,吐之不出,吞之不下,常随情绪波动而时轻时重,但或伴有胸胁满闷,善太息,或咳,或呕,舌淡,苔白腻,脉弦。

【妇科临床应用】

本方用于梅核气、神经官能症、抑郁症、更年期综合征、经前紧张综合征、妊娠恶阻、多囊卵巢综合征等临床表现符合气郁痰阻证者。

【半夏厚朴汤适宜人群】

黄煌认为,半夏厚朴汤的适宜人群为:形体中等,营养状况较好,毛发浓密,肤色滋润或油腻,眨眼频繁,表情丰富,常眉头紧皱;话语滔滔不绝,表述细腻、怪异、夸张,不断地诉说躯体的不适感和异样感,咽喉异物感或黏痰多;舌质无明显异常或舌尖有红点,或边见齿痕,舌苔多黏腻;多疑多虑,大多有较长的求诊史,女性多见;有精神刺激、情感波动、烦劳等诱因。

【不传之秘】

1. 本方辛开苦降的组方配伍特点,为后世理气开郁,化痰散结之祖方。

2. 方中半夏"一升"折合后世"五两"。生半夏对口腔、咽喉有很强的刺激性,一般治疗梅核气很少用生半夏,多根据不同病证炮制使用:如湿痰选用清半夏,中焦虚寒兼有上逆症状者用姜半夏,寒湿痰饮伴有脾胃不和用法半夏,湿痰咳嗽兼有食积者用半夏曲。

3. 表证为主者用紫苏叶,脾胃气滞为主者予紫苏梗,痰涎壅盛上逆为主者使用紫苏子,症状兼而有之者则叶、子、梗可合而用之。

4. 唐代《备急千金要方》为本条文附注了"胸满,心下坚"等记载,为后世使用半夏厚朴汤提供了新的思路。

5. 经典的"昼三夜一"服药方法,不仅是增加血液药物的浓度,也应该理解为对患者的一种心理暗示。黄煌教授主张本方的服用方法遵循服三天停两天的服法方式,配合心理疏导效佳。

【临证加减】

若夹热者,可与桔梗汤合方用之;咽痛者,酌加玄参、桔梗以解毒散结,宣肺利咽;胸痹者加瓜蒌薤白半夏汤及枳实薤白桂枝汤;气郁较甚者,可酌加香附、郁金助行气解郁之功;胁肋疼痛者,酌加川楝子、延胡索以疏肝理气止痛;肺胃不宣者加海浮石、桔梗、炒枳壳;中虚气逆者加旋覆代赭汤;若夹气阴虚者,可与麦门冬汤合方用之;若夹阳虚者,可与四逆汤合方用之。

【医案】

1. 蒲辅周治疗梅核气案

患者杨某某,女,65岁,1965年10月28日初诊。10年来,自觉咽中梗阻,胸闷,经4个月的治疗已缓解。在1963年曾复发1次,近日来又自觉咽间气堵,胸闷不畅,经检查无肿瘤。六脉沉滑,舌苔黄腻。属痰湿阻滞,胸中气机不利,此谓梅核气。治宜开胸降逆,理气豁痰。处方:紫苏梗3g,厚朴3g,法半夏6g,陈皮3g,茯苓6g,大腹皮3g,白芥子(炒)3g,莱菔子(炒)3g,薤白6g,降香1.5g,路路通3g,白通草3g,竹茹3g。10剂。1剂2煎,共取160ml,分早晚食后温服。

11月8日二诊:服上药,自觉咽间堵塞减轻,但偶尔稍阻,食纳无味,晨起痰多色灰,失眠,夜间尿频量多,大便正常,有低热。脉转微滑,舌正苔秽腻。湿痰见消,仍宜降气、和胃、化痰为治。原方去薤白、陈皮,加黄连1.5g、香橼皮3g,白芥子加1.5g。10剂,煎服法同前。

11月22日三诊:服药后,咽间梗阻消失,低热已退,食纳、睡眠、二便均正常。不再服药,避免精神刺激,饮食调理为宜。

医案解要:梅核气病不唯女子独有,本证因见舌苔黄腻,湿热象重,故蒲老加黄连、竹茹、白通草、白芥子等清化之品,体现出专方专药与辨证论治相结合的特点。

2. 丁德正治疗癔症案

患者文某,女,27岁,1978年1月14日初诊。数年来,因家事不睦,患者多愁善郁。近年来觉胸脘满闷,气急痰多,叹息不止。偶谈起邻村某妇被扼死事,患者颇为之痛怜。是夜如神鬼所凭大作。始则神情忿郁而迷惘,自称"扼死妇",仿其语,泣诉其被害经过,继之,做被扼死状而面青目突,伸颈吐舌,喘促声粗,痰声辘辘,顷刻,憋闷昏绝。后大叫"胸闷喉紧",以指探喉,吐出痰涎盏许方安。不发则一如常人,惟胸闷气急痰多而已。如是,入暮辄作。曾诊为脏躁,服甘麦大枣汤罔效。诊之,肤胖、面滑、多垢,目光呆凝而惶惑,舌质红,苔白浊腻,脉沉滑,诊为气郁痰阻。予半夏厚朴汤加郁金20g,菖蒲、远志各15g,琥珀6g。并做劝解工作。服3剂,如神鬼所凭之发作得止;继服12剂,愁闷痰多等症亦释。后又予六君子汤以巩固之。随访至1990年10月31日,未再发作,精神状况良好。

医案解要:丁氏认为,癔病属痰凝气滞者为多,以半夏厚朴汤为基本方进行治疗,治愈100多例,疗效较优。

3. 刘殿青治疗闭经案

患者王某某,女,32岁,工人,1979年3月门诊。月经闭止,二个月未至。患者原有慢性肝炎病史,近两年来,身体渐胖,月经也先后不一,近两个月月经未至。平素自觉胸脘闷胀不舒,泛恶少食,口淡无味,时有头眩心悸,肢倦无力,白带增多,苔薄白微腻,脉濡滑(妇检已排除妊娠)。证属痰湿内闭,气机失调,拟方燥湿化痰、行气调经,半夏厚朴汤加减。药用:制半夏10g,川厚朴10g,云茯苓10g,老苏梗10g,苍术10g,制香附10g,陈皮5g,藿香、木香各10g,玫瑰花5g。

服上方5剂后,症状有所好转,胸闷胀满减轻,食欲增加,以上方加益母草15g,月季花5g,又服5剂,月经来潮。经后,嘱用苍术10g,川厚朴10g,煎汤送服妇科调经片,巩固两个月,至今月经正常。

医案解要:经闭之因,不外血亏、血滞、气阻、痰结。此证乃痰湿内闭,胞脉被阻,气机郁滞,故选半夏厚朴汤化痰湿、宽胸理气,配苍术、陈皮、木香,取苍附导痰汤意,加强理气宽中、燥湿化痰之功,更佐以藿香、玫瑰花以化湿健脾助运,故诸药合用,收效较速。经至再以苍术、川厚朴煎汤,送服妇科调经片以巩固两个月,更有肃清余邪,启宫开闭之效。

4. 妊娠恶阻案

患者李某,女,26岁,停经40天出现厌食,胸闷欲呕,尿妊娠试验阳性。呕吐次数日渐增多,每日4~6次,吐出食物及清涎,厌食,每日进食米粥仅10余汤匙,体倦,嗜睡,头晕。曾在他院服用过奋乃静、维生素B,并静脉推注50%葡萄糖、维生素C等,治疗一周未见明显好转,遂由我院门诊拟诊"恶阻"

收入院。入院时症情同上,并见带下量多,色白而稠,诊其舌质正常,苔薄白而腻,脉滑,形体稍肥胖,再次尿妊娠试验阳性,尿酮体(+++),中医诊断为早孕反应(恶阻)。辨证属脾胃虚弱兼痰湿阻滞型,治以健脾和胃,化痰除湿止呕,方选半夏厚朴汤加味。处方:姜半夏15g,厚朴10g,生姜15g,紫苏叶10g,茯苓15g,陈皮5g,竹茹10g,党参15g,白术12g,水煎服,1日1剂,共2剂。服药2天,呕吐明显减少,日吐1~2次,纳食增进,日进食约150g米粥。再诊继予上方5剂。呕吐消失,食量转为正常。患者饮食恢复正常状态,随即出院。

医案解要:此证多因七情郁结,痰凝气滞,上逆咽喉之间,以致咽中觉有物阻塞,咽之不下,吐之不出。中医认为产生恶阻的主要病机为胃失和降、冲脉之气上逆而致。常见于脾胃虚弱和肝胃不和两种证型。治疗原则以理气和中、降逆止呕、健脾、抑肝为主。早在《胎产心法》中就有恶阻者为有胎气,恶心阻与饮食也。妊娠禀受怯弱,中脘宿有痰饮,便有阻病的论述。《胎产新书妇科秘旨》中认为,怀孕三月,恶心阻隔然肥人多痰。故采用半夏厚朴汤为基本方加味施以化痰降逆之法,方中主药半夏苦辛温燥,化痰降逆和胃;厚朴苦辛温,行气开郁,下气除满助半夏之降逆;茯苓甘淡渗湿健脾,助半夏之化痰;生姜辛散温行助半夏温中散寒降逆;紫苏叶芳香疏散,宣肺疏肝行气宽胸。其中半夏、生姜《金匮要略》谓之小半夏汤,是中医止呕方之祖。

5. 女性膀胱过度活动症案

患者张某,女,49岁。2013年11月于他院诊断为"膀胱过度活动症"。尿动力学分析报告示:膀胱顺应性极低;膀胱感觉功能极其敏感;排尿期逼尿肌收缩力可。尿培养结果:无细菌、真菌生长。前后于他院诊疗数次,病情迁延不愈;遂于2015年12月1日至某中医馆就诊。中医四诊:尿频(约半小时1次,量约100ml左右)、尿急、尿道口刺痛、尿不尽,偶有尿等待,夜尿3~5次;纳呆,眠差、多梦易醒,大便成形、1日1行;舌苔白润,脉弦细。四诊合参,为肝郁气滞、痰湿瘀滞之证;治宜行气散结,燥湿化痰为主,佐以温肾安神;方选半夏厚朴汤合缩泉丸加减。具体方药如下:法半夏15g,厚朴10g,紫苏叶10g(后下),茯苓10g,炙甘草6g,乌药20g,益智仁30g,瞿麦15g,萹蓄15g,琥珀20g,酸枣仁30g,川芎10g,知母10g,大枣10g。以上药物水煎服,两日1剂,每日2次,共7剂。

2015年12月15日复诊。中医四诊:诸症皆明显改善,尿频(约1小时1次,量约100ml左右)、尿急、尿不尽,偶有尿等待,夜尿2~4次;纳可,眠差较前稍好转、仍多梦易醒,大便成形、1日1行;舌淡苔白润,脉弦细。药已对症,遂守原方,无虚热之象,故去除苦寒之知母;寐而易惊,故加用镇惊安神之珍珠

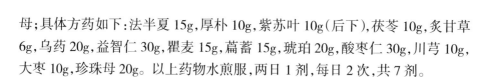

母；具体方药如下：法半夏15g，厚朴10g，紫苏叶10g（后下），茯苓10g，炙甘草6g，乌药20g，益智仁30g，瞿麦15g，萹蓄15g，琥珀20g，酸枣仁30g，川芎10g，大枣10g，珍珠母20g。以上药物水煎服，两日1剂，每日2次，共7剂。

2015年12月30日复诊。中医四诊：小便基本正常，尿道口及会阴部灼痛较前明显改善；纳呆、腹胀、打嗝，眠可，大便成形、1日1行；舌淡红苔白腻，脉弦。考虑患者肝气久郁不疏、胃虚痰阻气逆；故在上方基础上加减，加用降逆化痰、益气和胃之旋覆代赭汤；具体方药如下：法半夏15g，厚朴10g，紫苏叶10g（后下），茯苓10g，炙甘草6g，乌药20g，益智仁30g，瞿麦15g，萹蓄15g，琥珀20g，旋覆花10g，代赭石6g，党参10g，生姜10g，大枣10g。以上药物水煎服，两日1剂，每日2次，共10剂。

2016年3月8日复诊。中医四诊：小便正常，夜尿1～2次；纳可，睡眠基本正常，大便成形、一日一行；舌淡红苔薄白，脉弦。考虑患者肝气久郁不疏，虚烦眠差；故在上方基础上加减，去除降逆化痰、益气和胃之旋覆代赭汤；加用养血安神之酸枣仁汤；具体方药如下：法半夏15g，厚朴10g，紫苏叶10g（后下），茯苓10g，炙甘草6g，乌药20g，益智仁30g，瞿麦15g，萹蓄15g，琥珀20g，酸枣仁30g，川芎10g，大枣10g，茯神木10g。以上药物水煎服，两日1剂，每日2次，共10剂。后随访该患者，诸症悉除未再复诊。

医案解要：女子以肝为先天，女子之为病多从肝立论，肝血亏虚、藏血不足，心脉失养，神明不安，或筋失所养，虚风内动，均可致膀胱逼尿肌、括约肌功能紊乱；足厥阴肝经循行两侧少腹，环绕阴器，为本病病位之所在，有外邪经由他经传变或外邪直中厥阴，多为湿邪留滞，进一步阻遏气机，经脉瘀阻，引起所络之膀胱开阖不利；女性平素多思多虑，多愁善感，所愿不遂，情志不畅，则肝气不疏，枢机不利，影响膀胱之开阖，情绪抑郁则多发。综上所述，初病多为肝郁或湿热，久病导致肝藏不足、脾虚、肾亏，无论是否初病夹杂湿热，抑或久病脾肾亏虚，总有肝失条达、气机郁滞；肝气不畅，则湿热瘀滞下焦，症见小便灼痛、尿频、尿痛；肝脏疏调一身之气机，肝气不畅，则肾脏气化不利，症见夜尿频多、尿不尽、尿无力；故女性膀胱过度活动症之当属气淋者，应从肝论治。半夏厚朴汤辛苦疏肝行气，疏肝气之郁结，不仅能够使湿热得以清利，膀胱气化得以从权；调达肝气之不畅，使人心情舒畅，既无亢奋，也无抑郁，从而有效地改善患者的情志状态，使患者把自己的注意力逐渐从过度关注小便的状态中转移出来。

6. 赵三立不孕症案

患者姚某某，26岁。1976年3月11日初诊。婚后6年未孕。自述婚后不久，正值经期,因与人争吵而昏厥,经行即止。其后常觉头晕目眩,胸胁胀满,咽中有异物感,吐之不出,咽之不下,月经延期,经行腹痛。脉沉弦,苔薄白。某医院诊断为双侧输卵管不通,屡治鲜效。此乃肝气郁滞,痰湿内停,予半夏厚朴汤去生姜,加当归15g,枳壳、香附各10g,柴胡、红花、甘草各6g。以上方为基础,调治3个月,诸症基本消失,月经恢复正常,于同年8月怀孕。

医案解要:妇人杂病多因虚、积冷、结气所致,而结气尤为诸恙之本。肝气郁结,痰湿内生,阻滞经脉,气血不行,病及冲任,则月经不按时而至,或闭止,故不孕。多见胸胁胀满、头晕目眩、咽有异物感、吐之不出、咽之不下、经期腹痛、月经不调、婚后久不孕育、脉多沉弦、舌苔薄白等症,治拟顺气散结,可试用半夏厚朴汤。

7. 慢性盆腔炎案

患者,女,60岁,2013年3月27日就诊。患者1年间下腹部疼痛反复发作,诊断为慢性盆腔炎,给予金刚藤片、坤复康片治疗后,疼痛明显好转。20天前,患者下腹部疼痛再次加重。刻下:间断性下腹部疼痛,连及腰骶酸痛,夜间反酸烧心,餐后胃胀,双下肢乏力,胁痛,易心烦,无潮热,纳眠可,小便时有灼热感,偶有尿频,无尿急尿痛,大便调,舌暗红,苔黄厚,脉弦滑。既往有慢性多发性肝囊肿病史,曾患下颌关节良性骨瘤、多发子宫肌瘤、双侧乳腺增生、乳腺海绵状淋巴管瘤、甲状腺腺瘤等,均行相关手术治疗。查体:胃脘部及小腹部压痛(+)。妇检:阴道畅,黏膜充血,宫颈断端良好,子宫缺如,双侧附件区略增厚,压痛(+)。辨证属痰气郁结,兼有瘀血。治以行气散结、降逆化痰,辅以活血化瘀。以半夏厚朴汤为主方加减:清半夏10g,厚朴10g,紫苏子10g,茯苓10g,太子参12g,吴茱萸3g,黄连6g,甘草10g,丹参10g。每日1剂,水煎服。服药3剂后,症状明显好转,但大便欠畅且黏滞,守方加柴胡5g,枳实10g、白芍20g、郁金6g、钩藤10g,继服4剂,诸证基本消失。

医案解要:临床上,慢性盆腔炎常为急性盆腔炎未能彻底治疗,或患者体质较差,疾病迁延所致,也可无急性盆腔炎病史。本病具有病程长、病情顽固、缠绵难愈、复发率高的特点,属中医"妇人腹痛"等范畴。中医认为,本病因经行、产后胞脉空虚,或平素体质虚弱,血室正开,邪毒乘虚内侵胞宫、胞脉、胞络,湿浊邪毒损伤冲任督带,与气血搏结,致气血瘀滞而发病。其病理特点为邪实;若病邪缠绵日久不愈,正气受损,邪实正虚,则湿热瘀滞,遏伏不去。根据既往史和现病史,可知本案患者为肝气郁结型人。肝经"环阴器,抵少腹",郁而可发为子宫肌瘤;"布胁肋",郁而可发为双侧乳腺增生、乳腺海绵状淋巴管瘤;"循喉咙之后,上入颃颡",郁而可发为甲状腺腺瘤、下颌关节良性骨瘤。

以上患病部位均为肝经循行之处。肝气郁结，失于疏泄，血行不畅，而生瘀血，故小腹部疼痛、胁痛；肝木克脾土，则肝旺脾虚，胃失和降，故夜间反酸烧心、餐后胃胀；脾虚易生痰湿，痰湿郁久化热，故心烦、小便时有灼热感等。《金匮要略》半夏厚朴汤主治痰气郁结证，方由半夏、厚朴、茯苓、苏叶、生姜组成，具有解郁散结、降逆祛痰的功效。半夏厚朴汤有顺气消痰、健脾祛湿、解郁散结之功，外加左金丸疏肝和胃以制酸止痛，辅以丹参清心除烦、祛瘀止痛，佐以太子参补益脾肺。服药 3 剂后，患者大便欠畅且黏滞，故合四逆散疏肝理脾、透邪解郁；加郁金增强行气解郁、凉血破瘀之功，钩藤为引经药。诸药合用，直达病所，共奏疏肝解郁、理气降逆、化痰散结之功，故效果满意。

8. 经行情志异常案

患者邵某，30 岁，2005 年 11 月 17 日初诊。婚后未生育，患者经行量多已经数年，夹有大量血块，7～10 天净，痛经持续 2 天，下腹部喜温喜按，服用止痛片之后痛经方有所减轻。每于经前悲伤欲哭，烦躁易怒，乳房、小腹发胀，腰酸，畏寒，用手触及凉水时下腹即感不适。体检发现子宫肌瘤，已于 2005 年 5 月 21 日行子宫肌瘤剔除术。术后经量虽减，但经行情绪变化依旧，寐不安，多梦，醒后乏力，易惊，带黄如水，纳差脘痞，自汗，涎多，口淡，恶心，大便溏呈泡沫状。末次月经 11 月 10 日来潮，尚未净。舌淡红、有齿痕、苔薄腻，脉细弱。治法：调气化湿，养心安神。方用半夏厚朴汤合甘麦大枣汤加味。药用：半夏、茯苓各 12g，厚朴、甘松、佛手各 10g，小麦 15g，紫苏叶 5g，甘草 6g，生姜 4 片，大枣 6 个。4 剂，每日 1 剂，水煎服。

11 月 22 日复诊：服药之后情绪明显改善。其母亲诉，患者曾在夜寐中笑出声来。月经已净，大便软，胃脘馁，舌脉如上。半夏、茯苓各 12g，厚朴、甘松、佛手各 10g，紫苏叶、蔻仁（冲）各 5g，淮山药 15g，薏苡仁 20g，生姜 4 片。7 剂。

12 月 10 日三诊：月经 12 月 11 日来潮，经前情绪异常现象消失。中药守 11 月 17 日方续进 7 剂，以巩固疗效。

医案解要：半夏厚朴汤是《金匮要略》治疗"咽中如有炙脔"（即梅核气）的方剂。梅核气非妇女独有，男子亦然，只不过女子更易罹患，此缘于女子性格内向之故。观其病因，系七情郁结，肺胃宣降失常，痰气凝滞所致。方中半夏、厚朴、生姜辛开散结，茯苓佐半夏化消痰饮，紫苏叶行气解郁。经行情志异常多用《金匮要略》的甘麦大枣汤治疗，而此案以半夏厚朴汤佐甘麦大枣汤者，因不仅需养心安神，缓肝之急，更必解气滞郁结之故。

23 甘麦大枣汤

【原文】

妇人脏躁,喜悲伤欲哭,象如神灵所作,数欠伸,甘麦大枣汤主之。

——《金匮要略·妇人杂病脉证并治第二十二》

【释义】

本条论述脏躁的证治。本病多由情志不舒或思虑过多,肝郁化火,伤阴耗液,心脾两虚所致,症见精神失常,无故悲伤欲哭,频作欠伸,神疲乏力等。治以甘麦大枣汤补益心脾,安神宁心。此《黄帝内经》所谓"心病者宜食麦""损其肝者缓其中"之法则也。

对于脏躁病名众说不一,如尤在泾认为脏躁,沈氏所谓子宫血虚,受风化热者是也,血虚脏躁,则内火扰而神不宁,悲伤欲哭,如有神灵,而实为虚病。吴谦认为脏,心脏也,心静则神藏。若为七情所伤,则心不得静,而神躁扰不宁也。黄树曾认为由五脏阴液不足,情志刺激所致。

【方药】

甘草三两　小麦一升　大枣十枚

【煎服】

上三味,以水六升,煮取三升,温分三服。亦补脾气。

【功效】

养心安神,和中缓急。

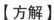

【方解】

本证多始于肝,伤及心脾,累及于肾,以肝气郁结,心脾两虚为基本病机。方中小麦为肝之谷,善养心气,为君药,可养心阴,益心气,安心神,除烦热;甘草甘润生阴,补益心气,和中缓急(肝),为臣药;大枣甘、平,质润,益气和中,润燥缓急,为佐使药。三药平和,养胃生津化血,津水下达子脏,则藏不躁而悲伤太息诸症自去矣。

【精准辨证】

气虚脏躁证。精神失常,无故悲伤欲哭,欠伸频频,神疲乏力,可伴有心烦不得卧,急躁易怒,大便秘结,心悸,舌红苔薄白脉细弱等,多因精神刺激诱发而发病,或病症随情绪波动而变化。

【甘麦大枣汤的方证】

已故经方名家金寿山认为其主要方证是"紧张"二字,包括精神情绪紧张和肌肉紧张拘挛2个方面。

何汝湛认为甘麦大枣汤的方证主要是精神症状,如悲伤欲哭,频频欠伸,神疲乏力等。

日本汉方学家矢数道明认为甘麦大枣汤的方证为容易疲乏,呵欠频作,两侧腹直肌挛急,右侧腹肌尤甚,脑神经系统急迫。

【妇科临床应用】

本方用于癔病、精神分裂症、神经衰弱、更年期综合征、汗证、闭经等临床表现符合气虚脏躁证者。

【不传之秘】

1. 方中君药小麦为肝之谷,现多以浮小麦代之,浮小麦味甘、凉,入心经,能够养肝补心,除烦安神。浮小麦1L约100g,本方取效的关键是浮小麦必须大于90g,量少则无效或疗效锐减。

2. 方后曰"亦补脾气",乃肝病先实脾,不惟畏其传,且脾实而肺得母气以安。

3. 此方置于妇人篇,然而脏躁之症虽多见于女子,但亦可见于男子,临床运用不可拘泥,只要辨证为心阴已伤,心脾两虚皆可用之。

【临证加减】

阵发性身热,脸赤,汗出者,可加麦冬以养心止汗;心烦不眠者,可加百合、酸枣仁以养肝宁心;呵欠频作属于心肾两虚者,可加山茱萸、党参以补养心肾;烦躁惊悸者,加百合、地黄、酸枣仁、丹参、龙骨、牡蛎;阴虚阳亢者,加龟板、鳖甲、女贞子、墨旱莲、玉竹、白芍;肝胃不和者,加陈皮、枳壳、厚朴、半夏、白术、茯苓。

【医案】

1. 朱良春治疗脏躁案

患者邵某,女,35 岁,教师。无悲自哭,涕泪交流,举发无常,胸闷太息,每于情绪激动而加重。证乃脏躁。治当和缓心气,解郁柔肝。太子参、朱茯苓各15g,合欢皮 12g,夜交藤、淮小麦各 30g,石菖蒲、淫羊藿各 12g,甘草 3g,大枣12 枚。服 12 剂后,因他病就诊时云已 2 个月未发。

医案解要:脏躁用甘麦大枣汤为常法,加太子参、合欢皮益气调肝,更为合辙。

2. 黄仕沛治疗脏躁案

患者某,女,年四十余,平素人尚开朗,2013 年七八月开始,常不自禁地悲伤流泪,看情感类电视剧或独处办公室时更易哭泣,有不如意事更甚,并有口干,不寐。2013 年 11 月来诊,症除上述外,余无特殊,六脉和平。处方拟甘麦大枣汤合百合地黄汤:小麦 60g,大枣 15g,甘草 15g,鲜百合 3g,生地黄 30g。自从用此方后上述症状逐渐减少。由于药味少,不难入口,故患者自己连续服用了两三个月。至今不复再发。

医案解要:曾阅许叔微《普济本事方》载其医案一则,与余案相映成趣。里有一妇人数欠伸,无故悲泣不止,或谓之有祟,祈禳请祷备至,终不应。予忽忆《金匮》有一症云:妇人脏躁悲伤欲哭,象如神灵所作,数欠伸者,甘麦大枣汤。予急令治此药,尽剂而愈。古人识病制方,种种妙绝如此,试而后知。

甘麦大枣汤药仅三味,"喜悲伤欲哭"是本方特征性症状。所谓百合病者,仲景描述是:"意欲食复不能食,常默默,欲卧不能卧,欲行不能行,欲饮食,或有美时,或有不欲闻食臭时,如寒无寒,如热无热,口苦,小便赤,诸药不能治,得药则剧吐利,如有神灵者,身形如和,其脉微数。"这些病状,好像大病却又无病,"身形如和"。病以百合为名,正是百合所主,所以说"诸药不能治"。犹桂枝证、柴胡证,以桂枝汤、柴胡汤所主也。尝见有人治"喜悲伤欲哭",认为郁证,从肝气治,妄加柴胡、郁金。则与仲景意趣大异矣。或有不明仲景识病制方,种种妙绝如此者,诚如许叔微云:试而后知也。

3.癔病性失音案

患者陈某,女,31岁,1989年3月4日初诊。患者平时少言寡语,与邻人争吵后突发失音,当地卫生院给服中西药10余天,病情未减。诊见:表情淡漠,仅发出微弱耳语音,但咳嗽声音正常,舌红苔薄,脉弦细。间接喉镜检查:声带正常,吸气时外展良好,发"衣"音时不能闭拢,咳嗽时闭合尚可,诊为癔病性失音。遂用上方,3剂后症除声扬。随访4年未复发。

医案解要:癔病性失音与精神突遭刺激,气机逆乱有关,临床实践证明,运用甘麦大枣汤疗效显著。

4.脏躁案

患者某,女,23岁,2009年9月27日来诊。心悸、怔忡,失眠,多梦,胸闷、胁痛,头晕目眩,时悲时喜,精神抑郁,默默自语,烦躁、面赤,不欲饮食,倦怠乏力,时有昏厥,项强肢搐,移时自解,舌红苔薄,脉弦数。经西医理化检查未发现器质性病变。诊断:(西医)癔病;(中医)脏躁。治以疏肝理气,清热除烦,健脾养心。处方:加味甘麦大枣汤加减。药用:当归10g,白芍15g,柴胡12g,白术12g,郁金12g,黄芩12g,生地黄24g,菊花15g,炒酸枣仁30g(打),夜交藤30g,合欢皮30g,天麻10g,钩藤24g,延胡索18g,川楝子15g,木瓜10g,甘草10g,大枣10g,淮小麦10g。水煎服,每日1剂。服药3剂,诸症减轻,复进3剂,诸症消失,再进3剂,乃告愈。

医案解要:脏躁,即脏阴不足有干燥、躁动之象。其病因病机,与患者体质精神因素有关。如平素多抑郁,忧愁思虑,积久伤心,劳倦伤脾,心脾受伤,化源不足,脏阴更亏,或病后伤阴,或产后亡血,精血内亏,五脏失于濡养,五志之火内动,上扰心神,而致脏躁。以精神忧郁,烦躁不宁,哭笑无常,呵欠频作为其主要临床表现。其病在心肾脾肝经,属内伤虚症,虽有火而不宜清降,虽有痰而不宜温化,而当以甘润滋养为治疗大法,以加味甘麦大枣汤甘润滋补,养心安神,疏肝理气,健脾益肾,循因治本,乃获显效。

5.失眠案

患者女,44岁,2016年7月4日来诊。失眠5个月。现入睡困难,睡中易醒,伴两目干涩,口干欲饮,饮不解渴,纳差,腰膝酸软,畏寒肢冷,面色萎黄,口唇色淡。舌质淡红,苔薄而干,脉沉弦细。处方:小麦30g,大枣5枚,炙甘草6g,太子参10g,麦冬20g,五味子6g,生、炒酸枣仁各15g,夜交藤20g,生百合20g。

6 剂,水煎服,每日 1 剂。患者在服药 6 剂后明显好转。

医案解要:患者为中年女性,纳差食少,脾虚失运,气血乏源,机体失于濡养,故见面色萎黄、口唇色淡、口干欲饮等症;阴血亏虚,神失所养,故长期失眠少寐;肝血不足,目失血养,故两目干涩;气虚日久累及阳虚,温煦无力,故腰膝酸软、畏寒肢冷;舌质淡红,苔薄而干,脉沉弦细,均为脏阴不足、心肝失调之证。治以补益气阴、养心安神之法。以甘麦大枣汤合生脉散,加酸枣仁、夜交藤、生百合组方。《张皆春眼科证治》中有加味甘麦大枣汤一方,即在甘麦大枣汤基础上加人参、麦冬、白芍而成,主治气血不足、阴阳失调之目睛赤痛、心烦意乱之证。本医案处方即仿其意,以甘麦大枣汤益心安神;生脉散补气养阴;又配以夜交藤补中气,行经络,通血脉,治夜少安寐;生百合安心,定胆,益志,养五脏,以养阴清心,宁心安神;炒酸枣仁养血安神,同时伍以等量生、炒酸枣仁,使寤寐协调,心神安宁。全方诸药配伍,共奏补益气阴、养心安神之效。

6. 闭经案

患者王某某,女,35 岁,1979 年 3 月 10 日初诊。患者于 18 岁结婚,生育二胎,因在 24 岁分娩第二胎时出血过多,自此月经一直未潮 11 年,伴有头晕目眩,胃中嘈杂,神疲肢倦,腰膝酸软,两颧发赤,心悸,夜卧多梦,善太息,舌质淡红,苔薄黄,脉弦细。病由产后失血过多,血虚无以灌注冲任,心火亢盛,脾阴不足,拟甘润滋补以益心脾之法。处方:甘草 10g,小麦 30g,红枣 15 枚,每日 1 剂,嘱服半月。

3 月 17 日二诊:服上方 10 剂后,月经来潮,腰腹略有胀痛,经色正常,4 天月经干净,诸证渐向愈。按前方续服 1 个月,随访两年月经按期来潮,于 1982 年 5 月生一男孩。

医案解要:张景岳认为,妇人病损,至旬月半载之后,未有不经闭者。正因阴竭,所以血枯,枯之为义,无血而然。本案产后失血过多,肝血虚少,脾阴暗耗。津血两亏,经源枯涸,月水自然难于来潮。此证虽为虚证,不宜大补,虽有虚火,又不宜苦降,唯用甘麦大枣取其甘平之味,养胃生津化血以达胞室,使肝血得养,脾阴得滋,水火得济,则经自通矣。若妄投通行利滞之品,急切图功,即或能竭蹶一行,而血海益涸。

7. 月经后期案

患者何某某,女,25 岁。因月经延后,月经量少 4 年,于 1998 年 6 月 30 日住院治疗。刻诊:形体适中,月经 37～90 天一行,量少,色暗红,有少量瘀血块,3 天干净,腹不痛,伴寐少梦多,心悸怔忡,烦躁易怒,乳晕周围多毛,经前乳房胀痛,大便干,小便频数,尿痛,腰酸痛,有性生活史 1 年,未避孕,性冷淡,恐惧不能孕,舌质红,苔薄黄,脉弦细。查:发育良好,双乳胀大,挤压无溢乳。内分泌测定:促黄体生成激素(LH)26.53mIU/ml,促卵泡生成激素(FSH)7.86mIU/ml,泌乳素(PRL)69.94ng/ml,雌二醇(E2)170.37pg/ml,睾酮(T)128.71ng/ml,孕酮(P)1.31ng/ml。MRI(核磁共振):无垂体腺瘤。诊断:多囊卵巢综合征。证属肝郁心肾不交。治宜滋阴舒肝,交通心肾,养心安神。方用甘麦大枣汤加味。处方:生甘草、大枣、百合、柴胡、当归、杭白芍各15g,小麦50g,枸杞子、鸡血藤膏、珍珠母、酸枣仁各20g。1日1剂,共服9剂,症状消除。1998年7月9日出院,出院后仍坚持服药,经期加益母草20g,路路通20g。月经量较原来增多,月经21～37天左右一行,经行4～5日干净,不久就妊娠,尿HCG阳性,无妊娠反应。

医案解要:本例属多囊卵巢综合征,血清泌乳素水平较一般多囊卵巢综合征高,核磁共振排除垂体腺瘤。LH/FS > 3,PRL增高,T增高,有多毛现象,月经稀发,量少。中医无此病名,本例辨证为肝郁心肾不交。心在上,肾在下,肝居心肾之间,起到枢纽作用,肝气郁结则气机不畅,枢机不利,阻碍心肾相交。傅青主认为胞脉者,上属于心,下通于肾。心肾不交,心气不得下通,故月经延后,量少,不能按时来潮。用甘麦大枣汤滋阴养心安神,甘润补中,助阳化气,再加枸杞子、鸡血藤膏滋肾养血,更配珍珠母、百合、酸枣仁养心安神镇静,柴胡、当归、杭白芍疏肝柔肝,养血调经,其中甘草、杭白芍有降低泌乳素的作用。全方疏肝安神,养心滋肾,心肾相交,胞脉相通,月经按时而潮,并能孕。

8. 闭经案

患者杨某,女,35岁,1998年3月10日初诊。婚后于25岁生育,因分娩时出血过多,自此月经一直未潮近10年,伴有头晕目眩,胃中嘈杂,神疲肢倦,腰膝酸软,两颧发赤,心悸,夜卧多梦,善太息,舌质淡红,苔薄黄,脉弦细。此为产后失血过多,血虚无以灌注冲任,心火亢盛,脾阴不足。拟甘润滋补以益心脾之法。处方:甘草10g,小麦30g,红枣15枚。每日1剂。服10剂后月经来潮,腰腹略有胀感,经色正常,4天月经干净。诸症向愈,前方续服1个月,随访2年月经按期来潮。

医案解要:经闭可概括为虚、实两大类,虚者多为血枯,实者多为血滞,治疗上当依"实者泄之,虚者补之"。甘麦大枣汤出自《金匮要略》,仲景原为治妇人脏躁而设,今用治经闭,实为临床一得。案例中妇人经闭近10年乃产后失血过多,导致肝血虚少,脾阴暗耗,故见头晕目眩,胃中嘈杂,神疲肢倦。又肾为癸水之本,肾阴不足,水不济火,则见腰膝酸软,两颧发赤,心悸,夜寐多梦症候。津血两亏,经源枯涸,月水自然难于来潮。此证虽为虚证,不宜大补;虽有虚火,又不宜苦降,故用甘麦大枣之甘平之味,养胃生津化血以达胞室,使肝血得养,脾阴得滋,水火得济,则经自通矣。

9. 阴痒案

患者邹某某,女,40 岁,护士。初诊:1985 年 8 月 6 日。外阴瘙痒 11 个月,多方医治,均少效验。患者面色萎黄,头昏肢倦,梦多寐差,心烦易怒,口干纳呆,月经量中等,白带不多,外阴干燥瘙痒。证属肝血不足,生风化燥之阴痒证,治当补血以安神,滋肝以润燥,拟用甘麦大枣汤加味:炙甘草 15g,大枣 10 枚,小麦 30g,黄芪、当归、苦参各 10g,茯苓 15g,3 剂,每日 1 剂。

二诊:8 月 10 日,精神转佳,痒减过半,宗前方继服 6 剂告愈,至今未发。

医案解要:肝经之脉自足上行,沿腹内侧,入阴毛中,环绕阴器,血虚不能濡润肝经,生风化燥,故生阴痒。治用甘麦大枣汤加味有效。

10. 产后自汗案

患者泮某,38 岁,产后 1 周,恶露量小,小腹疼痛,日间汗出津津,入夜盗汗如洗,醒后心神恍惚,极度疲乏,口渴引饮,饮食无味,舌淡、边暗紫、苔白,脉细涩,辨证为产后气血虚,营卫失调兼胞宫留有瘀血,方用甘麦大枣汤补益心脾、调和营卫以敛汗,佐生化汤祛瘀生新以止恶露。1 剂后小腹不疼,汗少;3 剂汗止,口不渴,饮食有味。

医案解要:吴德熙认为,妇人产后自汗不止,或盗汗如洗,或口渴引饮,或渴不欲饮,系产后耗气伤血,心脾不足,营卫不和;阴阳失调居多。宜用甘麦大枣汤主之,阴虚偏重,酌加首乌、熟地黄、当归、沙参、麦冬、五味子;气虚偏重,加黄芪、白术、党参;兼血瘀者,和生化汤合用。

24 小青龙汤

【原文1】

妇人吐涎沫,医反下之,心下即痞,当先治其吐涎沫,小青龙汤主之。涎沫止,乃治痞,泻心汤主之。

——《金匮要略·妇人杂病脉证并治第二十二》

【释义1】

本条论述上焦寒饮误下成痞的先后治法。《金匮要略·水气病脉证并治第十四》中指出"上焦有寒,其口多涎",本条妇人"吐涎沫"亦是上焦有寒饮之征,治当温化寒饮,但反用下法,而伤其中阳,遂成心下痞证。此与伤寒下早成痞是同一机理。如果虽经误下,而犹吐涎沫,说明上焦寒饮还在,仍当用小青龙汤温散上焦之寒饮,待涎沫吐止,再用泻心汤治痞,与《伤寒论》表解乃可攻痞同一旨意。

【原文2】

伤寒表不解,心下有水气,干呕发热而咳,或渴,或利,或噎,或小便不利,少腹满,或喘者,小青龙汤主之。

——《伤寒论》40条

【释义2】

本条论述太阳伤寒兼里停水饮证的证治。"心下有水气"是指寒饮之邪停蓄于心下胃脘部,"伤寒表不解"即外有风寒表邪,内有水饮之气,内外合邪而成本证,是对小青龙汤证外寒内饮病机的高度概括。其中"发热"一症代表了"表不解",因此,还当有恶寒、无汗、身疼痛等伤寒表实的见证。水寒相搏,胃寒气逆,故其证见于呕。外寒引动内饮,内外合邪,水寒射肺,肺失宣降则咳,正如《素问·咳论》所云:"外内合邪,因而客之,是为肺咳。"饮之为物,变动不居,可随三焦气机升降出入,而随处为患,或壅于上,或积于中,或滞于下,各随其所至而为病。因此就出现了或渴、或不渴、或利、或噎、或小便不利、少腹满等诸多或见之证。由于水饮不化,津液不滋,故见渴,但此渴,必不欲饮,或当渴喜热饮;水气内渍,下走大肠,清浊不分,故见下利;水寒滞气,气机不畅,故见噎;《黄帝内经》云:"膀胱者,州都之官,津液藏焉,气化则能出矣。"水邪蓄于下焦,气化不利,故见小便不利,甚或少腹胀满;寒饮迫肺,肺气上逆,故见喘,甚则咳逆倚息不得卧;甚者水饮溢于体表而为之浮肿。咳、喘、渴、噎都是上焦的症候;干呕是中焦的症候;小便不利、少腹满、下利是下焦的症候。症候虽多,究其症结,乃是"水气"使然。心下有水饮,外有表寒,两寒相感,中外皆伤,因此治当以小青龙汤散寒蠲饮,外散在表之寒邪,内消心下之水饮,表里同治。

【原文 3】

伤寒,心下有水气,咳而微喘,发热不渴。服汤已渴者,此寒去欲解也。小青龙汤主之。

——《伤寒论》41 条

【释义 3】

此条再论太阳伤寒兼停水饮证。指出服药后判断疗效的一个指征。本条文有倒装文法,"小青龙汤主之"应接在"发热不渴"之后为一段,以承上条再论太阳伤寒和里停水饮之证。所举咳嗽、轻度气喘、发热、口不渴等,是表邪不解,水饮内停,上逆于肺,肺气不利的主要表现,故当用小青龙汤为主治疗。服小青龙汤后,怎样知道有疗效否? 仲景在本条提出可从患者的口不渴变为口渴进行判断。因患者本口不渴,为寒饮不化,里无邪热。服药后口渴,反映寒饮得以温化,病有向愈之机。病已向愈,何以口渴? 乃发热之后,温解之余,一时津液不足之故。只需少少与饮,以滋其燥,使胃气调和,即可自愈。切忌大饮,更忌冷饮,当属常理。

【原文 4】

病溢饮者,当发其汗,大青龙汤主之;小青龙汤亦主之。

——《金匮要略·痰饮咳嗽病脉证并治第十二》

【释义4】

本条论述溢饮的证治。溢饮是饮溢于肌表当汗出而不汗出,饮邪停留,而见身体疼痛等症。饮既外溢于体表,故治疗大法,当以汗解,亦因势导利之意。但具体分析,溢饮有邪盛于表而兼郁热者,每见脉浮紧、发热恶寒、身疼痛、不汗出而喘、烦躁之症;亦有表寒里饮俱盛者,则见恶寒发热、胸痞、干呕、咳喘之症。治疗方法:前者宜大青龙汤,发汗兼清郁热;后者宜小青龙汤,发汗兼温化里饮。

【原文5】

咳逆,倚息不得卧,小青龙汤主之。

——《金匮要略·痰饮咳嗽病脉证并治第十二》

【释义5】

本条论述外寒引动内饮的支饮证治。咳逆倚息,不得卧,是支饮的主症。由于上焦素有停饮,复又外感寒邪,内饮外寒,互相搏击,发为本病。故用小青龙汤解外寒而除内饮。

【方药】

麻黄去节,三两　芍药三两　五味子半升　干姜三两　甘草三两,炙　细辛三两　桂枝三两,去皮　半夏半升,汤洗

【煎服】

上八味,以水一斗,先煮麻黄,减二升,去上沫,内诸药,煮取三升,去滓,温服一升。

【功效】

宣肺降逆,散寒化饮。

【方解】

本证由风寒束表,卫阳被遏,表寒引动内饮所致。治疗以解表散寒,温肺化饮为主。水寒相搏,内外相引,饮动不居,水寒射肺,肺失宣降,故咳喘痰多

而稀;水停心下,阻滞气机,故胸痞;饮动则胃气上逆,故干呕;水饮溢于肌肤,故浮肿身重;舌苦白滑,脉浮为外寒里饮之佐证。对此外寒内饮之证,若不疏表而徒治其饮,则表邪难解;不化饮而专散表邪,则水饮不除。故治宜解表与化饮配合,一举而表里双解。方中麻黄、桂枝相须为君,发汗散寒以解表邪,且麻黄又能宣发肺气而平喘咳,桂枝化气行水以利里饮之化。干姜、细辛为臣,温肺化饮,兼助麻、桂解表祛邪。然而素有痰饮,脾肺本虚,若纯用辛温发散,恐耗伤肺气,故佐以五味子敛肺止咳、芍药和养营血;半夏燥湿化痰,和胃降逆,亦为佐药。炙甘草兼为佐使之药,既可益气和中,又能调和辛散酸收之品。

当代临床大家刘渡舟先生指出本方辛烈走窜,具有伐阴动阳之偏。此外刘老还指出对于大多数患者,小青龙汤为救急之法,不可久服。近代名医张锡纯在《医学衷中参西录》中特拟“从龙汤”作为小青龙汤的接引方或救急方。这些认识多从外感祛邪入手是为“霸道”,则小青龙汤有伤正的弊端。对于小剂量的应用,历代医家亦多有发挥。名老中医蒲辅周临床喜用“轻舟速行”法,小巧灵活,疗效确切。正如叶天士所认为用量宜小者,常量之半即可,以无形之邪未致结实,较易祛除,不必徒用重剂,反致为害;方宜精炼者,取药简力专,以免诸药纷杂,性味混乱而致相互牵扯。

【精准辨证】

小青龙汤以恶寒,发热,无汗,喘咳,痰白而稀,舌苔白滑为辨证要点。妇科疾病见口吐涎沫、怕冷,舌苔水滑等征象,证属外寒兼水饮内停者,也可使用小青龙汤。

【刘渡舟小青龙汤应用指征】

1. 辨气色,面色薰黑(水色),两目周围有黑圈环绕“水环”。头额、鼻柱、两颊、下颌处见黑斑又称“水斑”。

2. 辨咳喘,遇寒咳喘甚或夜晚加重等。

3. 辨涎,痰涎清稀量多。

4. 辨舌象,舌淡,苔白腻。

5. 辨脉象,浮紧或弦滑。

6. 辨并证,水饮内停,随气机运行而变动不居,出现许多兼证,如水寒阻气,则兼噎;水寒犯胃,则兼呕;水寒滞下,则兼小便不利;水寒流溢四肢,则兼肿;若外寒不解,太阳气郁,则兼发热、头痛等症。

以上6个辨证环节,是正确使用小青龙汤的客观标准。但6个环节不必悉具,符合其中一、两个主证者,即可用之。

【妇科临床应用】

本方常用于妇科疾病如痛经、闭经、更年期综合征、妊娠呕吐、盆腔炎等临床表现符合外寒内饮证者。

【不传之秘】

1. 该方辛温发散之力较强,虽有五味子、芍药等药兼制药性,但仍不宜长期服用,故临证之时,应以中病即止为度,待表证解除后,可用苓桂类方剂以求善后调理。

2. 陈修园在《医学三字经》指出小青龙汤治一切咳嗽。方中随寒热虚实加减,唯细辛、干姜、五味三药不去。在《伤寒论》中干姜、五味子确是张仲景用于治疗咳嗽的常用药物,源于小柴胡汤方下:"若咳者,去人参、大枣、生姜,加五味子半升、干姜二两"。小青龙为治饮家咳之方,凡用干姜、五味子,与或桂或麻并施者,皆自此出。如苓甘五味姜辛汤、苓桂五味甘草姜辛半夏汤、苓桂五味甘草姜辛半夏杏仁汤、射干麻黄汤等,皆此理也。

3. 小青龙汤发散太过易伤人阳气,又过于温燥易化热伤阴,可拔肾根,动冲气,因此对于长期阳虚、阴虚以及心肾两虚之人是禁忌之例。

4. 麻黄的用法:此方所用麻黄为生麻黄,且煎煮时需注意,先煮麻黄去沫。

【临证加减】

外寒证轻者,可去桂枝,麻黄改用炙麻黄;兼有热象而出现烦躁者,加生石膏、黄芩以清郁热;兼喉中痰鸣者,加杏仁、射干、款冬花以化痰降气平喘;若鼻塞,清涕多者,加辛夷、苍耳子以宣通鼻窍;兼水肿者,加茯苓、猪苓以利水消肿。

【医案】

1. 痛经案

患者,女,22岁,学生,2019年3月14日初诊。以"经行腹痛3年余,加重2天"来诊。患者近日受寒感冒,面容苍白,语声低微。诉自大学以来,平素喜饮冷饮,冬季着衣较少,每次感冒受凉后经行腹痛加重,需口服止痛药才可缓解。刻下症:经行腹痛,月经量少,色暗红,夹血块,恶寒腹冷,咳嗽咳痰,痰质稀色白,纳少,眠可,二便调,舌淡苔白,脉浮滑。既往史:体健。经孕史:初潮 13 岁,4～6 天 /29 天。中医诊断:经行腹痛。证属:肺气失宣,寒饮内停。治拟蠲饮散寒,活血止痛。拟方:麻黄 5g、桂枝 8g、细辛 3g、干姜 10g、清半夏 10g、白芍 20g、五味子 15g、陈皮 10g、益母草 30g、川芎 12g、当归 15g、生姜 3 片、大枣 3 枚。5 剂,水煎服,日 1 剂,分 3 份,早中晚饭前分服。

2019 年 3 月 21 日二诊:患者诉服药后,身微微出汗,腹痛较前减轻,咳嗽咳痰好转。嘱次月月经继服上方 5 剂,1 个月后随访行经腹痛无再发。

医案解要:患者以"经行腹痛 3 年余,加重 2 天"来诊。结合患者此时的症状和体征辨证为肺气失宣,寒饮内停。陈修园认为气通于肺脏,凡脏腑经络之气,皆属于肺。患者感受寒邪,肺气受损,宣降功能失常,气血运行不畅,加之平素喜饮冷饮,致使寒饮内停。水饮之邪,变动不居,饮停上焦,则见咳嗽;饮停中焦,脾胃运化失常,脾胃生痰之源,故见痰多;寒饮停下焦,寒与血搏,水饮敛聚为痰,瘀阻胞宫,使冲任瘀阻,气血凝滞,不通则痛。故以小青龙汤解散表邪以"开鬼门",温散体内之邪以化饮,正如明代吴昆认为麻黄、桂枝、甘草,发表邪也;半夏、细辛、干姜,散水气也;芍药所以和阴血,五味子所以收肺气。"从而使上焦得以宣发,下焦经血排出得以顺畅。患者痛经已有 3 年病史,必有瘀血,瘀血不去,新血不生,因此酌情配伍陈皮、益母草、川芎等行气活血药物,标本同治,故取得了较好的疗效。

2. 乳癌术后象皮肿案

患者,女,58 岁。主因咳嗽 7 天来诊。7 天前偶感风寒,随即咳嗽,自行口服阿莫西林胶囊和阿奇霉素片治疗未效。刻诊:咳嗽,吐稀沫白痰,遇寒则加,无汗。舌淡红,苔白。脉弦。为外寒未解,内有寒饮之证。遂拟小青龙汤加味治疗。方用:桂枝 15g,麻黄 10g(先煎)、白芍 15g,干姜 12g,细辛 3g,清半夏 15g,炙甘草 6g,五味子 12g,紫苏叶 10g。3 剂,水煎服,日一剂。药后周身微汗,咳嗽大减,遂以上方继服 5 剂。尽剂,告曰:其左侧乳腺癌根治术后左上肢水肿 10 余年,随此次服药而大减。笔者亦是喜甚,方思《金匮要略》有"病溢饮者,当发其汗,大青龙汤主之,小青龙汤亦主之"之语,溢饮本小青龙汤主治之病。继服该方 10 剂而肿消,随访半年未发。

医案解要:乳腺癌术后象皮肿亦属中医溢饮范畴,为腠理郁闭,水饮溢于肌表所致,小青龙汤宣发腠理开郁闭,温化寒饮消水肿,使腠理通畅,饮邪得化,水肿得消,故而有效。

3. 梅核气案

患者杨某某,女,63 岁。2012 年 9 月 7 日初诊。主诉:咽部不适、异物感 3 个月。病史:3 个月前无明显诱因出现咽部不适、异物感,吐之不出,咽之不下,伴有胃胀,曾按"慢性咽炎"治之不效。现症见形体适中,面色少华,自觉有异物塞喉,咳不出咽不下,时干痛。专心做事、睡眠时异物感消失,闲暇无事时异物感加重,伴腹胀、胃痞、夜尿多、便溏、有不消化食物,苔腻,脉沉。辨证:脾肾阳虚,寒饮内停。诊断:中医:梅核气。西医:咽部神经官能症。治法:温阳散寒蠲饮。方药:小青龙汤加减:干姜 6g、桂枝 12g、麻黄 6g、白芍 10g、甘草 6g、细辛 3g、半夏 12g、五味子 12g、厚朴 6g、人参 10g、砂仁 6g、杏仁 10g、石膏 30g、绞股蓝 10g。上方服 5 剂后,临床症状消失。至今未发。

医案解要:用此方主在识机诊病,是审机用方之范例。《黄帝内经》"慎守病机,各司其属",《伤寒论》40 条"伤寒表不解,心下有水气,干呕,发热而咳,或渴,或利,或噎,或小便不利,少腹满,或喘者,小青龙汤主之。"其中"或噎"是小青龙汤的五个或然见症之一,可理解为"咽中有异物感"其主要病机为"心下有水气",即水寒之邪,阻滞阳气,气机失畅而致;另外患者夜尿多与"或小便不利"相吻合,乃水饮内停、气化不利所致;大便溏与"或利"相符,是因水走肠间,清浊不分而为,其苔腻,脉沉均为水饮内停、阳虚不化之表现,用小青龙汤温阳散寒蠲饮。"素有水饮之人,脾肺之气必虚",方中加砂仁、厚朴、杏仁健脾祛湿、宣肺化饮;石膏、黄芩、绞股蓝清热利咽、解其咽部"时干痛"。

4. 肩凝症案

患者,女,49 岁,2010 年 1 月 6 日初诊。主诉左肩胛区疼痛月余。现左肩胛区疼痛,遇寒尤甚,查血压为 126/82mmHg,血脂、血糖正常。左肩胛内侧及脊下压痛(++),不能上举及内旋,痛处不红,周身沉重,舌苔白,脉弦紧。诊断:肩凝风。辨证:风寒凝滞,太阳经疏不利。治疗:温经散寒,祛风止痛。方药:小青龙汤加减。处方:麻黄 9g,炒白芍 12g,清半夏 9g,桂枝 10g,细辛 6g,干姜 9g,茯苓 10g,威灵仙 15g,秦艽 15g,络石藤 10g,片姜黄 10g,甘草 6g。服药 3 剂明显好转,续服 6 剂痊愈。

医案解要:本例患者因属于风寒凝滞,太阳经疏不利而病,故以小青龙汤去五味子加入片姜黄、淫羊藿、络石藤等以加强温经散寒、祛风止痛之效。肩凝症系风寒湿之邪侵袭机体、流注经络、肌肉、关节,气血运行不畅,出现肩关节酸痛、麻木、肿胀、屈伸不利。湿与饮异名同类,小青龙汤散寒化饮除湿,略加祛风除湿通络之品,治疗本病能使寒湿得化,经气得通,痹通自除。

5. 咳喘伴闭经案

患者王某某,女,20 岁,于 2008 年 10 月 30 日就诊,素患慢性支气管炎,常咳喘。近半月又复发。咳喘,咯痰清稀,量多色白,食欲不佳,面青肢冷,形体瘦削,经水 3 个月未至,舌质暗淡,有瘀点瘀斑,舌苔白而滑腻,无发热、无汗出,脉细弱而有涩感。证属寒邪壅肺,肺失宣降,气逆咳喘;寒袭胞宫加之气滞不畅致血瘀经闭。治以温化寒痰,宣肺降逆平喘,活血化瘀。处方:炙麻黄9g,桂枝12g,白芍12g,细辛6g,干姜10g,五味子10g,半夏12g,丹参30g,桃仁10g,川芎12g,赤芍12g,炙甘草5g,2剂,每日1剂,水煎服。

11月2日二诊:咳喘消失,饮食增加,面色好转,身已不冷,经水随寒去气畅而来,咳嗽轻微,痰量减少,舌质暗淡,苔白腻不滑,脉细弱。上方桂枝、干姜减至各9g,加山药20g,云苓15g,继进2剂。

11月5日三诊:患者咳嗽消失,食欲大增,面色正常,舌质稍暗淡,苔薄白,脉稍弱不涩。

医案解要:根据祖国医学脾为生痰之源,肺为贮痰之器,肾阳虚不能摄水,因而冷痰上犯的理论,使其常服香砂六君子丸、金匮肾气丸,以不断增强抵抗力,减少复发次数,减轻症状。随访6个月未复发。由以上病例可见,运用小青龙汤无表证时,只要抓住寒饮犯肺的病机正确辨证,熟悉制方的结构特点,便可推广运用,发挥较大的效益。

6.崩漏案

患者许某,女,43岁,主诉:月经淋漓不尽17天。患者于半月前来月经,17天仍淋漓不尽,期间在他医处予桃仁、红花之类汤药不效,经人介绍而至我处求诊,刻见经色暗黑,多血块,小腹隐痛,肩背及腰部强困不适,下肢亦觉困重无力,自觉面部郁涨,遇风加重,有失眠病史3年余,现仍觉眠差多梦,平素咽痒痰多,纳食可,二便调。舌质淡红稍暗,舌体胖大、多齿痕,舌苔白腻,脉象沉而弦滑。予小青龙汤:生麻黄、桂枝、干姜、细辛、五味子、生半夏、生白芍、炙甘草。3服,水煎服,每日1服;

二诊患者诉:上方服一服月经淋漓即止,且睡眠较前亦见好转,患者称赞所服之方"真乃治疗月经过多之妙方",嘱余一定将其方妥善保存。

医案解要:本案患者月经经色暗黑,多血块,且舌质偏暗,传统辨证当为瘀血阻络,然患者言在他医处所服汤药中有桃仁、红花等药,揣测当为血府逐瘀汤之类,其所以不效,盖因其未查患者实有太阳病未解之故!患者肩背及腰部强困不适,太阳病开篇提纲即言:太阳之为病,脉浮,头项强痛而恶寒;肩背强困,实乃寒客太阳之象,且面部郁涨,遇风加重,更为此提供有力佐证,平素咽痒痰多,舌体胖大,舌苔白腻,脉象弦滑,乃痰湿内盛之象,故患者经血暗黑多血块,舌质稍暗,实乃太阳寒气不解所致,而并非瘀血也;外受风寒闭阻,内有痰湿阻络,故经血不循常道而淋漓不尽,因立外散风寒内化痰湿之法,处《伤寒论》小青龙汤,本方虽无一味止血之药,用之却效如桴鼓,不治其漏而经血自止,足见仲圣之法蕴大智慧也。

7. 闭经案

患者戴某,女,30 岁,农民卧床 2 日,恶寒,发热,无汗。1 年来常吐痰涎,咳引胸痛,且闭经 1 年。诊得肌肤灼热,脉紧而滑。拟解表散寒、温肺化饮为大法,投以小青龙汤。处方:麻黄、桂枝、半夏、干姜、白芍、五味子各 10g,细辛 4.5g,甘草 5g,1 剂,水煎服。当日服药后,即汗出热退喘平,思食,服稀粥 2 次,当晚并见月经来潮,诸痛若失。

医案解要:本例闭经患者,有痰饮病史及脉症初感寒邪不化,聚湿为痰为饮;痰饮之邪阻塞冲任,胞络闭塞而致月事不行。小青龙汤辛开通闭,温化痰饮,故饮去表解之时,1 年闭经亦随之而愈。

25 温经汤

【原文】

问曰:妇人年五十所,病下利,数十日不止,暮即发热,少腹里急,腹满,手掌烦热,唇口干燥,何也? 师曰:此病属带下,何以故? 曾经半产,瘀血在少腹不去。何以知之? 其证唇口干燥,故知之。当以温经汤主之。

——《金匮要略·妇人杂病脉证并治第二十二》

亦主妇人少腹寒,久不受胎,兼取崩中去血,或月水来过多,及至期不来。

——《金匮要略·妇人杂病脉证并治第二十二》

【释义】

本条论述了冲任虚寒兼有瘀血所致的崩漏证治。妇人 50 岁左右,气血已衰,冲任不充,经水应止,今复下血月余不止,乃属崩漏之疾。病由冲任虚寒,曾经半产,瘀血停留于少腹所致。瘀血停留于少腹部,固有腹满里急,伴有刺痛拒按等症,漏血数十日不止,阴血势必耗损,以致阴虚生内热,故见暮即发热,手掌烦热等症,瘀血不去,而新血不生,津液失去上润,故见唇口干燥,症属下元亏虚,冲任虚寒,瘀血内停,故当用温经汤温养血脉,使虚寒得补,瘀血得行,从而起到湿经行瘀之效。基本病机为冲任虚寒兼有瘀血不离,属仲景在《金匮要略·妇人杂病脉证并治第二十二》所载妇人之病,因虚、积冷、结气范畴。

温经汤煎服法中明确提出亦主妇人少腹寒,久不受胎,兼取崩中去血,或月水来过多,及至期不来。可见温经汤的病理关键在"寒"。此处之"寒"可自内生,脾气亏虚,虚寒内生,而气虚行血乏力则血行涩滞不畅甚则血瘀;气属阳,阳虚血失温煦,寒凝血瘀;此处之"寒"亦可受外袭,寒湿外袭,寒性凝滞,寒凝血瘀,湿遏阳气,气郁而致血瘀。

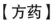

【方药】

吴茱萸三两　当归　芎䓖　芍药各二两　人参　桂枝　阿胶　牡丹去心　生姜　甘草各二两　半夏半升

【煎服】

上十二味,以水一斗,煮取三升,分温三服。

【功效】

温经散寒,养血祛瘀。

【方解】

本方证因冲任虚寒,瘀血阻滞所致。冲为血海,任主胞胎,二脉皆起于胞宫,循行于少腹,与经、产关系密切。冲任虚寒,血凝气滞,故少腹里急、腹满、月经不调,甚或久不受孕;若瘀血阻滞,血不循经,加之冲任不固,则月经先期、或一月再行,甚或崩中漏下;若寒凝血瘀,经脉不畅,则致痛经;瘀血不去,新血不生,不能濡润,故唇口干燥;至于傍晚发热、手心烦热为阴血耗损,虚热内生之象。本方证虽属瘀、寒、虚、热错杂,然以冲任虚寒,瘀血阻滞为主,治当温经散寒,祛瘀养血,兼清虚热之法。方中吴茱萸、桂枝温经散寒,通利血脉,其中吴茱萸功擅散寒止痛,桂枝长于温通血脉,共为君药。当归、川芎活血祛瘀,养血调经;牡丹皮既助诸药活血散瘀,又能清血分虚热,共为臣药。阿胶甘平,养血止血,滋阴润燥;白芍酸苦微寒,养血敛阴,柔肝止痛;麦冬甘苦微寒,养阴清热。三药合用,养血调肝,滋阴润燥,且清虚热,并制吴茱萸、桂枝之温燥。人参、甘草益气健脾,以资生化之源,阳生阴长,气旺血充;半夏、生姜辛开散结,通降胃气,以助祛瘀调经;其中生姜又温胃气以助生化,且助吴茱萸、桂枝以温经散寒,以上均为佐药。甘草尚能调和诸药,兼为使药。诸药合用,共奏温经散寒,养血祛瘀之功。

徐忠可认为使用温经汤方证,其证因半产之虚而积冷气结,血乃瘀而不去。故以归、芍、芎调血,吴茱萸、桂枝以温其血分之气而行其瘀。肺为气主,麦冬、阿胶以补其本。土以统血,参、甘以补其虚,牡丹皮以去标热。然下利已久,脾气有伤,故以姜、半正脾气。名曰温经汤,治其本也。惟温经,故凡血分虚寒而不停者,皆主之。

【精准辨证】

冲任虚寒,瘀血内停证。月经不调、小腹冷痛、经血夹有瘀块、时有烦热、口唇干燥、舌淡紫或有瘀斑瘀点、舌下络脉瘀紫怒张、脉象细弱或涩等为主要临床辨证要点。

【妇科临床应用】

温经汤为妇科调经常用方,被历代医家视为主治妇女经、带、胎、产疾病的经典方剂,主要用于冲任虚寒而有瘀滞的月经不调、痛经、崩漏、不孕、先兆流产、产后腹痛、慢性盆腔炎等病证临床表现符合冲任虚寒、瘀血内停证者。

【温经汤适宜人群】

黄煌认为,温经汤的适宜人群为:体型中等或偏瘦或消瘦,皮肤干枯发黄发暗,缺乏光泽,或潮红,或暗红;口唇干燥干瘪而不红润,或疼痛,或热感。毛发脱落、干枯、发黄,易于折断。腹壁薄而无力,小腹部有拘急、疼痛或胀感。手掌、脚掌干燥,摩擦后沙沙响,容易裂口,或有毛刺,或有疼痛,或有发热感。小腿皮肤干燥,无毛。月经周期紊乱或闭经,不规则阴道出血,或多或少,色淡或黑。或有痛经,难以怀孕,易于流产。阴道干涩,或外阴皮肤干燥,或瘙痒,白带少。性欲低下,容易疲劳,腰痛膝软、头痛、午后面部或身体有发热感,失眠、烦躁等。大多有产后大出血、过度生育或流产史;或为过早切除子宫,长期腹泻、久病、营养不良、绝经、年老等人群。

【不传之秘】

1.调经之祖方,经闭能通,经少能补,经多能止,凡冲任虚寒兼有瘀血阻滞的病证皆可应用。

2.组方配伍特点:一是温清补消并用,但以温经化瘀为主;二是大队温补药与少量寒凉药配伍,使全方温而不燥,刚柔相济,以成温通、温养之剂。

3.体形肥满壮实,营养状态好,面色红润者慎用。不孕症患者服用本方至妊娠后应停服。湿盛胸腹胀满及呕吐者,不宜长期服用。

4.服用本方的同时要多食用猪蹄、鸡爪、牛筋等富含胶原蛋白的食物。

【临证加减】

虚寒证甚者,加小茴香、艾叶以增加温经散寒之力;阴虚甚者合用二至丸,以增强养阴清热之力;如气虚甚者,加黄芪、升麻;如血虚甚者,加枸杞子、熟地黄以加大滋阴养血之力;若瘀血甚者,可加桃仁、红花;若寒痛甚者加艾叶、小茴香,或桂枝易为肉桂,以增强散寒止痛之力;寒凝而气滞者,加香附、乌药以理气止痛;漏下不止而血色暗淡者,去牡丹皮,加炮姜、艾叶以温经止血;傍晚发热甚者,加银柴胡、地骨皮以清虚热;经期便溏、腹泻,脾肾阳虚者,加山药、菟丝子、补骨脂温脾肾以止泻;经期腰部酸软,甚则腰痛如折者,加杜仲、续断补肾强骨;经期纳差者,可加炒麦芽、炒鸡金健胃消食。

【医案】

1. 岳美中治疗崩漏案

患者周某,女,51岁,河北省滦县人,1960年5月7日初诊。患者已停经3年,于半年前偶见漏下,未予治疗,1个月后,病情加重,经水淋漓不断,经色浅,夹有血块,时见少腹疼痛。经唐山市某医院诊断为功能失调性子宫出血,经注射止血针,服用止血药,虽止血数日,但少腹胀满时痛,且停药后复漏下不止。又服中药数十剂,亦罔效,身体日渐消瘦,遂来京诊治。诊见面色㿠白,五心烦热,苔薄白,脉细涩。证属冲任虚损,瘀血内停。治以温补冲任、养血祛瘀。投以温经汤:吴茱萸9g,当归9g,川芎6g,白芍12g,党参9g,桂枝6g,阿胶9g(烊化),牡丹皮6g,半夏6g,生姜6g,炙甘草6g,麦冬9g。服药7剂,漏下及午后潮热减轻,继服上方,随证稍有加减。服药20剂后,漏忽见加重,夹有黑紫血块,血色深浅不一,腹满时轻时重,病家甚感忧虑。诊其脉象转为沉缓,五心烦热、口干咽燥等症大为减轻,即告病家,脉症均有好转,下血忽见增多,乃为佳兆,系服药之后体质增强,正气渐充而瘀血乃行之故。此瘀血不去,则新血不生,病亦难愈。嘱继服原方6剂,隔日1剂。药后连续下血5日,之后下血渐少,血块已无,腹胀痛基本消失。又服原方5剂,隔日服。药后下血停止,惟尚有便秘,但亦较前好转,以麻仁润肠丸调理2周而愈。追访10年,未见复发。

2. 陈潮祖治疗带下增多案

患者王某某,女,47岁。1993年4月6日初诊,带下增多半年,加重2个月。患者半年前感带下增多,色白,疑患炎症,于当地医院妇产科检查未发现器质性病变,白带涂片均亦为阴性。2个月前带下量似增,色白清稀如涕。询之:半年来经常腰痛,小腹发凉,四肢欠温,双足较明显,胸胁胀痛,情绪低落,月经或提前或推迟 10～20 日(上月推迟 13 日,月经已干净 6 日),量常色暗,有少量血块,纳差,大便溏泻,2～3 次/日,小便正常,舌质淡,苔薄白,脉沉细。处方:吴茱萸 9g,柴胡 12g,枳壳 10g,川芎 12g,当归 12g,白芍 15g,肉桂 10g,法半夏 15g,麦冬 10g,人参 10g,白术 15g,泽泻 12g,五味子 10g,6 剂,水煎服,1 剂/日,3 次/日。

1993 年 4 月 13 日二诊:服上方胸胁胀痛消除,腹泻减少至 1 次/日,心情、胃纳亦好转,白带有所减少,舌、脉同上。上方吴茱萸增至 12g,肉桂增至 12g,去五味子、麦冬,加鹿角胶 20g,鸡冠花 15g。

1993 年 4 月 20 日三诊:白带顿减,腰痛、小腹发凉、四肢欠温明显好转。时觉腰酸、乏力。去上方泽泻,加杜仲 15g。

1993 年 5 月 8 日四诊:上方共服 8 剂,4 月 26 日经行停药。此次月经量常,色红,无血块,余症悉平。服肾气丸调理善后。

医案解要:本案患者带下量多,色白清稀如涕,为冲任虚寒之象;兼见腰痛,肝肾亦不足,不荣则痛;月经先后不定期,量常色暗,有少量血块为瘀血阻滞之象,舌淡,脉沉细为其佐证。故以温经汤去阿胶、牡丹皮,易桂枝为肉桂,加强温肾散寒之力量,以调理冲任,温经散寒为主;加柴胡、枳壳合芍药、甘草即四逆散,用以疏肝理脾,恢复肝胆疏泄,缓解经隧挛急,促进气血津液流通;加白术合人参,可燥湿健脾,健运中焦,以杜湿邪化生之源;加泽泻渗湿利浊,使湿邪从下窍排出,给邪以出路;妙在用五味子收敛耗散之气,使脾阳振奋而能输津归肺,布散水津。二诊时白带量减少,胸胁胀满已除,腹泻减少,说明气行津化,故去五味子、麦冬;稍加吴茱萸、肉桂之量,另加鹿角胶血肉有情之品,增强温补肝肾之力,以益精养血;加鸡冠花可增强止带之功。三诊白带顿减,腰痛、小腹发凉、四肢欠温明显好转,此阳气来复之象,但时觉腰酸、乏力,乃因肝肾不足,故加杜仲以补肝肾,强筋骨。四诊时月经量色质正常,余症悉平,予肾气丸温补肾阳,化气行水,以固疗效。

3. 胡希恕治疗痛经案

患者李某,女,21 岁,初诊日期为 2015 年 9 月 20 日。患者自述中学时代起每次月经来潮都疼痛难忍,伴腰骶部寒、冷、酸疼、重坠。就诊于当地医院,经汤药治疗缓解,后停药症状反复。近两年来月经量明显增多,色鲜红,有硬币大小血块,经期准。现患者乏力嗜睡、头晕目眩、纳呆呕恶、嘴唇一年四季干裂脱皮,肩臂麻木、疼痛。望诊见面色苍白、形体瘦弱。舌红苔白,脉弦细数。处方以温经汤。药物组成:当归 9g,吴茱萸 5g,川芎 9g,桂枝 9g,白芍 15g,牡丹皮 9g,生姜 10g,半夏 6g,麦冬 15g,党参 10g,炙甘草 10g,阿胶珠 10g。上药服 19 剂后患者月经期至,痛经缓解,血块减少,色、量正常,后嘱患者自购中成药小柴胡颗粒和桂枝茯苓丸,每于月经前 1 周服用以巩固疗效。

医案解要:患者素体津血不足,奉养乏源,又因两年来每次月经都失血过多,因此见乏力嗜睡、头晕目眩;又见面色苍白,多年痛经,伴腰骶寒冷酸痛,月经有硬币大小血块,肩臂麻木疼痛,可知患者亦有阳虚寒凝、瘀血阻滞之证;患者纳呆呕恶、口唇干裂脱皮、舌红苔白、脉弦细数,看似为胃虚津亏、化生内热、胃气上逆之征,但患者以虚寒为实,以虚热为标。综上所述,本病案患者病情寒热错杂、虚实相参,为温经汤的适应证范围,治宜养血逐瘀、温阳通脉、滋阴补虚、温胃降逆,故投以温经汤见效。

4. 黄煌治疗不孕症案

患者沈某,女,37 岁,教师。2010 年 9 月 5 日初诊。患者婚后 5 年不孕,后经多方治疗终于怀孕,但因宫外孕而终止妊娠,自此再未怀孕。西医检查一切正常。曾用补肾养血之中药一年而无效,后亦求医,花费甚多,仍无效果,于是对怀孕已经失去信心。患者此次来诊只为调理身体,并未有怀孕之想。刻下:体形高瘦,面色萎黄、有黄褐斑、发枯,唇干色淡,手脚干涩。主诉头晕乏力,眠差,纳呆,月经量少,小腹喜暖。腹诊:腹部薄而无力。舌质淡红,脉象沉细。处方:吴茱萸 12g,当归 12g,川芎 10g,白芍 20g,肉桂 10g,半夏 19g,党参 20g,阿胶 10g,牡丹皮 10g,麦冬 10g,干姜 6g,红枣 5 个,甘草 6g。7 剂,水煎服。

二诊:精神好,有力气,头晕减轻,皮肤隐隐约约有红晕之色。药已中的,原方不变,服用 15 剂。

药后来诊,精神饱满,面色红润,饮食好,睡眠佳,尺脉有滑象。嘱做尿妊娠试验,结果报告阳性,患者喜极而泣!

医案解要:上方为温经汤,出自《金匮要略》。黄煌认为此方是女性的调经方和美容方,主治以羸瘦、唇口干燥、皮肤干枯或手掌皲裂、少腹里急、头痛、暮即发热、月经不调、闭经不孕等为特征的病证。此例患者为典型的适用温经汤的体质,在调理体质的过程中,患者怀孕,看似偶然实则必然。时下治疗不孕之法不外补肾健脾、活血化瘀,方药芜杂,疗程漫长,见效甚微,却多忽视古方温经汤,将其束之高阁,岂不惜哉?

5. 高泌乳素血症案

林某,女,28 岁。2017 年 3 月 6 日初诊。主诉:月经量少 1 年余。患者于2015 年 3 月开始出现月经推后来潮,外院查性激素提示泌乳素(PRL)升高,垂体 MR 提示垂体微腺瘤,服用溴隐亭约 2 年,现维持 1.25mg/日,定期检测泌乳素水平,自诉从 2015 年 8 月至今维持在正常水平。服用溴隐亭数月后月经周期规律,但月经量少,色暗,无痛经。末次月经时间:2017年2月15日,量少色暗,2天干净,用护垫可,无痛经。自觉手足心发热,口干不欲饮。舌淡、苔薄白,脉细。未婚,否认性生活史。辅助检查:2017年2月20日查PRL180.29mIU/L(参考值为60～610mIU/L)。2017年3月3日妇科B超提示子宫大小及双侧附件未见异常。中医诊断:月经过少(冲任虚寒夹瘀证)。西医诊断:高泌乳素血症;垂体微腺瘤。治则治法:温经散寒,养血祛瘀。处方:吴茱萸5g,当归10g,川芎10g,阿胶10g(烊化),白芍10g,党参10g,桂枝10g,牡丹皮15g,甘草5g,法半夏15g,麦冬15g,生地黄20g,生姜3片。水煎内服,翻煎后次日再服,两日1剂,共7剂。

2017年3月20日二诊。末次月经时间:2017年3月12日,3天干净,量多时每日用2个卫生巾,湿一半,色暗。2017年3月13日查性激素:黄体生成素(LH)1.52IU/L(参考值为1.9～12.5IU/L),卵泡刺激素(FSH)3.86IU/L(参考值为2.5～10.2IU/L),PRL65.31mIU/L(参考值为60～610mIU/L)。原方中改当归15g、川芎15g、白芍15g。续服7剂。3个月后来诊,查LH7.2IU/L(参考值为1.9～12.5IU/L),PRL120mIU/L(参考值为60～610mIU/L),自诉二诊服药后月经量中。

医案解要:垂体微腺瘤是高泌乳素血症最常见的原因,约85%的患者表现为月经不调,69%患者表现为溢乳,二者合称闭经～溢乳综合征。本案例患者月经量少,色暗,手足心发热,口干不欲饮,垂体微腺瘤为瘀血内停、新血不生之证。《金匮要略·妇人杂病脉证并治第二十二》中云:"暮即发热,少腹里急,腹满,手掌烦热,唇口干燥……温经汤主之。"瘀血不去,新血不生,阴津不能上承,故见口干不欲饮,阴血虚不能济阳,故见手足心烦热。本方中阿胶、川芎、当归、芍药、牡丹皮为养血和血行瘀之良药,加之党参、甘草益气补虚。瘀血既除,新血自生,则经水充盈。临床运用该经方时,治疗之初常遵古籍之剂量,起到"探路"之用,若药后仍阴血虚少,则适当加大归、芎、芍之用量。

6. 痛经案

周某,18岁,学生,未婚,无性生活史,于2020年4月9日初诊。主诉:经行腹痛1年。现病史:患者诉1年前无明显诱因下出现经期腹痛,曾自行服用布洛芬处理,可暂时缓解,后又反复发作。平素月经不规律,月经周期为20～30天,每次经期3～7天,月经量多,色暗红,血块量多色深,腹部绞痛较剧烈,热敷可稍缓解疼痛,遇冷加重,痛时汗出,经期伴随双下肢酸软,有经期腹泻,经前乳房胀痛。患者面色㿠白,学业繁重,经常熬夜,手足不温,畏寒怕冷,多梦,二便正常,舌质暗红少苔,脉沉迟而涩。患者另诉平素喜食生冷,嗜冰饮。末次月经:2020年3月29日。西医诊断:痛经。中医诊断:痛经,寒凝血瘀证。治疗方案:治宜温经散寒,养血祛瘀。给予温经汤加减化裁。处方:吴茱萸15g,桂枝15g,白芍30g,五灵脂18g,桃仁15g,川芎15g,当归18g,红花9g。香附12g,夜交藤15g,茯神15g,党参18g,麦冬15g,半夏9g,阿胶9g,牡丹皮9g,干姜2片,甘草9g,14剂,水煎服,每日早晚,饭后0.5小时服用1次,嘱患者日常忌食生冷、辛辣,饮食温热,注意保暖,宜作息规律,情志舒畅。

2020年5月10日复诊,患者诉4月29日月经至,月经血块减少,腹痛明显改善,乳房胀痛减轻,睡眠明显好转,大便偏干。在上次处方基础上加减化裁后继续服用。处方调整:加女贞子、墨旱莲各15g,白芍改为15g,继续服用14剂,早晚饭后0.5小时各1次。月经已过,减少白芍用量,加女贞丹滋肝肾之阴,缓解大便干燥。

医案解要:寒凝血瘀型痛经,或因经期食凉饮冷,阳气内伤;或居于湿冷之处,风冷寒湿客于冲任、胞中,以致经血受寒凝滞不畅;或素体阳虚,阴寒偏胜,冲任虚寒致使经水运行迟滞;以上种种皆可导致血滞不行,寒凝而痛。傅青主认为寒湿乃邪气也,妇人有冲任之脉居于下焦,经水由二经而外出,而寒湿满二经而内乱,两相争而作疼痛。其临床特点为月经来时或行经前后小腹冷痛或绞痛,喜按喜温,遇冷加重,遇热痛减,经血常夹杂血块,腰腿酸软,小便清长,脉沉弦或涩,舌淡紫,苔白润。因肾关天癸,为冲任之本,胞脉系于肾而络于胞中。肾阳虚则内寒生,冲任、胞宫失煦,虚寒滞血,故经期或前后出现小腹冷痛或绞痛,经血夹杂血块,舌淡紫,脉涩,皆为血瘀之象。此为冲任虚寒,故而喜按喜温,肾阳不足致腰腿酸软、小便清长,脉沉苔白俱为虚寒之象。故此,寒凝血瘀型痛经治宜温经散寒、养血祛瘀,首选《金匮要略》之温经汤。方中吴茱萸辛散苦降,且具大热之性,擅散寒止痛,桂枝长于温通血脉,二者合用,可增强温经散寒、通利血脉之功;当归入肝经,为治疗妇科疾病的补血要药。牡丹皮既助诸药活血散瘀,又能清血分虚热,阿胶甘平,养血止血,滋阴润燥,配以麦冬,三药并举,更具养血滋阴,并制约君药之温燥。方中重用白芍,取其养血敛阴,柔肝止痛之效;五灵脂苦咸甘温,入肝经血分,功善通利血脉,散瘀止痛;川芎、桃仁、红花逐瘀行血;香附为气病之总司,女科之主帅,气中血药,可调理乳房胀痛;夜交藤、茯神合用,养心安神;半夏、生姜温里散寒和胃;党参、甘草益气健脾,以资生化之源,全方温经散寒以活血,健脾益气以行血。患者后天饮食不节,损伤脾阳,胞宫失之温煦,经血瘀阻,不通则痛,故嘱咐患者调整饮食,食温食暖。方中温清补消并用,但以温经补养为主。大量温补药与少量滋阴药配伍,能使全方温而不燥、刚柔相济,以成温养化瘀之剂。本方温经散寒、养血祛瘀,兼以滋阴清热,经少能通,经多能止,为寒凝血瘀型痛经经典方。

7. 闭经案

李某,26岁,未婚。因"闭经半年"就诊。患者既往月经规律,近1年月经错后,伴经期延长,40~60天一行,8~10天干净,量少,色暗,夹血块,末次月经半年前。刻诊体型偏胖,近半年来体质量增加明显,下颌处痤疮,漫肿无头,头发稀疏,乳房胀痛,小腹怕凉,有坠胀感,手足不温,食少,多梦,二便正常,舌暗苔薄白,脉沉细。体格检查乳房较小,腹股沟及腋下色素沉着。彩超示:子宫4.0cm×3.5cm×3.5cm,左侧卵巢3.8cm×2.0cm,右侧卵巢4.0cm×2.0cm,且右侧卵巢可见卵泡数>12个。血生化示:黄体生成素(LH)8.69mIU/mL,卵泡刺激素(FSH)1.06mIU/mL。西医诊断为多囊卵巢综合征。中医诊断为闭经,证属冲任虚寒,气血瘀滞。方以温经汤加减:川芎30g,白芍10g,当归20g,吴茱萸10g,桂枝10g,姜半夏10g,牡丹皮10g,阿胶珠10g,山药20g,党参10g,郁金15g,香附10g,生姜10g,大枣10g,炙甘草10g。7剂。每天1剂,水煎,早晚分服。7日后复诊,食欲增,小腹怕凉减轻,坠胀感缓解,手足渐温。继服前方,随症加减。治疗半个月后,月事来潮,继续中药调理2个月余,经水按月而至,量、色、质均正常。

医案解要:多囊卵巢综合征属中医学"经闭""不月"等范畴。西医认为本病与下丘脑-垂体-卵巢轴调节功能异常、肾上腺素内分泌功能异常有关。中医辨证多与气血亏虚、气滞血瘀、痰湿阻滞等相关。本患者素有月经延后,量少,色暗,有血块,现已停经半年,乳房胀痛同时伴见面色白,头发稀疏,小腹怕凉,手足不温,多梦,故辨证属冲任虚寒,气滞血瘀。张景岳认为闭经,血枯者,因冲任亏败源断其流也。故取温经汤加减,以温补冲任,养血通脉。

8. 经间期出血案

刘某,25岁,未婚,2018年12月24日初诊。患者阴道不规则流血3天,平素月经规律,周期30天,经期6天,量色可,有血块,经行小腹凉伴腰酸。末次月经:2018年11月30日—2018年12月5日。自12月9日起阴道出现少量褐色分泌物,量少,未见血块,持续3天后血止。现症见:畏寒肢冷,乏力,腰凉、腰酸,纳可,晚睡(凌晨睡),大便溏。否认性生活史,既往无慢性病史。舌质暗,边有齿痕苔腻,脉沉细。彩超示:子宫大小4.0cm×2.4cm×3.6cm,内膜厚度0.8cm,子宫及双附件未见异常。中医诊断:经间期出血(脾肾阳虚证)。西医诊断:排卵期出血。方选温经汤加减,药用:吴茱萸9g,当归、芍药、桂枝、生姜、牡丹皮、麦冬、杜仲、牛膝、补骨脂各15g,川芎、太子参、甘草、半夏、延胡索、没药、仙鹤草各 10g,阿胶 6g。14 剂,每日 1 剂,水煎服。

2019 年 1 月 10 日二诊:服药 5 天后月经来潮,血块量减少,经行小腹疼痛明显缓解。上方减延胡索、没药,续服 14 剂。2019 年 2 月随访,患者无经间期出血之症状,月经周期、经量均正常,无腹痛、腰酸。

医案解要:治疗经间期出血,从"瘀血"着手,紧抓瘀血阻滞冲任胞宫,旧血不去,新血不得归经,离经之血非时而下的病机,以活血化瘀为治疗大法。患者肾阳虚衰,胞宫寒冷,冲任损伤,血失封藏,故血不循经;肾阳虚衰,外府失荣,故经行腰凉、腰酸;肾阳不能上温于脾,故大便溏薄。治以温补冲任,填充肾阳。导师在温经汤之上加入杜仲、牛膝、补骨脂以温补肾阳,固冲经脉;仙鹤草收敛止血,亦有补虚之功。全方散寒冷,温胞宫,补肾阳,复气血,对于虚寒证(脾肾阳虚)经间期出血之治疗疗效确切。

26 土瓜根散

【原文】

带下,经水不利,少腹满痛,经一月再见者,土瓜根散主之。

——《金匮要略·妇人杂病脉证并治第二十二》

【释义】

此论血瘀而致经水不利的证治。此处"带下"二字,用作广义,是泛指妇科疾病。妇女月经不能按期而至或经行不畅利,有属虚实之异,如果伴少腹胀满疼痛者,则多与血瘀气滞有关。由于瘀血阻滞胞宫,冲任失调,亦可一个月出现两次月经。然而不管是月经按期不至,还是经水不畅,或是一个月出现两次月经,总由血瘀所致,故当行瘀通经,用土瓜根散主治。

【方药】

土瓜根 芍药 桂枝 䗪虫各三分

【煎服】

上四味,杵为散,酒服方寸匕,日三服。

【功效】

破瘀通经。

【方解】

方中土瓜根,又名王瓜根,性味苦寒,功能破血消瘀,用作主药;䗪虫咸寒,有毒,也能逐瘀破结,故为辅药;桂枝温通血脉,芍药通痹调营,共为佐使药。四药合用,共奏破瘀行血,调营通经之效。用酒送服上药,取之能协桂枝温行血脉,以助药力。

葛洪认为土瓜根汁,入少水,内筒,吹入肛门内,可通便。赵以德认为土瓜根者,能通月水,消瘀血,生津液,津生则化血也;辅以芍药、桂枝、蟅虫三品,以酒行之,则月水来矣。

【精准辨证】

气滞血瘀证。经水不利或一个月二次,伴腹满痛、痛有定处,按之不减或拒按,或少腹按之有硬块,舌质紫暗,脉沉或涩。

【妇科临床应用】

气滞血瘀所致各种妇科疾病,临床上本方用治痛经、闭经、月经不调、输卵管阻塞等症。

【不传之秘】

1. 此方原方为散剂,以酒送服。此酒一般认为与现代之黄酒类似,取其温通以助药性发挥,可协桂枝温行血脉,能助土瓜根、蟅虫活血化瘀。

2.《中药大辞典》称黄瓜根即土瓜根,土瓜根一般药房若无此药,可用丹参代替,亦能取效,许润三用天花粉代替土瓜根治疗内膜增厚型闭经,效果良好。

【临证加减】

若血寒者,加炮姜、吴茱萸、制附子以加强温寒之力;若兼血热者,加赤芍、牡丹皮以增活血凉血之力;若兼血虚者,加当归、熟地黄、黄芪以补气养血;土瓜根散与矾石丸两法并用,经带同治,相得益彰;若血瘀气滞,经行少腹胀痛或刺痛者,可与旋覆花汤合方治疗;若瘀血甚者可与下瘀血汤合方化裁。

【医案】

1. 月经过多案

患者,女,54岁。症见几乎每日都有少量的经血,妇科诊为更年期月经过多症。腹满便秘,脉见左关浮,两尺沉取有力,苔白,舌下静脉郁滞。两腹直肌拘挛,左脐及少腹左右见有动悸和压痛。后颈、两肩、右背、左腰、小腿后等肌肉发硬。拇指及小指肚有红斑,手掌干燥。血、尿等检查无异常。治疗方法是每日早晚各服土瓜根蜜丸20粒,连续服用14天后,便秘缓解,大便1日1行,腹胀未作,经血停止。

医案解要:妇人经脉流畅,应期而至,血满则下,血尽复生,如月盈则亏,月晦复出也。惟其不利,则蓄泄失常,似通非通,欲止不止,经一月而再见矣。少腹满痛。不利之验也。土瓜根主内痹瘀血月闭,蟅虫逐血,桂枝、芍药行荣气而正经脉也。

2. 崩漏案

患者王某,女,46岁。2018年5月27日初诊。月经持续10余天,经量极少,色粉红,时有时无,伴见乏力、嗜睡,舌淡苔薄,脉沉细。过去月经正常,带节育环10余年。辨证为冲任虚寒,气虚不固。处方芎归胶艾汤加减:黄芪20g,党参15g,炒白术15g,干地黄25g,当归15g,白芍15g,川芎8g,炙甘草10g,焦艾叶10g,茜草12g,地榆炭15g,棕榈炭15g。10剂,水煎服。

6月21日二诊:服药期间有2天经血干净,后又断续不干净,似有似无,有小血块,近3天血量较多,如来月经样,血块较多,小腹痛,舌淡苔薄,脉短促。考虑用芎归胶艾汤益气养血止血,效不理想,更法为活血益气止血,方用土瓜根散加减:桂枝10g,丹参15g,土鳖虫10g,黄芪20g,党参10g,炒白术10g,炙甘草10g,熟地黄20g,当归15g,炒白芍15g,旋覆花10g,茜草15g,地榆炭10g,焦艾叶10g。7剂,水煎服。

6月30日三诊:服药第6天经血干净,较前有精神,饮食二便正常,舌淡苔薄,脉沉细。血压:88/60mmHg。考虑经血干净后,仍宜用芎归胶艾汤益气养血,服10剂药。

7月24日四诊:患者因进食冷饮,诱发经血又断断续续10余天,但较前量少,色正,腹不痛,仍有少量血块,乳房胀痛。考虑除邪未尽,仍有瘀血作祟,故再用6月21日处方,原方原量,仅将熟地黄易为干地黄,续服10剂。此后连续3个月经周期均正常,后去节育环。

医案解要:本案初诊脉证尚未见瘀血之征,方用芎归胶艾汤加减治疗,效果却不理想,二诊询知经血夹有血块,小腹痛,再结合妇女带节育环日久,多见瘀血月经不调,故改用以活血祛瘀调经为主的土瓜根散,方显疗效。张建荣教授认为对月经过多,或月经时有时无,时间持久,用补血止血法无效者,往往采用活血祛瘀法反有显效;另外,经临床观察,对月经过多,或崩漏,或胞阻下血者,用干地黄较熟地黄疗效更满意。

3. 异位妊娠案

患者,女,34岁,2007年10月29日因"间断阴道不规则少量出血2个月余,伴下腹疼痛10天",以"阴道不规则出血待查(异位妊娠? 难免流产?)"收入院。30 日查血 HCG：4537mIU/ml。盆腔 B 超见：左附件区见一 4.8cm × 2.8cm 低强回声，边界欠清，彩色多普勒超声：周边可见血流信号。患者的血 HCG 较高，但没有明显的手术指征，且患者强烈要求保守治疗，31 日用 75mg 甲氨蝶呤注射液单次肌内注射行杀胚治疗。同时服用活血化瘀消癥的中药进行治疗。具体方药如下：桂枝 10g，茯苓 10g，桃仁 10g，赤芍 10g，牡丹皮 10g，蜈蚣 5 条，天花粉 10g，生黄芪 30g，三七粉 3g。11 月 7 日查血 HCG：5896mIU/ml。阴式 B 超：左附件可见一 2.9cm × 2.7cm 的包块，宫内仍未见孕囊。患者服药后 B 超显示左附件包块减小，但是血 HCG 持续上升，可以加水蛭 10g，土鳖虫 10g，增加活血化瘀杀胚之力；同时由于患者咽干咽痛，可加天花粉 10g 滋补阴津。具体用药如下：桂枝 10g，茯苓 10g，牡丹皮 10g，桃仁 10g，赤芍 10g，土鳖虫 10g，水蛭 10g，蜈蚣 5 条，三七粉 3g，生黄芪 30g，天花粉 20g。11 月 15 日查血 HCG 示：2425mIU/ml。27 日血 HCG：605mIU/ml。B 超：子宫左上方可见一边界欠清的不均匀强回声区，大小为 4.2cm × 2.8cm，其内侧可见囊样无回声，大小 3.3cm × 2.6cm，子宫周围可见少许无回声，最宽 0.9cm。患者强烈要求出院，建议出院后注意休息，定期复查。2008 年 4 月通液，双侧输卵管不通，再次住院。主方：生黄芪 10g，当归 10g，何首乌 20g，水蛭 10g，土鳖虫 10g，穿山甲 10g，莪术 30g，三七粉 3g，合欢皮 10g，枳实 15g。根据具体情况辨证加减，治疗 3 个月经周期后出院，出院后第 2 个月妊娠，末次月经：7 月 4 日，患者已于 10 月 13 日到我院产科门诊建立档案，当日查血 HCG 示：65657mIU/ml。后随访患者，胎儿发育良好，无特殊不适。

医案解要：桂枝茯苓丸、土瓜根散均出自《金匮要略》，其中桂枝茯苓丸原本是用来治疗癥病，用量较小，缓下癥积，不使伤正；土瓜根散原本用于治疗瘀血而致经水不利之少腹满痛，活血祛瘀、通经止痛。两者合用并适当加大桂枝茯苓丸中每味中药的剂量，以增强活血通经、化瘀消癥之力，而土瓜根（即天花粉）还具有杀胚之功，两者合用共奏活血化瘀、消癥杀胚之效。异位妊娠保守治疗的患者病程一般较长，多伴有气血亏虚的征象；活血化瘀治疗大法贯穿异位妊娠保守治疗的始终，久用活血化瘀消癥之类攻伐药物，必将耗伤正气，而气为血之帅，气愈虚则血愈滞，不利于整个疾病的治疗，在整个治疗过程当中，攻邪不忘扶正，在活血化瘀、消癥杀胚中药中加用黄芪、党参等补气药扶助正气。

27 大黄甘遂汤

【原文】

妇人少腹满如敦状,小便微难而不渴,生后者,此为水与血俱结在血室也,大黄甘遂汤主之。

——《金匮要略·妇人杂病脉证并治第二十二》

【释义】

本条论述妇人水血俱结血室的证治。妇人少腹满,有蓄水与蓄血两种情况,小便不利、口渴是蓄水,小便自利、不渴是蓄血。"生后者"指产后妇人。此处妇人少腹胀满,高起如敦状,小便难,提示有水,但"微难"说明小便不是绝对的"不利",又"不渴",且发生在产后这一特殊时期,多有瘀血,故诊断为水与血俱结在血室,病属下焦。治疗当水血兼攻,以大黄甘遂汤破血逐水。大黄下血,甘遂逐水,加阿胶则祛瘀浊而兼安养。

尤在泾:敦,音对。按《周礼》注,架以盛皿,敦以盛食,盖占器也,少腹满如敦状者,言少腹有形高起,如敦之状,与《黄帝内经》胁下大如覆杯之文略同。小便难,病不独在血矣。不渴,知非上焦气热不化。生后即产后,产后得此,乃是水血并结,而病属下焦也。故以大黄下血,甘遂逐水,加阿胶者,所以祛瘀浊而兼安养也。

徐忠可解释本条原文:少腹满,前之小腹满也。如敦状,如人敦而不起,则气从后注,今溺满在前,而血瘀在后,故曰:如敦状,小便微难,是溺亦微有病而不甚也。不渴,知非上焦之气热不化,更在生病后,则知余邪未清,故使血室不净,血室在膀胱之后,病在彼,故气如后注而敦者然,明是溺与血俱病,故曰:此为水与血俱结在血室,大黄以逐其瘀血,甘遂以去其停水,古人治有形之病,以急去为主,故用药不嫌峻耳。若阿胶,则养正而不滞,故加之,且以驱血中伏风也。

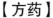

【方药】

大黄四两　甘遂二两　阿胶二两

【煎服】

上三味,以水三升,煮取一升,顿服之,其血当下。

【功效】

破血逐水,养血扶正。

【方解】

《神农本草经》言大黄"味苦,寒,主下瘀血,血闭,寒热,破癥瘕积聚",用其泻热逐瘀;《神农本草经》言甘遂"味苦,寒。主大腹疝瘕,腹满,面目浮肿,留饮宿食,破癥坚积聚,利水谷道",可攻逐水气;阿胶养血滋阴。大黄配甘遂,二者同治邪,涤荡胞宫,使胞宫中瘀血水气从下而去;阿胶主扶正,使邪去而不致伤阴,使新血得生,且佐制大黄、甘遂之烈性。《金匮要略方义》认为盖产后多虚,易伤阴血,纯用破逐之剂,恐重伤阴血,故佐以阿胶益阴养血,使攻邪而不伤正。

【精准辨证】

水血俱结血室证。妇人少腹满痛膨大,大便难,小便涩,口不渴,或产后瘀血不去,恶露不净,舌紫暗苔白,脉涩或沉。

【临床应用】

产后恶露不净,胎盘滞留,产后尿潴留,急、慢性盆腔炎,附件炎,妇科良、恶性肿瘤,闭经等证属水与血互结于血室者。

【不传之秘】

本方配伍比例大黄：甘遂：阿胶为4∶2∶2,攻补兼施,以攻为主。

本方主瘀血与水互结下焦,病程较短者,治在速攻,大黄、甘遂皆为峻下之品,不可久用,孕妇及血虚证者禁用。

服用本方后下血,不可认为病症加重,乃药物驱邪外出,病症向愈。

【临证加减】

治癃闭者加牛膝、木通；闭经加桃仁、牡丹皮；腹胀明显者加槟榔厚朴；若夹水气者可合用十枣汤。

【医案】

1. 月经不调案

患者相某某，女，38岁，干部，1982年2月20日诊。自诉：1973年做绝育手术后，初则月经延缓，量少，近3年来月经2至3个月1次，小腹逐渐膨大硬满，有时疼痛，月经来时胀满疼痛尤甚，伴有烦躁不宁。近来上腹及胃脘也感胀闷，背沉，连及颈项酸痛不舒，饮食大减，有时恶心，头晕心慌，口干不欲饮，自汗出，手心热，白带多，眼睑有时浮肿，小便正常，大便有热感，屡经中西医治疗罔效。检查：体质中等，精神正常，小腹明显膨隆胀大，如敦状，按之硬，舌质暗，苔薄白，右脉弦细，左脉沉细而结。此证系水与血结于血室，因日久不愈，邪结益甚，冲、任、督、带和足之三阴三阳经脉均受累。考虑水血为患，上干脾胃，不宜急攻，处以当归芍药散加减。

2月25日二诊：服药后饮食增加，恶心已除，背沉颈酸大减，头已不晕，上腹已不胀，但小腹胀大硬满如故。病已下趋，当攻其结，处以大黄甘遂汤：大黄10g，甘遂3g，阿胶9g，水煎于晨空腹顿服，3剂。

3月1日三诊：服药后第一天大便2次，第二和第三天大便各1次，均为黄色糊状粪便，自觉精神好，气力增加，此乃病重药轻，未能攻破结聚，仍遵原方加味：大黄9g，甘遂4g，阿胶9g，桃仁9g，䗪虫9g，牛膝18g，香附15g，枳壳9g，水煎于晨空腹顿服3剂。

3月5日四诊：服药1剂后，泻下2次黄色稀便，服2、3剂后，每日大便1次，为黑色糊状粪便，小腹明显松软，但仍胀大，食欲较前稍差。此乃药中病所，邪有开启之机，本欲续攻，但患者饮食欠佳，恐药峻伤胃，改服第一方当归芍药散5剂。

3月10日五诊：自诉服药2剂，感到火气上冲，咽喉灼热，口出热气，继服2剂，小腹疼痛难忍，9日晚月经来潮，量极少。此为血结被破，邪气挟虚热上冲，当乘胜攻之，拟抵当汤加味：水蛭9g，虻虫4g，桃仁9g，大黄9g，红花9g，香附15g。水煎，顿服3剂。

3月12日六诊：服1剂后，小腹剧痛，夜12时月经畅流，腹痛随之减轻，次日经量增多，排出紫黑血块如花生米大者数枚，泻下黑色大便2次，全身顿感轻松舒适,咽喉火气随之而除,吸气反有凉感。目前经量已不多,仍有黑便,小腹膨胀已消,按之松软,食欲增加,精神好,停药观察。

4月23日追访,患者于4月10日月经按时来潮,历时3天,量中等,经期稍有腹痛,小腹已恢复正常,舌质正,苔薄白,两手脉和缓,病已告愈。

医案解要:本案患者病程长达数年,是水血互结血室之重者,病发于绝育手术后,与触动冲脉有关,病因、病机、主证均与《金匮要略》所言相合不悖,经用大黄甘遂汤主治,疗效确实。大黄甘遂汤条文有"小便微难",意在提示水与血互结,对小便可以产生影响,但其病机病位不在膀胱,故"小便微难"并非必然症状,同时,本例患者另有不少症状是条文中没有的,但都与水血互结血室之病机有关,可见学习经书必师其义,明其理,不可执著字句,拘泥于枝节。当归芍药散、大黄甘遂汤、抵当汤三方皆为《金匮要略》妇人病中活血化瘀方,先后用之使久积之证获愈,说明疾病虽千变万化,不拘成规,应参合运用于经书各条之间。

2. 产后尿潴留案

患者李某某,女,26岁。1970年11月就诊,第一胎足月横位难产,产后3日,除小腹微胀微肿外,别无不适,后腹胀日重,疼肿加剧,诊脉沉涩,舌质红暗、苔滑。腹部压迫难受,少腹与脐周隆起,如孕六七月状。从脐的右上部至脐的左下部有一隆起斜条,按之硬,小便不利,滴滴可下,尚不甚急迫。《金匮要略》说:"妇人少腹满如敦状,小便微难而不渴,生后者,此为水与血俱结在血室也,大黄甘遂汤主之。"拟方:大黄10g,甘遂4.5g,阿胶12g。1剂,煎服,服后小便有所增加,仍无大进展,药既稍效,增量而再进,大黄30g,甘遂6g,阿胶12g,木通15g,1剂药服后,一日夜尿量大增,腹消而愈。

医案解要:产后尿潴留为产科一急症,初诊,意在以药探病,小量先服,服后有效。遂于二诊时加重剂量,并配清热利尿通经的木通作向导,使药直达病所,故效如桴鼓。《金匮要略》云"顿服之,其血当下"。但此例服药后小便大利,却未见有血下,原因何在,尚待探讨。

3. 产后小便难案

患者华某,女,25岁。1985年1月6日诊。产后10日腹大如臌,家人疑为还有一胎未产,故前来妇产科检查,检查结果为"子宫修复欠佳"并请中医会诊。初诊为"膀胱蓄水",投五苓散加味服之周效。患者形体消瘦,面色晦暗,饮食一般,腹大如臌,按之柔软,小便欲解不能,不解自淋,恶露极少,舌暗紫,苔白润,脉弦涩。窃思良久,忽忆《金匮要略·妇人杂病脉证并治第二十二》中有"妇人少腹满如敦状,小便微难而不渴,生后者,此为水与血俱结在血室也,大黄甘遂汤主之"的记载。遂投大黄甘遂汤以破血逐水,水血并逐。大黄5g,甘遂3g,阿胶10g,益母草15g,党参10g。服第2剂时,忽然腹痛瘀血而下,小便通畅,腹满渐消。再服2剂,下血渐净,腹满已平,小便正常,病告痊愈。

医案解要:妇人少腹满有蓄水、蓄血之分。若满而小便自利为蓄血,满而小便不利为蓄水。此患者小腹满如敦状,小便欲解不能,不解自淋,发生于产后,即《金匮要略》所说的"水血俱结"证。方中大黄破血,甘遂逐水,益母草助破血逐水之功,阿胶、党参扶助正气,药服之后竟收全功。

4. 易巨荪治疗产后腹大案

癸未六月,有店伴陈姓者,其妻患难产,两日始生,血下甚少,腹大如鼓,小便甚难,大渴,医以生化汤投之,腹满甚,且四肢头面肿,延予诊治。不呕不利,饮食如常,舌红苔黄,脉滑有力,断为水与血结在血室,投以大黄甘遂汤,先下黄水,次下血块而愈。病家初疑此方过峻,予曰:小便难,知其停水,生产血少,知其蓄瘀,不呕不利,饮食如常,脉滑有力,知其正气未虚,故可攻之。若泥胎前责实,产后责虚之说,迟延观望,俟正气既伤,虽欲攻之不能矣。病家坚信之,故获效。

28 抵当汤

【原文 1】

妇人经水不利下,抵当汤主之。

——《金匮要略·妇人杂病脉证并治第二十二》

【释义 1】

本条论述闭经属于瘀结实证的治法。"经水不利下"与"经水不利"在程度上有所不同:"经水不利"指经行不畅利,以土瓜根散活血通瘀;本"经水不利下"为经水闭阻不通,瘀血程度更重,以抵当汤攻瘀破血。妇人经水不利下,是由于瘀血内结,阻滞经络,经脉闭塞所致的闭经,此为实证,体内瘀血极顽固,需用大黄、水蛭、虻虫、桃仁之类药物祛瘀攻下,病证方可解。

【原文 2】

太阳病六七日,表证仍在,脉微而沉,反不结胸,其人发狂者,以热在下焦,少腹当鞭满,小便自利者,下血乃愈。所以然者,以太阳随经,瘀热在里故也。抵当汤主之。

——《伤寒论》124 条

【释义 2】

本条论述太阳蓄血重证的证治。太阳病六七日,病邪本应传里,然表证仍在(此处表证当指表热),且"脉微而沉",脉沉即病在里,微者血行不畅,可见里有结实,结胸为里实之证,联系第 131 条"病发于阳,而反下之,热入因作结胸",结胸证的脉为寸脉促,关脉沉,亦有沉脉,但患者反不结胸,其人发狂,出现打人毁物,不避亲疏等精神状态异常的症状,说明太阳邪热未结于胸,而是随经入腑,与血结于下焦,成为太阳蓄血证,此时热与瘀互结,当见少腹鞭满,病在血分,无关气化,故小便自利,治当"下血乃愈",用抵当汤治疗。"所以然者"之后字句是对病机的进一步阐述,下焦的瘀血应是指旧有之瘀,遇邪热诱发得病,血热上扰心神,神志不清,故发狂;热与血蓄于下焦,则少腹硬满。此条与桃核承气汤证皆属太阳蓄血证,但"其人发狂"程度当比桃核承气汤的"其人如狂"更重。

【原文3】

太阳病身黄,脉沉结,少腹鞕,小便不利者,为无血也。小便自利,其人如狂者,血证谛也,抵当汤主之。

——《伤寒论》125 条

【释义3】

本条论述蓄血证与蓄水证的异同。"太阳病身黄",太阳病言明疾病由来,此时有身黄的表现,脉沉结、少腹鞕,病皆在下焦,根据小便利与不利区分蓄血与蓄水:小便不利者,病没有入血分,为膀胱蓄水证,此时湿热蓄积于膀胱可见少腹硬,湿热熏蒸可见身发黄;小便自利者,病在血分,血热上扰心神,其人如狂,瘀热互结于下焦则少腹鞕,血瘀则肌肤失于荣养,可见色黄而暗淡,此为瘀血身黄,这是瘀血证确信无疑,治疗当用抵当汤。故蓄血证与蓄水证的鉴别要点在于小便自利与否,以及是否有"如狂"或"发狂"的精神症状。

【原文4】

阳明证,其人喜忘者,必有蓄血。所以然者,本有久瘀血,故令喜忘。屎虽鞕,大便反易,其色必黑者,宜抵当汤下之。

——《伤寒论》237 条

【释义4】

本条论述阳明蓄血的证治。阳明证说明有大便干等阳明证的表现,"喜忘"指患者善忘、健忘,与上文的"发狂""如狂"一样皆属脑系疾病,必定是下焦有蓄血,之所以这样,是其本来就有陈旧瘀血,瘀血与阳明邪热互结而发病,瘀热蓄于下,心失所养,可见健忘。此时虽有阳明证,大便鞕,但排便反而容易,是因为血蓄于下,滋润燥屎,使其易于排出,此时的大便应有血而色黑。病机为邪热与瘀血互结于下焦,治疗当泻热逐瘀,方用抵当汤。

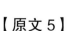

【原文5】

病人无表里证,发热七八日,虽脉浮数者,可下之。假令已下,脉数不解,合热则消谷喜饥,至六七日不大便者,有瘀血,宜抵当汤。

——《伤寒论》257条

【释义5】

本条论述阳明腑实与阳明瘀血的证治。本条在阳明三急下证之后,此处"无表里证"不是指无疾病,当指无发热恶寒的表证和潮热谵语的里证。连续发热七八日,脉是浮数的,又无表证,当是阳明热盛于内,蒸腾于外,结合前文,当有不大便之症,可用下法。如果已经用了下法,热本应退而今未退,仍有数脉,说明热仍未解,推测此当为内有瘀血,气分热已去而血分热未消,瘀血合热则见消谷善饥,此为瘀血的嗜食症,兼六七日不大便,应当用抵当汤泻热逐瘀治疗,不可再用其他泻下药。本方适用于内有里热,发热日久,用泻下之剂而热未能退者,虽症状不明显,但推测可能不是单纯的里热,而是里热兼有瘀血之证。

【方药】

水蛭三十个,熬 虻虫三十枚,熬,去翅足 桃仁二十个,去皮尖 大黄三两,酒浸

【煎服】

上四味,为末,以水五升,煮取三升,去滓,温服一升。

【功效】

破血逐瘀。

【方解】

抵当汤为治下焦瘀结重症的代表方。《神农本草经》中水蛭"味咸,平。主逐恶血,瘀血,月闭。破血瘕积聚,无子,利水道",虻虫"味苦,微寒。主逐瘀血,破下血积,坚痞,癥瘕,寒热,通利血脉以九窍"。方中水蛭、虻虫两味虫类药,皆可破血逐瘀,为祛除顽固陈旧瘀血之峻品;桃仁活血祛瘀,润肠通便大黄涤

荡邪热,导瘀下行,四药合用,共奏攻逐瘀结之效,瘀血去而新血生,经水自行。此方破血逐瘀之力为仲景方中之最,此方一出,则瘀血不能抵挡,正如吴又可认为,非大毒猛厉之剂不足以抵当,说明对于瘀血重症,用药虚峻猛,可用于蓄血中而病势较急者。

历代医家在治疗瘀血重症时,多使用虫类药物,以其搜剔通络、善治瘀血顽疾,张锡纯喜用水蛭治疗癥瘕,认为凡破血之药多伤气分,惟水蛭味咸专入血分,于气分丝毫无损。

【精准辨证】

下焦瘀热证。少腹急结或疼痛,固定不移,或拒按,或腹不满而患者自诉腹满,其人发狂,或心烦,或喜忘,或起卧不安,不大便或大便虽硬而易解,小便自利,舌淡暗,脉沉或涩。

【妇科临床应用】

治疗闭经、顽固性痛经、子宫肌瘤、子宫腺肌症、崩漏、急性盆腔炎、胎盘滞留等表现符合瘀热证者。

【不传之秘】

气不行者易散,血不行者难通,血蓄于下,非大毒骏剂,不能抵挡其邪,故名抵当汤。

本方遣药较猛,药力尤著,意在峻攻,为破血逐瘀重剂,临床应用时患者必须脉证并实方可使用。

组方火中寓下,因势利导,邪去有路。

年老体虚者慎用,血虚所致经水不利下者及孕妇禁用本方,若病势较缓,可用抵当丸治疗。

【临证加减】

肝气郁结者,加香附、延胡索;体弱气血不足者,加当归、赤芍;夹痰浊者加海藻、昆布;瘀血更重者加红花、三棱、莪术、川芎。

【医案】

1.闭经案

患者姜某,26岁,2005年2月22日初诊。末次月经2004年12月25日来潮,心烦,小腹胀,痤疮增多,大便秘结,口臭,带下量中等。舌淡红,苔薄白,脉细。治宜活血破瘀,方用抵当汤合下瘀血汤加味:水蛭10g,虻虫5g,桃仁10g,制大黄10g,土鳖虫10g,川牛膝30g,茺蔚子10g,大腹皮20g,牡丹皮15g。3剂,水煎服,每日1剂。服药之后月经来潮,经量先多后少,有血块,6日净,心烦腹胀、便秘、痤疮诸症均消。再用其他调经药物善后。

医案解要:抵当汤为峻攻之剂,一般经水不畅者而能用轻剂者,不用此品;该患者经闭日久,使用其他活血方剂无效时,可考虑此方。若月经已来潮,当停此方,改用其他药力和缓之剂调经善后,以免过度耗伤气血。

2.癥瘕案

患者,女,46岁,2016年12月21日初诊。自2016年11月患者出现月经淋漓不尽,夹有血块,伴有腹痛、乏力和腰酸,有时汗出,不寐。平时易生气,疑患有更年期综合征,在当地县级医院彩超检查诊断为"多发性子宫肌瘤"。超声显示:子宫壁内可见多个低回声肿块,最大26mm×28mm。血常规:白细胞$4.15×10^9$/L,红细胞$3.3×10^{12}$/L,血红蛋白99g/L,血小板$165×10^9$/L。给予中成药桂枝茯苓丸和复方硫酸亚铁颗粒口服。患者服用1个月后,自感乏力、腰酸症状有所缓解,未再继续治疗。半年后复查彩超提示:子宫壁内可见多个低回声肿块,最大28mm×31mm,遂来求诊。症见:月经淋漓不尽,无规律,月经夹有血块,白带量多,腰酸乏力,时有不寐,平时易生气,胃胀,小便正常,大便稍干。舌暗红,苔薄黄,舌面有瘀斑,脉弦涩。根据患者所述病史及既往相关检查,西医诊断为子宫肌瘤,中医诊断为癥瘕(气滞血瘀证)。治以疏肝理气,活血逐瘀。方药:抵当汤加减。处方:烫水蛭9g,虻虫10g,桃仁10g,酒大黄10g,醋香附10g,茯苓12g,枳实10g,厚朴10g,醋延胡索10g,赤芍10g,14剂。水煎服,每日1剂,早晚分服,每次200ml。嘱患者保持心情舒畅,清淡饮食。患者服用中药3周后,未再坚持服药。

2017年2月12日二诊:患者诉月经量淋漓不尽症状减轻,白带量少,睡眠有所缓解,胃胀明显减轻,大便每日1次,仍有腰酸乏力。舌暗红,苔薄,舌面仍有瘀点,脉弦涩。二诊用药:原方不变,酒大黄另包,加山茱萸10g,14剂,水煎服,用法同前。嘱咐患者如大便每日3次以上时,可酌减酒大黄用量。

2017年3月1日三诊:患者自诉食欲大增,腹胀消失,腰酸乏力减轻,睡眠时好时坏,月经量多色暗,并有血块排出,现经量减少,小腹柔软无不适,小便正常,大便稀。舌红,苔薄白,舌面点刺状消失,脉弦细。根据患者复诊时所述,在二诊方药基础上加丹参15g,桂枝6g,酒大黄减至6g,去枳实、厚朴,21剂,水煎服,用法同前。

2017年3月23日四诊:患者自诉食欲正常,腰酸乏力明显减轻,睡眠正常,白带正常,本次月经未至,二便正常。舌质淡红,苔薄白,脉弦有力。守三诊方药服用2个月后,患者月经周期正常,无血块。在当地医院复查彩超:子宫壁内可见2个低回声肿块,最大11mm×16mm。血常规检查:白细胞4.2×10^9/L,红细胞3.9×10^{12}/L,血红蛋白118g/L,血小板180×10^9/L。患者甚喜,要求再服中药1个月以巩固疗效。

医案解要:子宫肌瘤属于中医"癥瘕"范畴,中医认为子宫肌瘤多因情志内伤,脏腑功能失调,冲任不和,以致气滞血瘀,或兼痰浊,此时新血与旧血凝聚成块结于胞宫,亦为瘀血内结之证。故治以疏肝理气,活血逐瘀泻热。方以抵当汤为主,随证加减,以达到疏肝行气、活血逐瘀之效,使气行瘀散,达到消肿化瘤之目的。

3. 顽固性痛经案

患者王某,女,36岁,2017年12月13日初诊。经行腹痛7年,平素月经周期28天,经色暗,有大血块,经期5天。行经时整个小腹胀痛,紧绷感,痛不欲生,伴有头晕、呕逆、全身麻木感,便溏,持续整个月经周期。口服止痛药无效。末次月经:2017年11月27日,食眠便可。面色㿠白,舌暗、苔薄白,脉沉弦。西医诊断:顽固性痛经。中医诊断:经行腹痛。辨证:肝郁气滞兼经血不畅。治则:疏肝行气,活血化瘀。处方:柴胡、桃仁、香附各10g,当归、赤芍各15g,炒白术、郁金各12g,延胡索9g,乌药10g,茯苓30g,炙甘草、川楝子、砂仁(后下)各6g,小茴香3g,7剂,每天1剂,水煎,早、晚温服。连服12剂药后于2017年12月24日月经来潮,腹痛稍缓解,血块变小,头晕、呕逆及全身不适感减轻。

二诊:分析其起效较慢,遂把原方中桃红四物汤改为活血之力较强的抵当汤(去红花、熟地黄、川芎,加生水蛭、土鳖虫各10g,大黄6g),于经前半月开始口服至经期第3天。2018年1月20日月经来潮,已无血块,腹痛不明显,其他不适明显减轻。

三诊:同法同方,连用2个月经周期后。月经来潮时均无明显不适,遂停药。停药后随访3个月经周期无复发。

医案解要:此患者属肝郁气滞兼经血运行不畅所致痛经,肝郁则经行小腹胀痛;气滞则伴有头晕、呕逆;经血运行不畅则经色暗,有大血块、全身麻木感;舌暗、脉沉弦也符合该诊断。治疗初始用逍遥散原方配以桃红四物汤疏肝活血,再加上行气散寒止痛的药物,但效果不显著,改用活血之力较强的抵当汤后,诸症明显减轻,起效更快,并且随访后无复发。说明在治疗妇科疾病如闭

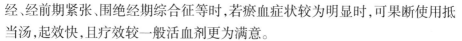

经、经前期紧张、围绝经期综合征等时,若瘀血症状较为明显时,可果断使用抵当汤,起效快,且疗效较一般活血剂更为满意。

4. 盆腔肿块案

应某,女,45岁,干部。1992年8月初诊,患者述38岁患子宫肌瘤,在某妇幼保健医院施行子宫全切除术,左侧卵巢随同切除,保留右侧卵巢。近年来常感下腹部隐痛,1992年3月B超检查,证实盆腔右侧实性肿块,因患者不愿手术治疗,故前来中医门诊。诊见患者形瘦,面色晦暗,肌肤乏润,干燥,口干不欲多饮,精神萎靡,下腹部时有隐隐胀痛,右小腹可扣及隆起包块,疼痛拒按,胃纳一般,二便正常,口唇紫暗,舌质暗边有紫点,脉细沉涩,辨证属瘀血客阻下焦,气血不足。治宜破血逐瘀,佐以补气养血。方用抵当汤加味。药物用:水蛭、虻虫、桃仁、大黄、三棱、莪术、当归、川芎、黄芪、枳壳各10g。连续服用月余,自觉症情尚好,精神略振,面色转红润,小腹部隐痛已减轻,右少腹包块缩小,舌边紫点亦有减少,胃纳尚好,大便日解2次,脉细沉涩,原方继续服用2个月,共服100剂左右,历时3个月,复查B超,盆腔右侧实性肿块消失,腹部软,无胀痛,用养血补气八珍汤调理善后。

医案解要:盆腔包块属祖国医学"石瘕""肠覃""癥瘕"范畴,其病机总缘气血为病:有因湿热下注,困阻气机者;有因寒湿凝滞而瘀血内阻者;有因七情内伤,气滞血瘀而致者。但"癥"为有形之物,笔者以《黄帝内经》学术思想为理论指导,采用了"可导而下""留者攻之""结者散之""坚者削之"等治疗原则,灵活运用张仲景《伤寒论》抵当汤,取其破血逐瘀、软坚散结之功效,不拘泥蓄血发狂等症。体现了祖国医学"异病同治"的辨证法思想。方中以水蛭、虻虫直入血络,破血逐瘀,桃仁活血化瘀,配大黄荡涤瘀热,因势利导,推陈出新,根据不同的体质,病因病机灵活加味,提高疗效。

5. 盆腔瘀血综合征案

患者,女,38岁,两侧小腹疼痛反复发作3年,劳累后加重,腰骶酸痛,肛门坠痛伴里急后重感,白带增多,经前乳房胀痛,经量多,经色暗夹血块,情志郁闷,烦躁易怒,舌暗紫,苔薄白,脉弦。盆腔B超提示子宫卵巢大小正常,双侧盆腔内可见迂曲管状暗区,最宽处内径0.7cm。西医诊断:盆腔瘀血综合征。中医诊断:癥瘕。证属气滞血瘀,治宜理气行滞,化瘀止痛。用抵当汤加减:九香虫10g,炒水蛭10g,桃仁10g,生地黄(后入)6g,大血藤15g,蒲公英20g,香附12g,金铃子12g,炒五灵脂15g,乳香、没药各6g,生山楂30g。水煎,分2次温服,日1剂。7剂后腹痛及肛门坠胀感消失,服用1个月余诸症兼愈,经行经色红,经前无乳房胀痛,复查B超示双盆腔内迂曲管状范围明显缩小。

　　医案解要：盆腔静脉淤血综合征中医学属癥瘕、腹痛、带下等范畴,多发生于育龄期妇女。现代医学认为,任何使盆腔静脉血流出盆腔不畅或受阻的因素,均可致盆腔静脉淤血综合征。如输卵管结扎术后;多孕多产;体质虚弱,血管壁组织薄弱,复因久坐久立,以致静脉流出受阻;子宫后倾及经常便秘致盆腔静脉压力增高回流受阻。中医学认为本病病机不外虚实两端。虚者禀赋不足,气血虚弱不能行血而血运受阻;实者为情志不舒或局部手术损伤致气机不利,血行不畅瘀阻冲任,不通则痛。盆腔静脉淤血综合征以瘀血阻滞胞宫、冲任为基本病机,故治疗应以活血化瘀为主要方法。抵当汤为《伤寒论》方,主治"少腹硬""久瘀血""妇人经水不利下"等症,方由水蛭、虻虫、桃仁、大黄组成,加减方中九香虫、炒水蛭为血肉有情之品,性善走窜,有解毒散结通络止痛之功;大血藤、蒲公英清热解毒;桃仁、乳香、没药破血祛瘀消癥瘕;大黄治腹内瘀血之癥瘕痞块,并清泄湿热。临证时根据血瘀之因,辅以相应的理气、温经、益气、凉血诸法,随证加减用药,辨证施治。盆腔静脉淤血综合征目前临床西医多采用抗生素及手术治疗,反复难愈,预后较差。本法采用抵当汤口服,使患者盆腔静脉血流明显加快,能较快缓解症状,从根本治疗盆腔静脉淤血综合征。

6. 流产不全案

　　患者张某,女,36 岁。2011 年 12 月 13 日就诊。早孕自然流产后半个月,仍有少量阴道出血,阴道B超提示子宫底部有大约6mm的斑片状回声光团,见血流信号植入,患者不愿清宫,予加味抵当汤:桃仁、炒水蛭、川牛膝、三棱、莪术、土鳖虫各 10g;制大黄 12g,当归、益母草各 30g,菟丝子、女贞子各 15g,炙甘草 3g,水煎分服。治疗 1 周后复查 B 超提示子宫底部大约 4mm 斑片状回声光团,继续治疗 1 周后,复诊 B 超提示宫内未见明显斑片状回声。遂以人参养荣汤善后。

　　医案解要：流产不全,临床常以刮宫来处理,虽然能够解决宫内残留现象,但是造成了二次损害,且增加月经不调、慢性盆腔炎、继发不孕等病的发生概率。笔者采用加味抵当汤等法治疗,患者痛苦小,且减少感染及远期并发症的发生几率,值得临床应用推广。

7. 崩漏案

　　患者陈某,女,48 岁,住院号:467508。患者于 2017 年 4 月 11 日入广州中医药大学第一附属医院妇科住院治疗。患者既往月经规律,经期5～6日,周期28～30日,近1年来月经周期1～3个月不等。2017年3月4日月经来潮,量多,至 2017 年 3 月 26 日未净,感头晕乏力,心慌心悸,伴腰酸,至当地医院住院治疗,查:血红蛋白(HGB)57g/L,血小板(PLT)540×10⁹/L。予输注同型悬浮红细胞400mL,口服妇康片(6片,q8h)调经止血及对症支持治疗,于4月9日阴道流血止后出院。4月10日再次出现阴道流血,量多,1日内使用10片卫生巾,感头晕乏力,心慌心悸,下腹部隐痛,遂于4月11日来院急诊,入院症见:患者神清,精神疲倦,阴道流血量多,每日用约7片卫生巾,均湿透,色鲜红,有血块,腰酸,无肛门坠胀感,头晕无头痛,心慌心悸,口干,无恶心呕吐,无恶寒发热,纳可,眠稍差,二便调。舌淡暗,边尖瘀点,苔薄白,脉沉细。入院查血分析:红细胞(RBC)4.31×10⁹/L,HGB 86g/L,PLT 649×10⁹/L;彩超结果示:子宫未见明显异常,双附件区未见明显占位病变,内膜约11mm。患者既往有类风湿性关节病史3年。中医诊断:崩漏(气虚血瘀证)。西医诊断:①异常子宫出血;②中度贫血。治法:行气活血,逐瘀止血。处方:抵当汤加减。用药如下:大黄(后下)10g,桃仁15g,烫水蛭5g,醋三棱15g,醋莪术15g,三七末6g,黄芪30g,肉桂6g,麸炒枳壳15g,黑枣15g,炙甘草10g,生姜10g。共处方2剂,每日1剂,水煎顿服。

2017年4月14日上午查房,患者诉服上方后,当日夜间流血量增多,约每2小时换1片夜用卫生巾,色鲜红,有血块。现出血量已明显减少,血色红。考虑瘀血已排,正气亦虚,应调冲补肾,固涩止血。方选固冲汤加减:茜草15g,海螵蛸20g,生地黄30g,黄芪30g,白术15g,续断片30g,仙鹤草30g,血余炭10g,蒲黄炭20g,苏铁贯众15g,牡蛎20g,蒸陈皮5g。共处方10剂,每日2剂,水煎,饭后温服。

2017年4月18日患者阴道出血止,头晕、腰酸等症状明显缓解,复查血液分析:HGB 76g/L,PLT 659×10⁹/L;子宫附件彩超示子宫内膜约7mm,当日办理出院,嘱于妇科门诊中药调理善其后。

医案解要:该患者处于围绝经期,诊断性刮宫病理结果显示良性病变,已排除器质性病变;围绝经期女性肾气–天癸–冲任–胞宫轴失调,天癸渐绝,肾气渐衰,封藏失司,冲任不固,不能调摄和制约经血,发而为崩漏。就诊时出血日久,量多,色鲜红,舌淡暗,边尖瘀点,为瘀血内阻之征,但出血时间长,又见头晕心悸、疲倦乏力等一派虚损之象,虚实夹杂,此时若以固涩止血,有闭门留寇之嫌,应谨守"久漏必有瘀"病机,以活血化瘀止血为首,方选抵当汤加减,服用2剂则瘀血去,新血生而循其常道不妄行,活血逐瘀之药中病即止。出血渐止后,此时塞流、澄源二者中当侧重澄源,应调冲补肾,固涩止血,以达彻底止血目的。止血后又当注重固本调经善后。

方中水蛭咸苦性平,入肝、膀胱二经。《神农本草经》记载:"水蛭味咸平,主逐恶血、瘀血、月闭,破血瘕积聚,无子,利水道",可知水蛭专攻峻逐恶血、瘀血。大黄荡涤邪热,导瘀下行;桃仁破血行血。三棱、莪术二者,不少医家虑其消坚开瘀,为猛烈之品而不敢轻用。张锡纯认为三棱、莪术二药配伍,性皆微温,为化瘀血之要药。以治男子癖,女子癥,月闭不通,性非猛烈而建功甚速,故凡女子之经闭、崩漏、月经失调,有瘀血之证者,大胆用之。牛膝性降而滑,下走如奔,能通经闭,破血瘀,引瘀血下行。枳壳行气、黄芪补气,一行一补,则补而不滞,行而不伤。肉桂味重气厚,可入血分,辛窜通脉。生姜、大枣、甘草乃仲景之常用药,体现了顾护中焦之意,以防方中大黄、水蛭等性烈之药损伤脾胃。观全方,共奏下血活血、逐瘀止血之功,在临床上用以治疗妇人瘀血内阻型崩漏出血期,往往能迅速止血,颇具良效。

临证时治疗崩漏需要注意以下 5 个方面。

(1)辨证和辨病相结合,该方适合年龄 > 40 岁,出血时间长,且结合诊断宫,排除子宫内膜息肉或癌变的患者。

(2)谨守"久漏必有瘀"病机,通因通用,以抵当汤加减,待瘀血去,血渐止。

(3)多种中医止血法相结合,突出主要矛盾,多方兼顾,灵活处理,以化瘀为主,结合固摄、收涩、温经、胶固、镇潜等多种方法止血。

(4)中西医结合,急性出血期必要时可采用激素止血方法。

(5)灵活运用塞流、澄源、复旧三法,出血期塞流、澄源结合,血止后复旧固本须辨证论治,又应按不同年龄论治,青春期、生育期崩漏,调经须补肾疏肝调周;围绝经期崩漏,排出恶变后,重在健脾养血善后,以防复发。

总之,治疗崩漏在给予塞流之时,活血化瘀应贯穿其中;在出血期治疗以补肾益气为主,不忘逐瘀,且顺应胞宫藏泻;血止后则补肾调周,澄源复旧。

8. 曹颖甫治疗闭经案

周姓少女,年约十八九,经事三月未行,面色萎黄,少腹微胀,证是干血劳初起。因嘱其吞服大黄䗪虫丸,每服三钱,日三次,尽月可愈。自是之后,遂不复来,意其差矣。越三月再诊,面颊以下几瘦不成人,背驼腹胀,两手自按,呻吟不绝。深悔前药之误。察其情状,皮骨仅存,少腹胀硬,重按痛益甚。此瘀积内结,不攻其瘀,病焉能除?又虑其原气已伤,攻不胜攻,思先补之,然补能恋邪,尤为不可。于是决以抵当汤予之。虻虫一钱,水蛭一钱,大黄五钱,桃仁五十粒。服药后下瘀血甚多,胀减痛平。惟脉虚甚,不宜再下,乃以生地黄、黄芪、当归、党参、川芎、白芍、陈皮、茺蔚子活血行气,导其瘀积。一剂之后,遂不复来。后六年,值于途,已生子,年四五岁矣。

29 矾石丸

【原文】

妇人经水闭不利,脏坚癖不止,中有干血,下白物,矾石丸主之。

——《金匮要略·妇人杂病脉证并治第二十二》

【释义】

本条论述干血内郁,湿热带下的外治法。此处"脏"指子宫,"坚癖"中"癖"指积聚,"白物"指白带。本条带下病是由于经行不畅或闭经,干血内着,在腹中成为坚硬的积聚,久郁化热蕴湿,故下白物,用矾石丸作为坐药,纳入阴中,取其除湿热止白带,这是白带外治法,也是治标之剂,一般还须同时内服消瘀通经之剂,以治其本,如果患者伴有阴中糜烂者,则本方不宜使用。

《金匮要略心典》云:脏坚癖不止者,子脏干血,坚凝成癖而不去也;干血不去,则新血不荣,而经闭不利矣;由是蓄泄不时,胞宫生湿,湿复生热,所积之血,转为湿热所腐,而成白物,时时自下。是宜先去其脏之湿热,矾石却水除热,合杏仁破结润干血也。

【方药】

矾石三分,烧   杏仁一分

【煎服】

上二味,末之,炼蜜和丸,枣核大,内脏中,剧者再内之。

【功效】

清热利湿,杀虫止痒。

【方解】

《长沙药解》言矾石"味酸,涩,微寒""善收湿淫,最化瘀浊,黑疸可消,白带能除";《本草新编》言矾石"洗脱肛而涩肠,敷脓疮而收水,吐风痰而通窍,平痈肿而护膜"。用矾石燥湿清热去腐,解毒杀虫,酸涩收敛以止带;杏仁破滞润干血,配以白蜜炼制,滋润以制矾石燥涩之性。

尤在泾《金匮要略心典》中认为,此病在阴中而不关脏腑,故但内药阴中自愈。《医宗金鉴·妇科心法要诀》则在此基础上加入吴茱萸、远志、干姜各等份,进一步增强了其暖宫除湿、杀虫止痒的疗效。

【精准辨证】

胞中湿瘀证。妇人少腹疼痛,固定不移,或闭经,或经行不畅,或经血夹瘀块,带下量多色白黏稠,头重,肢体困重,舌淡或紫暗,脉沉或涩。

【临床应用】

常用于治疗宫颈柱状上皮异位、宫颈炎、霉菌性及滴虫性阴道炎等带下病属瘀积湿热内蕴者;亦可作为宫颈癌、子宫内膜癌的局部用药。

【不传之秘】

矾石、杏仁三比一,组方精炼,是宫颈癌局部用药效方。此为治标之剂,若要祛脏中之干血,需配合化瘀通经之剂内服,内外同治,相辅相成。

内治之理,即是外治之理,治疗手段各异,但所治之证病机相同,故而以证立法,以法出方,同方异施。

外治切记注意辨证。矾石丸方为清热燥湿之剂,用于治疗内有干血、郁为湿热,下焦湿热带下,而蛇床子散方为苦温燥湿之剂,用于治疗阴寒湿浊凝滞之下焦寒湿带下。虽同属外治带下,但辨证不同,故出方各异。

阴中纳药外治法,按病位给药,使药性易于直达肌肤孔窍,从而发挥其局部治疗作用,比口服用药更为简便、效好,直至今日仍然广泛使用。

【临证加减】

湿热重可加苦参、黄柏、土茯苓;偏寒湿加吴茱萸、小茴香;阴痒重加蛇床子、地肤子、雄黄。

【医案】

1. 带下病案一

患者张某,女,30岁,1991年2月24日初诊。阴道分泌物增多3年,呈白色,有时兼有黄色,每日需换内裤2～3次,曾诊为宫颈糜烂,多次服用中西药物均未好转。半年前曾于市立医院诊为子宫后壁实性肿块(肌瘤钙化),宫颈糜烂。近一个月阴道分泌物较前明显增多,色白,有时黄白相兼,质稠而臭,小腹部疼痛胀满,胃脘部隐隐作痛,烧心,纳少,身重乏力。舌质正常,苔白微黄,脉沉弦,右关脉濡数。妇科检查:宫颈有红色糜烂区,局部充血肥大,有接触性出血。B超:子宫后壁左侧有一2.3cm×1.9cm实性肿块。诊为宫颈Ⅱ度糜烂。中医诊为带下病,属肝热脾虚型,给以矾石丸放入阴道内,连放3日。

二次来诊述,放药后的第二天带下即明显减少,3次后带下已如正常人,小腹疼痛亦明显减轻。嘱继放7天,带下未见增多。嘱停放3天后,继放7天。妇科检查糜烂区消失。又用药7天以巩固疗效。追访半年病未复发。

医案解要:矾石丸中的枯矾,性专收涩,能杀虫止痒、清热燥湿。现代药理研究,外用其稀薄液能起消炎、收敛、防腐作用。枯矾燥湿之性尤著,故用杏仁之滋润,以防枯矾之燥。蜜制为丸,用以调和诸药,投入阴道,是为坐药。局部用药,有利于在局部范围内形成有效的药物浓,且吸收快,从而充分发挥本方的治疗作用。故虽药味少而效果颇佳。

2. 带下病案二

患者岳某某,女,42岁,潍坊市人。自述少腹重坠,有坚硬的块状物,自腰至膝无处不酸疼,月经已数月不见,日流白带秽物不止,甚腥臭。见其面色萎黄,语言低微,精神不振,病情严重,忽忆《金匮要略》"藏坚癖不止,中有干血,下白物"一节,似与病者现象相似,遂始以矾石丸六枚姑试之。第二日访问病者,自云:"昨晚一时心急,六枚丸药一次用上,移时腹内感微疼,今晨排出大量臭秽液体及片状、块状等污腐瘀烂物量达一溺盆,腹内虽觉轻松,但污水流出灼热烫人。余见其过剂使用了,遂嘱其用蛇床子散熏洗,次日炎症已消,再嘱其继用矾石丸三次,又继续排出秽物液体。一星期后再访病者,白带已止,坚癖已除,至今键康情况尚好。

医案解要:《神农本草经》里,即有矾石治疗白带病的记载;"矾石味酸寒,主寒热、泻痢、白沃、阴蚀、恶疮"。徐灵胎注释说:矾石味烈性寒,故能杀湿热之虫,除湿热之毒。汉代张仲景总结了古代医家的经验,结合临床实践,在《金匮玉函经》里记载发"矾石丸"这个方子,药味的配合上甚是恰当。先贤陈念祖认为：烧矾驱湿热且涩能固脱，佐以杏仁之苦润去其干血，外纳之方亦兼顾不遗，可知古法之密。此说颇合仲景之旨。明代赵以德认为：矾石消坚僻破干血，杏仁利气开闭，润脏之燥，蜜以佐之内子户。药气可直达于子宫矣。说明了矾石丸在药味配合上的严密性。又言：矾石是塞入阴道的坐药，主要是矾石却水除热，杏仁有破结而润干血的作用，证象较剧的可用几次。矾石丸治疗白带病比一般内服药收效迅速，且使用方便，配制简单，经济价值较高，值得研究推广应用。

白带日久者，汤剂不能奏效者用矾石丸下取有特效。只要药证相符，七日内干血湿热秽浊之物下尽，白带即能停止。善后投以适当的补剂，矾石丸的同时兼服易黄散四剂更为稳妥。患者用药约三日后，大下秽浊之物，阴道痛痒，可用蛇床子散洗之即愈。蛇床子散方组成：黄柏二钱、明矾五钱、艾叶五钱、五倍子五钱、苦杏仁（捣碎）五钱、黄连三钱（如缺可以不用或改用朴硝五钱）。以上药味煎水先熏后洗。

30 小建中汤

【原文1】

妇人腹中痛,小建中汤主之。

——《金匮要略·妇人杂病脉证并治第二十二》

【释义1】

本条论述妇人虚寒里急腹痛的证治。妇人腹痛,多与气血失和有关,有血瘀气滞、肝脾失调等不同原因,此处妇人腹中痛为简述,并非所有妇人腹痛皆用小建中汤,当妇人脾胃虚寒者,症见腹痛喜按,面色无华,大便溏薄,舌质淡红,脉细涩等,用小建中汤,意在建中培土,补气生血,使脾胃健运,气血流畅,则腹痛自已。

【原文2】

虚劳里急,悸,衄,腹中痛,梦失精,四肢酸疼,手足烦热,咽干口燥,小建中汤主之。

——《金匮要略·血痹虚劳病脉证并治第六》

【释义2】

本条论述阴阳两虚的虚劳证治。虚劳病患者脏腑功能衰退,往往阴虚及阳或阳虚及阴,致阴阳两虚之证,其阴虚有热可见鼻衄、手足烦热、咽干口燥,阳虚有寒可见里急、腹中痛,心血不足可见心悸,脾虚不能荣养四肢可见四肢酸疼。腹中痛多指腹部痉挛性疼痛,发作急而频繁,疼痛程度不剧烈,心悸而烦躁,流鼻血,梦交失精,易激惹,易紧张,有手足烦热、咽干口燥等症,用小建中汤治疗。其治疗关键在于中焦脾胃,一方面因脾胃为气血生化之源,长期脾胃亏虚则气血生化乏源;一方面因脾胃为中焦,阴阳升降之枢纽,脾胃失于建运,则阴阳升降失序。

尤在泾《金匮要略心典》云:欲求阴阳之和者,必于中气,求中气之立者,必以建中也。故小建中汤以建中培土,补气生血,使脾胃健运、气血通畅,则腹痛自缓。

《金匮方歌括》云:妇人腹中痛主以建中汤者,其意在于补中生血,非养血定痛也。盖血无气不生,无气不行,得建中之力,则中气健运,为之生生不息,即有瘀痛者,亦可平之。

【原文3】

伤寒,阳脉涩,阴脉弦,法当腹中急痛,先与小建中汤,不差者,小柴胡汤主之。

——《伤寒论》100条

【释义3】

本条论述少阳兼里虚寒证,用先补后和之法治之。此处以脉象论病机,阳脉阴脉意指脉之浮沉,阳脉涩指脉浮取为涩象,阴脉弦指脉沉取为弦象。浮取涩即气血不足,沉取弦提示邪气入里,有寒有痛。此时脾胃虚而生寒,不能运化水谷,则气血不足,且少阳之邪侵犯脾胃,应当见到腹中拘急疼痛的症状。此为中焦虚寒兼少阳证,同时存在小建中汤证及小柴胡汤证,不先予小柴胡汤,盖因此时中焦虚寒、气血不足,若予小柴胡汤恐更伤脾胃,使邪气深入,宜先扶正后驱邪。故先予小建中汤,调和气血、温中止痛;虚寒已去,气血有所恢复,此时若少阳之邪仍未去,腹痛未完全缓解,予小柴胡汤治之。

【原文4】

伤寒二三日,心中悸而烦者,小建中汤主之。

——《伤寒论》102条

【释义4】

此条论述伤寒里虚,心中悸而烦的证治。伤寒二三日,表未解,此时未经误治但见心悸、烦躁不安,推测应是表证同时兼有里证所致。此处心中悸、烦当为脾虚失运,气血不足,心血虚复被邪气所扰,心无所主则悸,心神不宁则烦。此为里虚兼表证,此时治疗不只要解表,也应建中补虚、调和气血。小建中汤由桂枝汤变化而来,既解表证,亦温里补虚,故此处用小建中汤治疗。

【方药】

桂枝三两,去皮 甘草三两,炙 大枣十二枚 芍药六两 生姜二两 胶饴一升

【煎服】

上六味,以水七升,煮取三升,去渣,内胶饴,更上微火消解,温服一升,日三服。

【功效】

温中补虚,和里缓急。

【方解】

本方以桂枝汤为基础,倍芍药加饴糖组成。方中饴糖味甘,微温,《本草经集注》言其"主补虚乏,止渴,去血";《长沙药解》言其"味甘,入足太阴脾、足阳明胃经。功专扶土,力可建中,入太阴而补脾精,走阳明而化胃气,生津润辛金之燥,养血滋乙木之风,善缓里急,最止腹痛"。《素问》中亦云"脾欲缓,急食甘以缓之"。用大量饴糖配大枣、甘草以建中补脾胃而缓急止腹痛;芍药味苦、酸,微寒,芍药加倍以补血敛阴,合饴糖酸甘化阴,助其滋脾胃、养心血;桂枝辛、温,配生姜以温阳散寒,振奋脾阳。本方在桂枝汤调和营卫的基础上,加大芍药剂量,再加胶饴,以加强缓急止痛之力,诸药相配,共奏建中之效,使阴阳得以协调,诸症随之而解。

【精准辨证】

气血虚寒证。腹中拘急疼痛,喜温喜按,或心悸虚烦,或手足烦热,咽干口燥,或虚劳发黄,面色无华,消瘦乏力,纳少,大便溏稀,舌淡,苔白,脉细。

【妇科临床应用】

妇人腹中痛、痛经、崩漏、更年期综合征、产后发热、贫血等临床表现属气血虚寒证者。

【不传之秘】

此汤温建中脏,是以建中名焉。建者,复也。中者,中焦脾胃也。建中者,建立、强建中焦脾胃之气也。

方中重用饴糖1升为君,相当于现代200毫升,饴糖味甘微温,缓中补虚,生津润燥,补虚养血来和里缓急,饴糖需用足量,方可获得更好效果。黄煌教授常在使用小建中汤时会加入生麦芽,有时用来代替饴糖,或与之同用。

小建中汤为甘温除热代表方剂,李东垣提出"甘温除热"的术语以及其代表方"补中益气汤"均与此方组方理念相关。

呕家不可用建中汤,以甜故也。小建中汤不用于阴虚有火以及有中焦阻滞特征的情况。

【临证加减】

气虚较甚者,加黄芪,为黄芪建中汤;崩漏者加阿胶、血余炭;大便黏腻者加茯苓、白术、益智仁;血虚便秘者加当归、阿胶、肉苁蓉;纳差、腹胀者加鸡内金、神曲、山楂、麦芽、陈皮;心悸、失眠者加五味子、麦冬、首乌藤、酸枣仁。

【医案】

1. 黄煌治疗痛经案

患者,女,18 岁,体瘦,肤白。痛经,小腹疼痛剧烈,月经前大便不通畅,胃不舒服,以前做过结肠切除术,月经周期不定,月经不调,有经前紧张症。于 2012 年 9 月 3 日在江苏省中医院首诊,处方:桂枝 10g,肉桂 5g,白芍 30g,生甘草 5g,干姜 5g,红枣 30g,生麦芽 40g,麦芽糖 50g,当归 10g。每日 1 剂,水煎服。服用 5 剂后,痛经缓解。1 个月后,经前症状改善明显,小腹疼痛减轻。

医案解要:黄煌教授使用小建中汤时注重观察患者体质,他认为适用本方的患者多皮肤白皙,体型消瘦,发黄而细软,舌质嫩,易饥饿,食量小,好甜食,易腹痛,大便干结,易疲劳,易烦躁,易心悸、出汗。此女性患者符合上述体质特点,且腹痛为其主诉,经常性腹痛时可用小建中汤缓急止痛。小建中汤重用饴糖 1 升,饴糖为滋补剂,有强壮与缓和作用,可补其不足,缓解消耗状态,从而达到改善体质的目的。

2. 肠易激综合征案

田某,女,43 岁,干部。患慢性腹泻 12 年,诉经常腹泻,大便黏滞不爽伴腹痛、肠鸣,大便 5 次 / 天,第 1 次于清晨,多次行肠镜检查无异常发现,长期服用止泻及抗生素类西药,症状时有反复。来诊时症见:腹痛、肠鸣,大便 4 次 / 天,质稀伴有黏液,自认为系 10 年前产后受寒所致,大便培养无异常,肠镜检查无溃疡、息肉及炎症改变,舌淡红,苔厚腻,脉弦细。西医诊断为肠易激综合征,中医诊断为泄泻,辨证属中阳不足,脾虚湿滞,治用小建中汤(桂枝 10g,白芍 15g,生甘草 5g,生姜 10g,大枣 5 个)加减,加防风、黄连、益智仁。服药 5 剂后,症状减轻,后以小建中汤基本方酌情加减,又连续服药 28 剂症状消失。

医案解要:本案肠易激综合征在中医属泄泻范畴,多为脾胃亏虚,又受寒冷或情绪刺激后引起,患者以反复腹痛、腹泻、肠鸣为主要表现,腹痛较急,便后痛减,多伴焦虑、烦躁、失眠、腹痛畏寒,病案符合虚劳腹痛特点,故用小建中汤加减以治疗。

3. 心悸案

王某,女,31岁。初诊:感冒后心悸、胸闷1个月余。自诉近1个月每日上午9时到11时感到胸闷气短,心悸心慌,汗出,乏力,欲大便。过11点症状消失,其余时间也并未发作心悸胸闷。一年前经西医诊断为病毒性心肌炎,至今未痊愈。平素口服酒石酸美托洛尔片并与中药桂枝甘草龙骨牡蛎汤合参附汤加减,治疗半月病情未见明显缓解。现症见:面色无华,神疲乏力,头昏,上午9时到11时心悸胸闷发作,发作时汗出,乏力,欲大便,劳累后乏力加重,腹中时痛,言语低微,舌淡红,苔白,脉细数无力。查ECG示:HR85次/分,二度Ⅰ型房室传导阻滞,室性早搏频发。心脏彩超示:无明显异常。方用小建中汤:桂枝15g,芍药30g,生姜7片,炙甘草6g,大枣4枚,麦芽糖(代饴糖)20g。7剂,水煎服,早晚2次温服。7日后复诊,患者诉心悸、胸闷症状缓解,乏力减轻,精神明显好转。复在原方小建中汤基础之上加用党参15g,麦冬9g,五味子9g。再服药7剂后,复查心电图及心脏彩超均无明显异常。半年后随访,一直未复发。

医案解要:本案患者病毒性心肌炎一年未痊愈,病程长,损耗正气,体质虚弱,近期复感外邪,故反复心悸、胸闷。其发作时间为上午9至11时,此为脾经所主,且伴腹中时痛、神疲乏力、语声低微、头昏、面色无华,为脾气亏虚、气血不足之象,脾气虚、脾失健运,不能运化水谷精微,则气血化生乏源,气血亏虚、心血不足可见反复心悸、胸闷之症,方用小建中汤加减治疗,脾胃亏虚、心血不足之心悸若辨证精准,用小建中汤亦可奏效。

4. 产后发热案

患者,女,28岁,产后发热2个月不退,体温38～40℃,汗多,面色萎黄,口唇、指甲无华,骨瘦如柴,皮肤干皱,精神萎靡,左臀压疮如掌大,凹陷色淡,脓稀。证属产后病久体虚,脾胃气虚,阳陷入阴,气虚发热。治宜补中益气,托里排脓。以归芪建中汤主之。方药组成:黄芪60g、桂枝6g、白芍15g、当归12g、党参12g、白术10g、升麻6g、柴胡6g、炙甘草10g、大枣7枚、饴糖60g、忍冬藤12g,服15天后神清热退,再加入重楼30g、忍冬藤18g加减调治2个月余,热退汗止,谈吐流利,臀部压疮愈合。

医案解要:患者产后脾胃亏虚,属气虚发热、血虚发热,可用甘温除热之法。李东垣《脾胃论·饮食劳倦所伤始为热中论》云:"既脾胃气衰,元气不足,而阴火独盛",阐述脾胃虚、元气衰,内热由生,治宜予甘温之品补中益气而除热,其代表方补中益气汤及小建中汤皆合此法。故此案处方以上述二方合用加减,则热退病愈。

㉛ 红蓝花酒

【原文】

妇人六十二种风,及腹中血气刺痛,红蓝花酒主之。

——《金匮要略·妇人杂病脉证并治第二十二》

【释义】

本条论述了妇人气血瘀滞腹痛证治。妇人经前,或经期,或经后,或产后,风邪乘虚侵入腹中或胞宫,与气血相互搏结,致气血运行阻滞,瘀阻不通,故症见腹中血气刺痛,即痛如针刺。红蓝花酒方治妇人腹痛,风血搏结证。本证病机关键是风血相搏,但治疗用血药而不用风药,乃径直活血行瘀,使血行而风去,血脉调和畅通,则腹痛自愈。治宜活血祛风止痛,方用红蓝花酒方。

清代周扬俊补注的《金匮玉函经二注·卷之二十二·妇人杂病脉证并治第二十二》说:若风邪与血凝搏,或不输血海,以阻其月事,或不流转经络,以闭其荣卫,或内触脏腑,以违其和。因随取止,遂有不一之病,所以治之,唯有破血通经,用红花酒,则血开气行,而风亦散矣。

【方药】

红蓝花一两

【煎服】

上一味,以酒一大升,煎减半,顿服一半,未止再服。

【功效】

活血行气,化瘀止痛。

【方解】

红蓝花即西红花、藏红花,多生长于青藏高原,《本草纲目》云,红花、黄蓝颂曰:其花红色,叶颇似蓝,故有蓝名。又云:红蓝花,即红花也,生汉梁及西域。红蓝花性味辛温质润,能活血行血,温通经络,祛瘀止痛。李时珍《本草纲目》谓:红花"活血润燥,止痛,散肿,痛经"。用酒煎则活血行血作用更强,因此本方有活血行气、化瘀止痛作用。

《妇人良方》记载:红花酒疗血晕绝不识人,烦闷,言语错乱,恶血不尽,腹中绞痛,胎死腹中,即本方。

《寿世保元》记载:治胞衣不下,红花一两炒,清酒五爵沃之,温服,此乃气弱而瘀血盈于胞也。故用清酒壮其气,红花以败其血。

【精准辨证】

妇人气血瘀滞证。少腹刺痛,受凉加重,或经期延后,经色紫暗,或下血夹瘀块,面色晦暗,舌质紫暗、脉沉涩。

【妇科临床应用】

临床用于治疗闭经、痛经、产后恶露不尽、子宫肌瘤、卵巢囊肿等辨证为气血瘀滞证者。

【不传之秘】

1. 红蓝花因二色得名:蓝花瓣,红花芯,中间一根花柱是药用部位。

2. 方中红蓝花即红花,酒据考证用黄酒为宜,酒助药力温通行血祛风,正合后世所谓"治风先治血,血行风自灭"之意。

3. 孕妇忌服。

【临证加减】

闭经者加桃仁、当归、赤芍、牛膝;痛经加蒲黄、五灵脂、川芎、当归;产后恶露不尽者加狗脊炭、续断炭、赤芍、蒲黄、五灵脂、王不留行;患卵巢囊肿者加昆布、海藻、牛膝、延胡索;患子宫肌瘤者加丹参、三棱、莪术、鳖甲。

【医案】

1. 产后腹痛案

患者韩某,28岁。1981年6月10日就诊。患者产后27天,腹痛当脐左右,窜痛不定,甚则如刺难忍,口渴不喜饮,胃呆纳滞,大便秘结,面色无华。病届半个月,经医服药未能奏效。诊其脉沉细弦,舌淡苔腻而润。证属产后血虚,风邪侵入,阻滞经脉。因此遵仲师明训,用红花10g,以米酒1碗,煎减余半,分2次温服。次日腹痛减半,纳增神振,大便得行,药已中病,效不更方。再予2剂,腹痛痊愈,诸症平息。惟感肢体倦怠,给当归芍药散加减2剂调理,得收全功。经8个月随访,未见复发。

医案解要:腹内窜痛不定,风也;痛甚如刺难忍,瘀也。产后受风,风瘀搏结之证,径用红蓝代酒取效。

2. 产后恶露不净案

患者汤某,女,26岁。1982年1月10日就诊。初产恶露未尽之时过食生冷而发生腹痛已3个月。某医处以加味四物汤后,恶露止,腹痛亦减。尔后腹痛时作,缠绵不休。昨晚突然腹中刺痛,时而增剧而昏厥,随后经至,排出少量瘀血块,腹痛减轻,手足欠温。刻诊:腹痛连及腰胯部,月经时来忽止,患者形体肥胖,面部色青,舌质紫暗,脉弦涩有力。此为恶血瘀阻。治以活血通经。处方:红花50g,入酒60g煎,分3次服。1剂后,排出大量暗黑色血块,腹痛减轻。改用红花15g 益母草30g,入酒60g煎。连服3剂而愈。随访1年,未见异常。

医案解要:产后恶露未尽,恣食生冷,以致寒凝血瘀,阻于胞宫,不通则痛。治以辛温通瘀,血得温破则散,经水调畅,腹痛顿除。

32 蛇床子散

【原文】

蛇床子散方,温阴中坐药。

——《金匮要略·妇人杂病脉证并治第二十二》

【释义】

本证属于带下为阴寒湿浊凝着下焦。蛇床子散治疗妇人带下,寒湿不化证。症见自觉前阴中寒冷,或伴有少腹、股腋寒冷,腰酸困重,时下白带清稀量多,阴中瘙痒。《神农本草经》云蛇床子:主妇人阴中肿痛,男子阴痿,湿痒,除痹气,利关节,癫痫,恶疮。配少量铅粉增强杀虫止痒的作用。所谓坐药,即阴道栓剂。寒湿之邪伤及下焦阳气,导致阳虚不能温化煦养,故阴中寒冷,时下白带。尤在泾认为:阴寒,阴中寒也。寒则生湿。

【方药】

蛇床子仁

【煎服】

上一味,末之,以白粉少许,和令相得,如枣大,绵裹内之,自然温。

【功效】

暖宫除湿、杀虫止痒。

【方解】

《本草经疏》云:蛇床子,味苦平,《别录》辛甘无毒。今详其气味,当必兼温燥,阳也。故主妇人阴中肿痛,男子阴痿湿痒,除痹气,利关节,恶疮。刘向认为蛇床子能温中下气,令妇人子脏热,男子阴强,久服轻身,令人有子。盖以苦能除湿,温能散寒,辛能润肾,甘能益脾,故能除妇人男子一切虚寒湿所生病。寒湿既除,则病去身轻,性能益阳,故能已疾,而又可补益。

《本草新编》云:蛇床子,功用颇奇,内外俱可施治,而外治尤良。若欲修合丸散,用之于参、芪、归、地、山萸之中,实有利益,然亦宜于阴寒无火之人,倘阴虚火动者,服之非宜。

本方证为阴冷寒湿带下,故以蛇床子散作为坐药,温其受邪之处,达暖宫除湿、杀虫止痒之效,使寒湿消而带下除。

【精准辨证】

寒湿下注证。阴中少腹寒冷、带下量多清稀、外阴瘙痒,腰膝酸软,或湿疹,或湿疮,或恶寒,舌质淡、苔白腻、脉沉涩。

【妇科临床应用】

临床用治疗宫颈柱状上皮异位、滴虫性阴道炎、霉菌性阴道炎、老年性阴道炎、外阴瘙痒症、带下病、湿疹、皮肤瘙痒等疾病辨证属于寒湿型者。

【不传之秘】

1.蛇床子散除作为坐药放入阴中外,亦可用作外洗剂,或煎汤内服。

2.保持外阴清洁,干燥,严禁搔抓患处,用药期间要避免夫妻同房。

3.自然温外用浸泡时药温以 35～42℃为宜,避免药温过度烫伤患处。

【临证加减】

阴中、少腹寒冷者加艾叶、花椒、干姜等水煎内服;带下清稀者,除煎汤外洗外,可加完带汤煎汤内服;带下如豆渣者加土茯苓、萆薢、薏苡仁、苍术;带下量多呈脓性或如米泔水样者加蒲公英、紫花地丁、七叶一枝花、败酱草、金银花、野菊花等;阴虚夹湿证者加用知母、山茱萸、黄柏、山药、茯苓等;外阴瘙痒者可加苦参、地肤子、百部、白鲜皮外洗。

【医案】

1.曹颖甫治疗阴痒医案

昔年余治一妇人历节风,愈后,自言阴痒不可忍,自用明矾水洗之,洗时稍定,少顷,痒如故。余以此方(蛇床子散方)授之,二日而瘥。盖以蛇床子之燥湿,含铅粉之杀虫,湿去虫死,其痒乃止。但余实变法用之,使之煎汤坐盆中洗之,然后扑以铅粉。此可知仲师立方之旨,在燥湿杀虫,而不在祛寒矣!

医案解要:阴痒是妇科常见病。本案为蛇床子散方证,辨证为寒湿下注,投以暖宫除湿、杀虫止痒,故效如桴鼓。

2. 张玉珍治疗外阴瘙痒案

患者李某,女,36岁,2019年3月9日就诊。3个月前因下乡经行,生活起居不便,遂感外阴瘙痒、灼热,自用洁尔阴外洗后症状稍好转,停药后反复,3个月前月经干净后症状加重。现外阴部瘙痒、灼热,难以忍受,用洁尔阴外洗症状无好转,情绪烦躁,不能入眠,舌红苔薄黄,脉细弦。白带常规:白细胞(+),清洁度Ⅳ度。查外阴红肿,阴道壁充血,宫颈柱状上皮异位Ⅰ度。药用蛇床子20g,花椒5g,苦参15g,百部10g,冰片2g,蒲公英15g,紫花地丁15g,地肤子15g,白鲜皮15g,黄柏15g,荆芥15g,鱼腥草3g,紫草10g。每日1剂,煎水坐浴15~20分钟,每天2次。

3日后复诊,外阴瘙痒、灼热明显减轻,已能入睡,继用上方2剂煎水坐浴,每天1次,4日后再诊,已无外阴瘙痒,继用上方3剂巩固疗效。嘱保持外阴部清洁干燥,及时更换内裤。随访3个月,经期后外阴瘙痒未复发。

医案解要:《诸病源候论·妇人杂病诸候》认为,妇人阴痒,是虫蚀所为。三虫九虫在肠胃之间,因脏虚虫动作,食于阴,其虫作势,微则痒,重则乃痛。《外科正宗·杂疮毒门》谓一妇人肝经风湿下流阴器,浮肿痒甚,致抓出血不痛。外以蛇床子汤熏洗,十余日痒止肿消而愈。阴痒多为风湿入阴部。蛇床子散中蛇床子助阳散寒、燥湿祛风、杀虫止痒,苦参燥湿解毒、止痒杀虫,花椒杀虫止痒,百部杀虫灭虱。诸药合用,共奏燥湿杀虫止痒之效。临床应用中,因居住地天气炎热,且饮食多辛辣之品,故多见风湿热之证,常用蛇床子散去明矾,加冰片、蒲公英、紫花地丁、黄柏、荆芥、紫草等加强清热燥湿止痒之功,无论是细菌性阴道炎、外阴炎、老年性阴道炎及其他疾病引起的阴痒,均可用其坐浴治疗。若症状严重每日可坐浴3次,连用3日后症状可明显减轻。

33 狼牙汤

【原文】

少阴脉滑而数,阴中即生疮,阴中蚀疮烂者,狼牙汤洗之。

——《金匮要略·妇人杂病脉证并治第二十二》

【释义】

本文论述下焦湿热而阴中生疮的证治。少阴属肾,阴中肾之窍也,少阴脉滑而数,则为下焦湿热蕴结,邪聚阴中日久,致溃疡、瘙痒疼痛、湿浊带下。《金匮要略心典》:脉滑者,湿也;脉数者,热也。湿热相合,而系在少阴,故阴中即生疮,甚则蚀烂不已。狼牙味酸苦,除邪热气、疗瘙恶疮,去白虫,故取治是病。

【方药】

狼牙三两

【煎服】

上一味,以水四升,煮取半升,以绵缠箸如茧,浸汤沥阴中,日四遍。

【功效】

清热燥湿、杀虫止痒。

【方解】

《高注金匮要略》云:狼牙味苦性寒,以寒能胜热,苦能燥湿,而尤能杀虫,故主此以洗之耳。《神农本草经》言狼牙"主邪气,热气;疥瘙,恶疮疮",可见狼牙有疗疮之效。经相关考证,狼牙即现在所习用的鹤草芽,性凉,味苦、涩,归肝、小肠、大肠经,本方以狼牙煎汤外洗阴中,起清热燥湿、杀虫止痒之功,以止

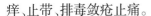

痒、止带、排毒敛疮止痛。

【精准辨证】

阴中湿热疮证。阴中生疮,阴部瘙痒,或灼热疼痛,带下臭秽黄浊,舌红苔黄腻、脉滑数。

【妇科临床应用】

临床应用治疗滴虫性阴道炎、霉菌性阴道炎、细菌性阴道炎、外阴瘙痒症等疾病辨证属等湿热下注证者。

【不传之秘】

1. 所谓沥洗,就是用棉花缠在筷子上,在药水中浸泡后沥入阴道及外阴。由此可见,这种方法即是现代医学的阴道冲洗和外阴清洗的有效结合,既避免了因为阴道冲洗而破坏阴道的微生态平衡,又可使药物直接接触病变皮肤和黏膜,实属创新。

2. 现实际应用该方治疗,狼牙草多以煎汤先熏后外洗,每日4次,月经期停药。

【临证加减】

湿热重者加苦参、地肤子;外阴生疮者加雄黄煎汤熏外阴。

【医案】

阴痒案

患者王某,女,36岁。主诉外阴瘙痒、变白8年余,间断治疗6年多,其症状反复,效果不佳。遂就诊,时觉外阴干痒,入夜加剧,阴中灼热疼痛,头晕,口干,杂色带下。查体:外阴皮肤粗糙有大量抓痕,大小阴唇、阴蒂、会阴部变白,阴道分泌物减少,舌红苔少,脉弦细。辨证属于下焦湿热,治则以清热燥湿、杀虫止痒为宜。选方狼牙汤加减如下:狼牙草30g,蛇床子15g,烟草20g,茯苓10g,白鲜皮10g,炒白术10g,地骨皮10g。水煎先熏后洗外阴30分钟左右,每日1剂,如法熏洗3次。月经期停药。该法治疗后半月复诊,诉外阴瘙痒干痛明显减轻,其外阴皮色恢复正常,不粗糙,小阴唇两侧白色减少,效不更方,续上方药使用5剂;至1个月后,会阴白斑、阴痒消失,外阴皮肤光滑。

医案解要:女阴硬化苔癣是以外阴干痒,小阴唇及肛门周围的界线分明的淡白色白斑,发生皲裂时有灼热痛感,兼有杂色带下为特征的妇科难治性疾病。本病与祖国医学阴痒、阴蚀相类似,多因肝经风热,脾虚蕴热,肾虚不荣,湿热邪毒入侵而成。狼牙汤加味能清热解毒、杀虫止痒、健脾燥湿,正中病机,故收效果。古方新用,失而复得,为中药外用治疗湿热型带下病开辟一个新的途径。

34 膏发煎

【原文】

胃气下泄,阴吹而正喧,此谷气之实也。膏发煎导之。

——《金匮要略·妇人杂病脉证并治第二十二》

【释义】

本文论述阴吹的病因及证治。阴吹指阴中时有排气如矢气之状,甚或带有响声的证候。本条论述的阴吹是因胃肠燥结,腑中气机不畅,而浊气下泄,累及前阴而致阴中有气出而发声音。病机即为胃肠燥结、瘀血内停,治以猪膏发煎润肠通便化瘀,令浊气下泄归于肠道、病自愈之功。

《金匮悬解》云:前阴气吹而正喧鸣,此谷气之实,后窍结塞而不通也。

【方药】

猪膏半斤　乱发如鸡子大三枚

【煎服】

上二味,和膏中煎之,发消药成,分再服。病从小便出。

【功效】

润肠通便化瘀。

【方解】

本方证为胃肠燥结、瘀血内停所致阴吹病,故以猪膏发方治之,方中猪膏补津液,消枯燥,通秘结;乱发(经炮制后即血余炭)消瘀血,散结滞,利小便。二药合用,使胃肠津液充足,气血流畅,大便通调,黄从小便而去。

《金匮玉函经二注》云:阳明不能升发谷气上升,变为浊邪,反泄下利,子宫受抑,气不上通,故从阴户作声而吹出。猪脂补下焦、生血、润腠理;乱发通关格。腠理开,关格通,则中焦各得升降,而气归故道也。

《本草》云:猪脂利血脉,解风热;乱发消瘀。开关格,利水道;故曰病从小便出。

【精准辨证】

大肠津亏瘀血燥结证。阴吹较剧,连续不断,大便秘结,口渴烦热,脘腹胀满,舌暗红苔少而干,脉弦涩。

【妇科临床应用】

临床用治疗产后妇女见阴道及盆底肌松弛者、产气杆菌阴道炎、滴虫性阴道炎、直肠阴道瘘等疾病临床表现符合津亏瘀血证者。

【不传之秘】

猪膏发煎方可口服,亦可外用为导剂。其用量一为二分,内服乱发均为炭化后使用,如鸡子大三枚,现代入煎剂,每次量为 6～10g,研末每次服 1.5～3g。

【临证加减】

兼气虚者加黄芪、白术、升麻;兼阳虚者加肉苁蓉;兼血虚者加当归。

【医案】

患者李某,女,39 岁,于 1996 年 8 月产一女婴,女婴近月夭亡。患者过度忧伤,坐卧不安,饮食难进,精神萎靡不振,时悲时喜,自哭自笑,呵欠频作,涕泪并流。偶尔发现前阴如蚁行感,继而前阴出气作声,如矢气状,约经 4～5 分钟后诸证悉减,反复发作且伴有大便秘结,数日一行,腹部饱胀。1998 年 4 月来诊。自诉:每遇发作需行膝胸卧式方可排气,一日数发,经多方治疗无明显效果。余详审病情,细察脉象后邀妇科会诊。查:外阴经产型,阴道松软,宫颈光滑,无着色,无摇举痛,大小正常,附件阴性。余思此病与《金匮要略·妇人杂病脉症并治篇第二十二》"胃气下泄,阴吹而正喧,此谷气之实也,膏发煎导之"证相吻合。故遵古方,以猪油 1 斤,炼油去渣,乱发如鸡卵大小 4 团,洗净后,放置油内至发溶化,待温度适宜,分 3 次口服,每日 1 次,服药后第 2 日,腹泻如膏脂状,呈白色黏液,自觉上述各症明显减轻,但四肢软弱无力,精神疲乏,服完后,症状完全消失,但觉胸中不畅,善太息。余又以甘麦大枣汤加百合,连服5剂而告痊愈。

医案解要:阴吹一症,临床较为罕见,其临床表现为妇人前阴出气作声,如放屁然,阵阵频作,缠绵不愈。此病由于情志刺激,肝气抑郁,郁而化火伤阴,致内脏津液不足,心脾受损。津液不足导致腑气不通,而继发阴吹,先用膏发煎,使腑气通,浊气归于常道,以治其标;后以甘麦大枣汤,调养心脾,以治其本,故临床收效良好。

35 黄芪桂枝五物汤

【原文】

血痹阴阳俱微,寸口关上微,尺中小紧,外证身体不仁,如风痹状,黄芪桂枝五物汤主之。

——《金匮要略·血痹虚劳病脉证并治第六》

【释义】

本文论述血痹重证的病因及证治。血痹,病名出自《素问·五脏生成论》"卧出而风吹之,血凝于肤者为痹"。阴阳俱虚:即指营卫气血虚弱,具体表现为寸口及关上脉微;尺中脉小紧,即因邪陷深入所致;外证身体不仁,指身体局部肌肉麻木不仁,痛痒不觉,为气血运行痹阻,致局部肌肉失去营卫气血濡养,又因受邪较甚,故麻木之处伴有酸麻走痛,如风痹状,但实非风痹。此为血痹重证。治用黄芪桂枝五物汤补气通阳,养血活血。血痹轻证"宜针引阳气,令脉和紧去则愈";而血痹重证用甘温药治疗,取理于《灵枢·邪气脏腑病形》"阴阳形气俱不足,勿取以针,而调以甘药也"。

【方药】

黄芪三两　芍药三两　桂枝三两　生姜六两　大枣十二枚

【煎服】

上五味,以水六升,煮取二升,温服七合,日三服。

【功效】

益气温经,和血通痹。

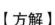

【方解】

此方是桂枝汤去甘草,重用生姜,加黄芪组成。方中黄芪补气,桂枝通阳,阳气通行,则营卫协和调畅,因阳气得温则通,营血得气则行,此配伍取气为血帅,气行则血行之理。本方重用生姜至六两,取其辛温宣散之性以解除风寒,并协助桂枝走表通阳宣痹;大枣协助黄芪鼓舞卫气;芍药养血活血,与桂枝相配,可通血脉,调营卫,畅血行。诸药配伍可和营血之涩滞,助卫气之通行。

《金匮要略论注》:此由全体风湿血相搏,痹其阳气,使之不仁。故以桂枝壮气行阳,芍药和阴,姜、枣以和上焦荣卫,协力驱风,则病原拔,而所入微邪亦为强弩之末矣。此即桂枝汤去草加芪也,立法之意,重在引阳,故嫌甘草之缓小。若黄芪之强有力耳。

【精准辨证】

气血虚痹证。肌肤麻木不仁,肢节疼痛,因劳累而加重,头晕目眩,四肢无力,面色不荣,或汗出恶风,舌淡,苔薄白,脉微涩或紧。

【妇科临床应用】

临床用于产后身痛、产后自汗、产后缺乳、月经后期、更年期骨质疏松症等疾病辨证属气血两亏、阳气不振、营卫不和者。

【不传之秘】

1. 黄芪桂枝五物汤是唯一一首"去甘草"的桂枝汤类方,本方是以通为用,故去甘草之甘缓,以防恋邪。

2. 倍用生姜 6 两,加入黄芪 3 两,偏重于走表益卫,温阳行痹,与用针刺来引动阳气作用相仿。

【临证加减】

治血痹,游走疼痛者,加牛膝、桃仁、红花、桔梗、鸡血藤等;下肢痛者加杜仲、牛膝、木瓜;上肢痛者加防风、秦艽、羌活;腰疼重者加补骨脂、续断、狗脊、肉桂等;治肢体麻木:气虚重者用黄芪,加党参、白术;阳虚者加制附子、当归、熟地黄;血虚者加当归、阿胶(烊服)、鸡血藤;血瘀者减白芍,加赤芍、川芎、当归、红花;湿阻经脉者加陈皮、茯苓、薏苡仁、苍术。

【医案】

1. 月经后期案

患者李某,24 岁,农民,1983 年 10 月 6 日就诊。患者平素体质较弱,1981
年早春产后两个月阴道出血淋漓不断,后经中药治疗而愈。半年前小儿断乳
后月经来潮,但一直后错。或四五十天而至,或两个月方来。量少,质清,伴少
腹凉而隐痛,股酸痛,畏寒,舌淡,有齿痕,苔薄白,脉沉迟无力。自服当归片、
七制香附丸不见好转,本次月经已过 40 天仍未来潮。方拟黄芪桂枝五物汤:
黄芪 30g,桂枝 15g,白芍 12g,生姜 4 片,大枣 8 枚。3 剂。药服完后,怯寒大
减,少腹发温发胀,此乃阳已温通,月经将至之象。遵上方加当归 15g,熟地黄
15g,3 剂。服至两剂后,月经来潮,但仍量少,色淡。照上方续服五剂,怕冷、腰
痛、腹痛等症消失,停药观察。月经于 11 月 13 日来潮,经色,经量基本正常。
此后月经周期,一直为 28 ～ 32 天,未再出现后期现象。

医案解要:患者禀赋不足,素体亏虚,加之产后失血过多,更伤其阳,虚其
阴血而致经行后期,故先用黄芪桂枝五物汤温阳散寒,继加当归、熟地黄以养
血活血,药后阳气通,冲任盛,故月经能依时而下。

2. 产后身痛案

患者张某,女,30 岁。初诊日期:2008 年 7 月 20 日。患者产后半年,四肢
逆冷,关节疼痛,屈伸不利,劳累或受风寒后加重,神疲倦怠,面色少华,偶有头
晕不适,夜寐欠安,易醒,多梦;舌淡苔白,脉细濡。诊断:产后身痛;病机:气血
亏虚,风寒阻络;治疗:益气养血,祛风散寒,通络止痛;方选黄芪桂枝五物汤加
减。处方:黄芪 20g,桂枝 15g,当归 12g,牛膝 9g,独活 15g,党参 20g,干姜 3g,
桑寄生 15g,白芍 9g,熟地黄 15g,防风 9g。

二诊(8 月 4 日):关节疼痛较前有所减轻,乏力改善,宗原方加威灵仙 9g,
杜仲 9g,细辛 3g,桑枝 15g,去干姜。

三诊(8 月 18 日):诸症缓解,续原方加鸡血藤 15g,柏子仁 9g,夜交藤 30g。

医案解要:本案患者属产后伤气伤血,气血亏虚之际,风寒阻络,以致肢体
关节活动不利,疼痛时作,四肢逆冷。患者气血不足之象较甚,见气虚不振,倦
怠乏力;血虚不能上荣头面,见面色少华、头晕;血虚心神失养,见夜寐多梦、易
醒;舌淡苔白,脉细濡亦为气血不足之象。故而选用黄芪桂枝五物汤加减以益
气养血、温经通络。初诊以黄芪为君,甘温益气,桂枝散风寒而温经通痹,与黄
芪配伍,益气温阳、和血通络;党参益气健脾,当归养血活血,熟地黄益精填髓,
三药合用,益气养血以培元;白芍养血和营而通血痹,与桂枝合用,调营卫而和

表里;桑寄生、牛膝补肾强腰;独活、防风祛风散寒除湿、止痹痛;再入干姜加强温经通络之功。全方标本兼治,诸药配伍,益气养血,祛风、散寒、除湿、蠲散痹痛。二诊时寒邪减轻,故去干姜,恐过用伤阴,加入细辛温通止痛;并加杜仲、桑枝补益肝肾、祛风除湿。三诊时诸证已缓解,再予续方巩固疗效,并加入鸡血藤养血活血,柏子仁、夜交藤养心安神以助睡眠。整个治疗过程中体现了对虚证为主的产后身痛,以养气血、调气血、散风寒、止痹痛的辨治理念。

3. 产后缺乳案

患者,女,26岁,产时出血较多,产后20余天,乳汁稀少。患者两乳无胀感,伴头晕心悸,气短,面色苍白无华,乏力懒言,舌淡红,苔薄白,脉沉细。方用黄芪桂枝五物汤加味:黄芪15g,桂枝9g,白芍15g,熟地黄15g,穿山甲15g,王不留行15g,生姜3片,大枣5枚。每日1剂,水煎服。服上方5剂后,乳汁增多,乳房有胀感,头晕心悸减轻,饮食增加。上方又进5剂,乳汁明显增加,诸症悉除而告痊愈。

医案解要:张景岳认为,妇人乳汁,乃冲任气血所化,下则为月水,上则为乳。该患者产时失血较多,耗气伤血,气血虚弱,营卫俱虚,乳汁化源不足。方中黄芪、白芍、当归双补气血,桂枝、穿山甲、王不留行温阳通络下乳。全方合用,使气血充足,乳汁自生。

4. 肩痹证

患者刘某,女,52岁,2010年2月10日初诊。主诉:右肩疼痛2个月。现病史:患者于2个月前劳累后出现右肩疼痛,关节活动受限,以外展、上抬、后旋受限更为明显,肩关节周围压痛,当地医院诊为肩周炎,先后服用布洛芬、依托考昔等,外贴风湿膏、热疗等,用时疼痛稍减,遇冷再次加重,面白,饮食欠佳,二便正常。舌淡、苔薄白,脉沉弱。中医诊断:痹证,证属阳气亏虚、寒邪外侵。治当:益气温阳,通经活络。方药:黄芪30g,桂枝20g,炒白芍12g,炒白术15g,当归15g,威灵仙30g,羌活9g,黑附子9g,生姜3片,大枣3枚,细辛15g,白芥子15g,桑枝30g,炙甘草6g。7剂水煎服。次诊:肩部疼痛缓解四分,仍不能后伸,加乌梢蛇20g,并嘱其加强肩关节功能锻炼活动,续服药14剂,症状消失,随访1年无复发。

医案解要:肩周炎属中医肩痹范畴,多由于年老体衰,劳累过度,汗出当风,或感受寒湿,经络不通,遂发本病。该患者系长期劳累,损耗正气,汗出当风,又频繁接触冷水,寒湿凝滞机体肌肉、关节,经络不通、关节拘急而痛作,虚实夹杂,故选黄芪桂枝五物汤加减,补益气血、温通经络。

36 酸枣仁汤

【原文】

虚劳虚烦不得眠,酸枣仁汤主之。

——《金匮要略·血痹虚劳病脉证并治第六》

【释义】

本方论述由肝血不足,阴虚内热而致的失眠证治。肝藏血,血舍魂;心藏神,血养心。肝血不足,则魂不守舍;心失所养,加之阴虚生内热,虚热内扰,故虚烦失眠、心悸不安。血虚无以荣润于上,每多伴见头目眩晕、咽干口燥、舌红,脉弦细乃血虚肝旺之症。治宜养血以安神,清热以除烦。

【方药】

酸枣仁二升　甘草一两　知母二两　茯苓二两　芎䓖二两

【煎服】

上五味,以水八升,煮酸枣仁,得六升,内诸药,煮取三升,分温三服。

【功效】

养血安神,清热除烦。

【方解】

方中君药酸枣仁酸平,入心经和肝经,应少阳木化,养肝血、生心血,用酸收之,用酸补之。茯苓、知母共为臣药,味甘苦相合,茯苓宁心安神,与君药配伍,助酸枣仁安心神,知母除烦躁,清心经之热,佐川芎活血行气、调畅气机、舒达肝气,酸收和辛散,相反相成。酸枣仁汤中川芎的应用,不仅仅使诸阴柔之品得运,更有扶助阳气畅达伸展之妙,细品《神农本草经》所言,川芎其性辛温香窜,一以振阳气之馁,二则畅阴血之郁,三可制余药之缓,使阳气能出能入,而神气能与之并,其运用之妙,可谓绝矣。肝急欲缓,缓则用使药甘草之甘缓,防止川芎之疏散太过,谓之以土葆之。其成因为"虚劳",主症是"虚烦不得眠"。以方测证,其病机是心肝血虚,因虚而心烦不得眠。

本方配伍特点是既补肝体,又补肝用,酸收辛散,养血调肝,既补血,又清热,补清结合,滋阴清热而除虚烦,肝体阴而用阳,肝血亏虚,肝阳上亢,阴虚阳亢,故重用酸枣仁二升,滋敛阴血,肝阳得潜,寓重镇安神之意。

尤在泾认为,虚劳之人,肝气不荣,则魂不得藏,魂不藏,故不得眠。酸枣仁补肝敛气,宜以为君;而魂既不归容,必有浊痰燥火乘间而袭其舍者,烦之所由作也,故以知母、甘草清热滋燥,茯苓、川芎行气除痰,皆所以求肝之治而宅其魂也。

酸枣仁汤所治之"虚劳""不得眠",证属余邪留扰,阳不得展,阴血小亏,虽以虚证名,其肝阴肝血之亏损实则不甚。至于真正的肾精亏损、肝血虚甚、阴虚内热所致的失眠不寐,则非填补真阴抽添水火所不能治,用方当如黄连阿胶汤、加减复脉汤之类,而非酸枣仁汤之所宜。

【精准辨证】

心肝阴血虚证。虚烦心悸,失眠多梦,头晕目眩,两目干涩,咽干口燥,手足烦热,舌红少苔或薄黄,脉弦细。

【妇科临床应用】

临床常用于治疗妇女神经衰弱、心脏神经官能症、更年期综合征等属于心肝血虚,虚热内扰证者。

【不传之秘】

1. 酸枣仁生用与炒熟用,皆有补脾以益肝养心而治失眠功效。《本草求真》中也提到,酸枣仁生则能导虚热,故疗肝热好眠,熟则收敛津液,故疗胆虚不眠。

2. 夫肝之病,补用酸,助用焦苦,益用甘味之药调之。方中重用酸枣仁二升,约合现在的 400ml,折算质量约 224g,酸枣仁甘酸质润,重用养心血益肝血以宁心安神,以图治本。酸以补肝,肝虚失眠则用此法,实则不再用之。

3. 方后注"煮酸枣仁,得六升,内诸药,煮取三升",即先煮枣仁后纳诸药,如此煎煮法是取其久煎之后,气味俱厚,使药更易入营血分,从而更好地发挥作用。

4.酸枣仁汤证的病位主要在肝,病机为肝血亏虚、虚热内扰。主症为不寐、烦躁和咽干口燥。

【临证加减】

血虚甚而头目眩晕重者,加当归、白芍、枸杞子增强养血补肝之功;虚火重而咽干口燥甚者,加麦冬、生地黄以养阴清热;若寐而易惊者,加龙齿、珍珠母镇惊安神;痰浊阻滞者可加半夏、远志、石菖蒲;热象显著者,可加栀子、淡豆豉;兼见盗汗者,加浮小麦、五味子、牡蛎安神敛汗。

【医案】

1.围绝经期失眠案

患者刘某,女,50岁,2017年4月7日初诊。患者自诉近1个月来睡眠差,入睡难、易醒,伴心烦、口渴、口干、纳食差,小便可,大便干结,月经量少,不规律,舌红,苔薄黄,脉细数。诊为不寐之阴虚化热证,治以滋阴清热,安神和中。方用酸枣仁汤加味:炒酸枣仁12g,茯神30g,知母10g,川芎8g,生地黄10g,玉竹10g,郁金10g,首乌藤30g,陈皮6g,砂仁6g,焦山楂10g,炒神曲10g,炒麦芽10g,沙苑子30g,金雀根30g。7剂,水煎,每天1剂,分早晚2次服用。4月14日复诊:自诉服药后,睡眠质量大为提高,食欲亦较前增强,仍有口干、心烦,舌红,苔薄,脉细数,薄黄苔未见,继服原方7剂,2日服1剂,每天1次。嘱患者平素注意调节自身的情绪,多培养自己的兴趣爱好。

医案解要:本案患者阴虚化热之象显著,患者已至七七之时,天癸竭,地道不通,心肝阴虚甚而化热,进而出现诸如心烦、口渴、口干等阴津亏虚之症,方以酸枣仁汤加味治疗。首先以大剂量滋阴清热之品投之,生地黄、玉竹皆可滋阴生津止渴;首乌藤养心安神;郁金清心宁神、行气解郁;陈皮配砂仁,起行气调中之功,并可防安神之品滋腻太过;焦神曲、焦麦芽、焦山楂消食健脾和胃;沙苑子可起补肾之效;金雀根益脾活血通脉,气血同治。全方以滋阴解郁安神为功。

2.更年期综合征案

患者张某,女,50岁,郑州人。近2年前来心烦急躁、指甲扁平粗糙,一直以来按更年期综合征治疗且无明显改善,近因病证加重前来诊治(经检查诊断为缺铁性贫血)。刻诊:烦躁,心悸,失眠多梦,面色萎黄,神疲乏力,情绪低落,头晕目眩,小腿抽筋,指甲扁平粗糙,舌质淡,苔薄白,脉虚弱。辨为心肝血虚证,治当补益心肝,养血安神;给予酸枣仁汤与当归芍药散合方加味:酸枣仁48g,炙甘草10g,知母6g,当归9g,白芍48g,川芎24g,茯苓12g,白术12g,泽泻24g,红参15g,熟地黄24g。6剂,水煎服,日1剂,每日3服。二诊:失眠改善明显,以前方6剂。三诊:心悸止,烦躁好转,以前方6剂。四诊:小腿抽筋现象消失,以前方6剂。五诊:情绪低落好转,以前方6剂。六诊:指甲扁平粗糙明显好转,以前方6剂。之后,以前方治疗20余剂,诸证悉除。随访1年,一切尚好。

医案解要:根据烦躁、多梦辨为肝血虚,再根据心悸、失眠辨为心血虚,因小腿抽筋、指甲扁平粗糙辨为血虚不荣,以此辨为心肝血虚证。方以酸枣仁汤滋补阴血,养心安神;以当归芍药散补肝养心,滋荣筋脉;加红参补气生血,熟地黄滋补阴血。方药相互为用,共奏补益心肝、养血安神之效。

3. 胡希恕治疗失眠案

患者张某,女,65岁。多年失眠,久治无效,现症:常失眠,轻时能得暂寐,但梦扰不已,重时则连续一两天整夜不眠,常头晕、口干、心悸、心烦、自汗,舌苔白,舌质红而干,脉细数无力,右手为甚。证属阴血虚损,阳不得入于阴,治以敛阳入阴,予以酸枣仁汤加生龙牡汤:生酸枣仁30g、知母12g、茯苓15g、川芎9g、炙甘草6g、生龙骨12g、生牡蛎24g。

4天后二诊:上药服3剂,睡眠已稍安,但仍心烦、心悸、自汗出、头晕、口干不欲饮明显。上方去生龙骨,加当归9g、白芍12g、桂枝9g、白术9g。

5天后三诊:上方服3剂,一切症状均除,为巩固疗效,继服上方3剂。

医案解要:此患者是阴血虚而致阳不入于阴的失眠。酸枣仁为一收敛性的强壮药,尤其有强壮神经及安神作用,在本方用为主药,取其补虚敛神以安眠,复以川芎、甘草和血缓急,知母、茯苓解烦安悸,更加生龙牡强壮收敛药,不仅敛汗固精,更能敛神定志,总之全方益阴和血,敛神定志,使阳入阴,故为失眠常用方药。

4. 黄煌治疗失眠案

患者王某,女,45岁。患者形体消瘦,性情急躁。3天前因经济纠纷心情不佳,失眠,不易入睡,睡后易醒,辗转反侧,烦躁不安,伴有神疲乏力、头晕、心悸、出汗、口干等,常服艾司唑仑片、心神宁片等药物,效果越来越差,甚为所苦,严重影响工作,告假在家休养。接诊时察其舌质暗红,苔薄黄,脉细数。此乃阴虚体质,复又气郁化火,阴血亏虚,魂不守舍之证。治宜滋阴养肝,润燥除烦。处方以酸枣仁汤加味:炒酸枣仁30g,川芎10g,知母15g,茯神10g,茯苓

10g,甘草10g,百合30g,生地黄10g,生龙骨30g,生牡蛎30g。水煎服,每日1剂。服药7剂后,失眠明显改善。续服7剂,睡眠恢复正常。

医案解要:《金匮要略》云"虚劳虚烦不得眠,酸枣仁汤主之",对本条经文的理解应着眼于"虚"。首先,"虚劳"二字指出了患者的体质状态。其人多形体消瘦,或消耗性体质,手足烦热,体力衰减,容易疲劳,多见于大病之后,或慢性消耗性疾病。其次,"虚烦"二字点明了患者的精神状态。《图解汉方疗法》认为本方适用于头昏、手脚冰冷、动悸、急躁、不安感、焦虑感的人。对于没有体力、感觉疲倦时反而更加无法入睡的人特别有效。此外,《古方药囊》也认为,平常体弱之人,心惊而急,不得眠者,本方正证也。亦可用于小事易生气而不得眠者,若因忧虑过度所致之不眠者,本方难治。

5. 自汗医案

患者许某某,48岁,女。患者素有头晕,目眩,多汗,一星期前突然昏倒,不省人事,当时血压80/20mmHg。经医务所大夫急救,很快即醒,事后仍有心慌、气短、头晕、目眩、嗜睡、汗多,以夜间汗出更甚,食欲尚可,二便及月经正常。曾经针灸治疗过2月余,并服过归脾汤加续断、巴戟天、牡蛎、浮小麦、枸杞子、小茴香等,未见显效,脉两尺沉细有力,两关弦数,舌质正常无苔,认为属肝热阴虚,肝阳不潜,兼心血不足,治宜滋阴潜阳,兼养血宁心。处方酸枣仁汤加味:酸枣仁、白蒺藜、女贞子各9g,珍珠母(打)、石决明、龟板(打)各12g,知母、川芎、炙甘草各3g,怀山药、牛膝、地骨皮、茯神各6g。药后诸症见好,汗出大减,尚有心慌及疲乏感,饮食及二便正常。改为丸剂,以滋阴养血为主而缓治之。柏子仁(炒)、干地黄各60g,麦冬24g,枸杞子、玄参、地骨皮、炒酸枣仁各30g,当归、石菖蒲、茯神、炙甘草各18g,共研细末,炼蜜为丸,每重9g,每日早晚各1丸。以后渐愈,恢复正常。

医案解要:汗为心之液,肝为心之母。汗出过多,损耗心阴,子盗母气,致肝血并损。心肝阴血不足,阳失潜藏,鼓动阴液,则汗出不止,形成一恶性循环。此循环中汗出为标,心肝血虚为本。故以酸枣仁汤滋肝养心以治其本,加女贞子、龟板、山药、牛膝、地骨皮、珍珠母、茯神、白蒺藜等滋养肝肾,潜阳息风。俾水充涵木,阴充阳潜,则其汗自止。

37 大黄䗪虫丸

【原文】

五劳虚极羸瘦,腹满不能饮食,食伤、忧伤、饮伤、房室伤、饥伤、劳伤,经络营卫气伤,内有干血,肌肤甲错,两目黯黑。缓中补虚,大黄䗪虫丸主之。

——《金匮要略·血痹虚劳病脉证并治第六》

【释义】

本方论述由虚劳而有干血的证法。羸瘦是五劳伤害到了极点的结果,腹满不能饮食是脾胃运化失常的表现。由于虚劳日久不愈,经络气血的运行受到影响,从而产生瘀血,停留于体内,即所谓"干血"。瘀血内停,妨碍新血生成,肌肤失其营养,故粗糙如鳞甲状,两目黯黑。

饥过伤脾,房劳伤肾,忧思伤心,罢极伤肝,皆令正气内伤,血脉凝结。瘀之日久,则必发热,热涸其液,则血干于经隧之间,愈干愈热,愈热愈干,而新血皆损。瘀血阻络,血脉滞涩,则腹满,或腹痛;肝胃不和,则不能饮食;水谷不化,气血不能滋荣,则形体消瘦;瘀血浸淫,皮肤失养,则肌肤甲错;目受血而能视,肝血不足,则两目黯黑。此乃本虚标实之证,治宜活血化瘀,补气调中,清热凉血。

【方药】

大黄十分,蒸 黄芩二两 甘草三两 桃仁一升 杏仁一升 芍药四两 干地黄十两 干漆一两 虻虫一升 水蛭百枚 蛴螬一升 䗪虫半升

【煎服】

上十二味,末之,炼蜜和丸小豆大,酒饮服五丸,日三服。

【功效】

活血化瘀,缓中补虚。

【方解】

方中大黄味苦性寒,可泻下攻积,活血祛瘀;䗪虫味咸性寒,能破血逐瘀,两者共为君药。桃仁活血祛瘀、润肠通便,干漆可破血通经消积,蛴螬破瘀散结、解毒止痛,水蛭、虻虫皆能破血通经、逐瘀消癥,诸药助君药活血通络,破血攻逐血瘀,是为臣药。芍药、生地黄甘润,滋阴养血;杏仁开宣肺气,润肠通便,可通利气机;黄芩苦寒清热,《神农本草经》记载其可"下血闭",均为佐药。甘草、白蜜益气和中,缓急止痛,调和诸药;配合酒饮服为法,可活血以助行药势,是为使药。诸药合用,攻中有补,使瘀血除,瘀热清,阴血得补,更制以丸剂,则变峻攻为缓消,使干血得化,故曰"缓中补虚。"

清代医家张石顽认为,举世皆以参、芪、归、地等以补虚,仲景独以大黄䗪虫丸补虚,苟非神圣,不能行是法也。夫五劳七伤,多系劳动不节,气血凝滞,郁积生热,致伤其阴,世俗所称干血劳是也。所以仲景乘其元气未离,先用大黄、䗪虫、水蛭、虻虫、蛴螬等蠕动吸血之物,佐以干漆、生地黄、桃仁、杏仁行去其血,略兼甘草、芍药以缓中补虚,黄芩开通瘀热,酒服以行药势,待干血行尽,然后纯行缓中补虚之功。

明代医家徐彬持有相同的观点,他认为五劳者,血、气、肉、骨、筋各有虚劳病也,然必至脾胃受伤而虚乃难复。故虚极则羸瘦,大肉欲脱也;腹满,脾气不行也;不能饮食,胃不运化也。其受病之源,则因食、因忧、因饮、因房室、因饥、因劳、因经络荣卫气伤不同,皆可以渐而至极。若其人内有血在伤时溢出于迥薄之间,干而不去,故使病留连,其外证必肌肤甲错。甲错者,如鳞也。肝主血主目,干血之气内乘于肝,则上熏于目而黯黑。是必拔其病根,而外证乃退。故以干漆、桃仁、四虫破其血;然瘀久必生热,气滞乃不行,故以黄芩清热,杏仁利气,大黄以行之,而以甘、芍、地黄救其元阴,则中之因此而里急者,可以渐缓,虚之因此而劳极者,可以渐补,放曰缓中补虚,大黄䗪虫丸。

【精准辨证】

虚劳瘀血证。形体羸瘦,腹满或腹痛,肌肤甲错,两目黯黑,面色灰滞无华,舌质暗淡或有瘀点,脉涩。

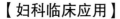

【妇科临床应用】

主要用于治疗月经病、子宫肌瘤、药物流产、乳腺增生、结核性盆腔炎、盆腔性腹膜炎、卵巢囊肿、席汉综合征等临床表现符合虚劳瘀血证者。

【不传之秘】

1. 方中用药 12 味,活血药 6 味如虻虫、水蛭、䗪虫、干漆、蛴螬、桃仁,用量总和是 111g,补血药 2 味如干地黄、芍药用量总和是 42g,泻热药 2 味如黄芩、大黄用量总和是 13.5g,降泄药 1 味如杏仁,用量是 24g,益气药 1 味如甘草,用量是 9g,其用量比例是 27∶14∶4.5∶8∶3,从用量分析方药主治,病是血虚血瘀证,主导作用则是以攻邪为主。

2. 配伍特点:一为寓补于祛瘀之中,破血药取其量小,祛瘀而不伤正,养血而不留瘀;二为药物取其猛,剂型用其丸,剂量服其微,猛而不峻,渐消缓散。

3. 大黄䗪虫丸主治病证表现有形体消瘦,而与"五劳虚极羸瘦"表现相类似,应重视鉴别诊断。辨形体消瘦的病变证机是瘀血内阻,新血不得滋养形体,治当活血化瘀,瘀去则新血得以滋养,即活血能缓缓达到"补虚"的目的,这是张仲景"缓中补虚"的真正含义及指导作用。

4. 临床多采用小剂量的丸剂,中病即止。虫类过敏者慎用及孕妇忌服。

【临证加减】

若瘀滞不甚者,去水蛭、蛴螬;如气滞腹胀甚者,加陈皮、香附、厚朴等理气之品;若湿热较甚,可加龙胆、茵陈、秦皮等清利湿热;小便不畅者,加泽泻、车前子、猪苓等通利小便;若气血虚甚者酌加黄芪、党参、当归、红枣之属;如阴阳虚损者,枸杞子、女贞子、肉桂、吴茱萸等亦可加之。

【医案】

1. 不孕症案

患者,女,31 岁,2014 年 3 月初诊。主诉:婚后未孕 2 年。患者结婚 2 年,未采取任何避孕措施始终未受孕。2013 年底于外院诊断为多囊卵巢综合征。超声提示:子宫后位,大小 4.3cm×4.0cm×3.2cm,宫颈多发囊肿,双侧卵巢多囊样改变。自觉近 1 年体重增加明显。刻下症:月经后期,2～3 个月一行,经量少色暗,伴有血块,无痛经。带下量少,无异味。平素手足冷,纳呆,夜寐可,二便调。舌体淡胖,边有齿痕,苔薄白,舌下脉增粗,脉沉。西医诊断:多囊卵巢综合征、宫颈多发囊肿。中医诊断:不孕。辨证:脾肾阳虚、痰瘀互结。治以温补脾肾,化痰散瘀。拟方加味逍遥丸合龟鹿二仙汤加减,柴胡3g,当归18g,赤芍12g,白芍12g,法半夏12g,茯苓18g,炒白术12g,枸杞子12g,怀牛膝10g,桃仁9g,地龙6g,鸡内金6g,香附12g,淫羊藿12g,牡丹皮9g,覆盆子9g,生杜仲12g,知母9g,女贞子9g,益母草12g,桑寄生18g,仙茅12g,14剂,水煎服,2次/日,另配以大黄䗪虫丸3g,2次/日。服药10日后月经至,下大量血块,自觉身轻,仍感手足不温。原方去桃仁、赤芍、生杜仲,加鹿角霜30g,制龟板15g以调和冲任,二方服药2周后续服用1个月,仍给予大黄䗪虫丸。前后共服药2个月,患者受孕,停药。

医案解要:多囊卵巢综合征是目前临床常见的一组导致不孕的症候群,以无排卵和卵泡发育阻滞为特征。中医理论认为"肾主生殖",就女性而言,肾精即为卵泡生成和胎儿孕育之根。若肾精不足,因虚致瘀,日久干血阻滞胞宫、冲任,致卵泡不能得到正常濡养以促其成熟和排泄。脾为后天之本,乃气血生化之源;肝藏血,主疏泄,肝血充盈、肝气调达则月经正常。此病属虚实夹杂证,肾虚为本,与脾、肝密切相关,痰瘀为标实。故在治疗该病例中使用汤剂疏肝健脾、滋补肝肾,同时加用丸剂以补虚消瘀,辨证无误,用药精准,最终患者成功受孕。

2. 盆腔积液案

患者王某,女,36岁,2014年7月初诊。近1年无明显诱因出现下腹坠胀疼痛,持续不已,未予治疗。平素腰酸如折,带下量多,色白质稠,面色晦暗,两颧暗斑,口干不思饮,纳呆,神疲乏力,二便自调,舌紫暗、边尖有多块瘀斑、苔薄白,脉沉弦。B超跟踪监测数月显示,经后子宫附件正常,排卵后盆腔内积液逐渐增多,经前宫体周围积液有时达到6cm×4cm,两侧卵巢增大,并见多个2.0～3.0cm小囊肿。经后盆腔积液量减少,最少时3cm×4cm,囊肿有时缩小、有时消失。诊断为妇人腹痛。辨证为血瘀痰阻型。治以活血逐瘀,化痰通络。予大黄䗪虫丸胶囊口服,每次2粒,每日2次。治疗3个月后复查B超示盆腔积液消失、妇检示双附件压痛(-),腹痛、腰酸症状消失。

医案解要:盆腔积液多是由炎性病灶侵犯盆腔内的组织或器官引发炎性渗出物而形成的疾病。临床主要表现为下腹部坠痛不适,腰酸疲乏,性交后不适,带下量多,少数伴低热,阴道出血等。B超检查多见:盆腔积液,子宫增大回声不均等。本病多由经期、产后感受寒、热、湿等病邪,或因七情所伤,以致气机不利,血行不畅,而瘀阻胞宫;或病久不愈、正虚邪恋,遂结成癥,蕴结胞宫,阻滞经脉,形成包块和粘连。中医用解毒化瘀、活血通络之法治疗可兼顾

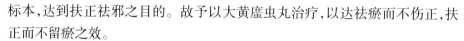

标本,达到扶正祛邪之目的。故予以大黄䗪虫丸治疗,以达祛瘀而不伤正,扶正而不留瘀之效。

3.癥瘕案

患者王某,女,41岁,2005年2月12日初诊。左侧下腹部结块,大如拳头,固定不移,疼痛拒按,按之甚硬,饮食不振。既往:25岁结婚,26岁生一女婴,27岁产一男婴后,精神不快,心情抑郁,自此月经停闭,当时未曾治疗。数月后,自觉饮食不香,有所消瘦,即到县医院妇科诊治。经检查未发现异常,嘱其注射黄体酮针,口服乙烯雌酚,观察治疗22日,行经1次,量极少。两年后,自觉左侧腹下有一核桃大包块,屡治不消而见长。十余年后,即成此症。观其形体消瘦,肌肤乏润,眼眶黯黑,舌边瘀点,脉沉弦涩,辨为血凝气滞,瘀壅腹中。予"大黄䗪虫丸"成药,每次1丸(6g),每日3次,并嘱其放情开怀。服10盒近月余后,癥消痛失。后以八珍汤类大补气血之剂,调理善后。

医案解要:此类患者产后因忧郁而致气滞血瘀,冲任不通,月经停闭,瘀血积于腹中而为癥,包块坚定不移,痛而拒按。血积不濡肌肤,故肌肤不润;不荣面目,故眼发黑。舌脉均属瘀血内阻之症。因病久体虚不胜攻逐,加之有形之块,不能速去,故用大黄䗪虫丸缓攻瘀血。瘀血去,则新血生,此即缓中补虚之谓也。药证相合,故效如桴鼓,多年沉疴,一月即起。

4.月经后期量少案

患者杜某,女,40岁,2007年3月1日就诊。月经推后、量少色黑1年多。患者4年前因阴道出血2周多,多次用药不止,且量多,最后行诊刮术血止,继服短效避孕药2年多,其间月经正常,但因胸胀痛、乏力、面部出色斑而停药,停药后2个月内月经尚正常,以后则推后,用中药或西药才来,且量少近1年。最后两次,每日只用3片护垫,2～3天即净,色黑如酱油。并伴全身怕冷、怕风,四肢无力,胸胁及腰腹胀痛,时感胸腹胀大如有气攻,时胸痛如针扎,动则疼痛加剧,烦闷,失眠,惶恐不安,不能集中注意力工作。现月经2个月多未来,肌注黄体酮针5支,停药已12天。查体见形体稍肥胖,动作缓慢无力,语音怯弱,面色灰暗,额、鼻梁、两颊有不规则黑灰色斑片。妇检:外阴,已婚型;阴道通,分泌物不多、色白;宫颈,稍肥大、色暗淡紫;宫体,后位常大、活动好、无压痛;附件未见明显异常。乳腺触诊:双侧均可触及片状包块,质中,有压痛。舌质淡紫暗,稍胖大,布满瘀点,苔薄白,脉沉细。辅助检查:B超示子宫、附件正常,内膜厚0.5cm,乳房内包块考虑为乳腺增生。诊断:月经后期、月经量少、乳癖(气血两虚,气滞血瘀)。治宜益气养血活血化瘀。药用:大黄䗪虫丸15粒/次,2次/日。血府逐瘀汤合玉屏风散化裁5剂,1剂/日,水煎服。

208

3月12日复诊,用药后月经于3月8日来潮,量仍少,色淡红,3日干净。胸腹腰痛减轻,仍怕冷,腰腹部尤重,下肢重,压之轻度凹陷,舌脉同前。继用大黄䗪虫丸,汤药用血府逐瘀汤合金匮肾气丸化裁5剂。

3月19日再诊,精神好转,怕冷、下肢浮肿消失,头闷有重感,查见舌质暗淡、稍显红、瘀斑如前、苔白腻。继用大黄䗪虫丸,汤药用血府逐瘀汤合半夏白术天麻汤化裁10剂。至4月8日月经来潮,量增多,色红,除偶有胸痛外,其余症状均消失,见精神状态良好,语声有力,生活正常,面色红润,色斑变淡,舌质暗淡、红,瘀斑变淡、减少,脉细。

5月13日再诊,述5月7日月经来潮,量同正常时,色红,两胁下稍有胀潺,现已基本治愈,嘱继服丸剂以巩固疗效。

医案解要:大黄䗪虫丸系张仲景《金匮要略》中经典名方,可广泛应用于妇科有血瘀证的各种疾病,尤其适用于虚而有瘀之证。由于妇女的生理、病理特点,易虚易瘀的病理现象非常容易产生,因此妇科许多病中均存在血虚血瘀之证。但因其中含有水蛭、虻虫、䗪虫、蛴螬、干漆、大黄这些峻猛的破血药,在妇科使一些医务工作者不敢使用。其实此药中有芍药、地黄养血补虚,并为丸剂,就使其峻猛之性减弱,而达到祛瘀不伤正,补虚不留邪的目的。只要辨证存在"内有干血",即久瘀之证就可使用大黄䗪虫丸。如辨证有兼证如气滞、痰凝、肾阳虚等同时加服汤药或其他中成药则效果更好。

5. 黄褐斑案

患者杨某,女,34岁,已婚。1989年8月10日就诊。患者于1987年2月间,始在颧颊部发现淡褐色色素沉着,半年后色素加深,范围扩大到前额、鼻梁,每在月经前褐色斑加深,月经后褐色斑色素变浅。曾外敷祛斑膏、口服维生素类药物及中药逍遥丸效果不显而就诊。查面色灰暗、前额、两侧颧颊部、鼻梁呈蝶状黄褐色斑,舌质暗淡、脉沉涩。嘱其口服大黄䗪虫丸,每次1丸,每日2次,月经期停服。服药天后黄褐色斑变浅变小,连服3个月后面部蝶状色素斑全部消退,肤色正常,随访1年无复发。

医案解要:黄褐斑是一种色素障碍性皮肤病,其病因与妊娠,月经不调,慢性肝病,内分泌紊乱等有一定关系。祖国医学认为:本病为一种全身性气血阴阳失调的表规,多与肝、脾、肾三脏有关,究其主因是脏腑功能失调,气血不荣,脉络不畅,瘀而成斑。笔者认为大黄䗪虫丸寓破瘀、濡润之品为一体,具有祛瘀生新、缓中而补虚、攻血而又养血之效。攻补兼施、标本同治,既调整脏腑之功能,又能疏通面部络脉之瘀滞,气血调和,肌肤得以濡养,瘀散斑消。大黄䗪虫丸之功效与病机颇为合拍,故在治疗黄褐斑时各种证型皆可用之,且服用方便安全,疗效可靠,可作为治疗黄褐斑的常规用药,其效显著。

6.子宫肌瘤案

患者徐某,女,46岁,主因"阴道不规则出血15天",于2008年4月17日初诊,患者15天前无明显诱因阴道大量出血3天,在当地附近诊所给予西药止血治疗(药名不详),出血量较前明显减少,但仍有少量阴道出血,色暗有血块持续十余天。为求进一步诊治来我院,症见:阴道有少量血性分泌物,色暗,小腹部胀痛,腰困疼,口干不欲饮,纳寐可,二便如常,舌紫暗、有瘀斑和瘀点、苔厚而干,脉沉弦。查B超提示子宫肌瘤,大小为5.4cm×4.4cm×4.7cm,既往身体健康,平素月经5天/28～35天,量中等,色暗红有血块,末次月经为2008年3月20日,5日净;因阴道有血性分泌物没行妇检。诊断:癥瘕,子宫肌瘤。证属瘀血内阻,给予大黄䗪虫丸加减:大黄10g,黄芩12g,桃仁9g,杏仁10g,地黄15g,白芍15g,甘草6g,蒲黄10g(另包),五灵脂10g,茜草10g,仙鹤草10g,益母草15g,陈皮15g,甘草6g,三七粉3g冲服)。服药6剂,阴道出血止。后根据经前、经后和经期的不同即控制月经量和缩小子宫肌瘤同时进行,用大黄䗪虫丸加减治疗8个月后,行妇科B超子宫肌瘤大2.0cm×2.4cm×2.0cm,之后长期服用大黄䗪虫丸4个月,B超示子宫肌瘤消失。

医案解要:大黄䗪虫丸由大黄、黄芩、桃仁、杏仁、干地黄、白芍、甘草、干漆、虻虫、水蛭、蛴螬、䗪虫十二味组成,本方润药以滋阴,虫药以行瘀,攻中寓补。峻剂丸服,意在缓攻瘀血,使瘀血去新血生,此即"缓中补虚"之意,用于癥病,后人多宗其意。因该方组方配伍之巧,药物功专之精,寒温相宜之妙,攻坚破结不伤正,通滞祛瘀而不伤阴。但值得一提的是在治疗子宫肌瘤用该方十二味药的力量略显不足,往往在该方基础上,一是加活血消瘤如三棱、莪术等,二是加补肾阳之药以增加活血消瘤之力,目的是提高疗效。此外,应注意的是治疗这类疾病疗程长,一般少则6个月,多则8～10个月。

7.痛经案

患者李某,33岁,2002年10月8日初诊。结婚6年未孕,月经延期,经行必剧烈腹痛、腰痛、肛门坠胀、便意频频,症状加剧持续2天,影响工作和生活,经血色暗、常夹血块,舌暗、边有斑点、苔薄白。妇科盆腔检查示:宫颈肥厚,在10点、7点处有绿豆大囊泡,2点处有索状紫色结节,宫体活动度差,于后穹隆上可叩及条索状结节,触痛明显。西医诊断为子宫内膜异位症;中医诊断为痛经、癥瘕。治以理气化瘀,消癥散结。处以大黄䗪虫丸,每次1丸,1日2次;雷公藤片,每次3片,每日3次。服药2个月经周期后,经潮时腹痛、肛门坠胀减轻;又服1个月,月经如期而至,仅觉轻度腹痛,血色红。盆腔检查:10点、7点、

2 点处囊泡及条索状物消失,后穹隆上条索结节缩小,触痛不明显,后以乌鸡白凤丸善后调理而受孕。

医案解要:当具有生长功能的子宫内膜出现在子宫腔被覆黏膜以外的身体其他部位时称子宫内膜异位症。子宫内膜异位症的典型症状是痛经,均可在病变部位出现周期性疼痛,且随局部病变加重而逐年加强盆腔检查时,可在异位部位扪及与子宫相连的不活动囊性偏实的触痛性结节。该病属中医"痛经"和"癥瘕"范畴,其病机主要是血瘀。中医认为,"痛者不通,通者不痛",疼痛乃气血瘀滞经络,经脉不通所致。拟大黄䗪虫丸活血化瘀,行气通经,正其治也。子宫内膜异位症,瘀血阻滞,成为癥瘕是为病机关键,用大黄䗪虫丸消异位内膜之癥结,雷公藤片可使卵巢雌、孕激素分泌下降,异位的子宫内膜失去激素支持而不能呈现周期性增生与出血,使其萎缩被吸。二药结合达到治疗目的。

8. 乳癖案

患者隋某,女,42 岁。2001 年 9 月初诊。双乳时感刺痛或掣痛,尤以左乳外上部明显,疼痛与月经、情绪无关。月经量少色黑,淋漓 9 ~ 10 日方净。半年前曾因不完全流产,阴道不规则流血而行刮宫术。查:左乳外上触及约 1.5cm×2cm×1cm 的结节,欠光滑,不规则,界清,质韧硬,压痛。彩超示:双乳囊性增生病。患者体瘦,肌肤粗糙欠光泽,乏力,梦多。舌质淡暗,有瘀点,脉沉细。综观脉证辨为气滞血虚,瘀血内阻。治以疏肝养血,活血去瘀。给予大黄䗪虫丸 3g,每日 3 次;逍遥丸 10g,每日 3 次。连服 1 个月,经行转畅,乳痛减轻。左乳结节变软,压痛(-)。连服 3 个月,诸症消失。彩超示:双乳腺未见异常。

医案解要:乳腺增生病属祖国医学乳癖范畴,多认为乃肝郁脾虚,气滞痰凝,瘀血内结所致。本例患者素性抑郁,肝气郁结,气滞血运不畅,又因失血导致肝失所养,血虚不能充脉。气滞血虚均可致瘀血结于乳络,形成结块导致疼痛,乃为气滞血瘀、瘀血内阻之证。大黄䗪虫丸标本兼治,缓中补虚,善消结块,有活血去瘀而不伤正的特点,配合逍遥丸养血疏肝,理顺肝经之气,畅通血脉,两药相辅相成,终获良效。

38 甘草干姜茯苓白术汤

【原文】

肾著之病,其人身体重,腰中冷,如坐水中,形如水状,反不渴,小便自利,饮食如故,病属下焦,身劳汗出,衣里冷湿,久久得之,腰以下冷痛,腹重如带五千钱,甘姜苓术汤主之。

——《金匮要略·五脏风寒积聚病脉证并治第十一》

【释义】

本方所治之肾著病,非肾之本脏为病,乃寒湿外袭,痹着于腰部所致。腰者,肾之府,故以"肾著"名之。此证多起于劳动汗出之后,衣里冷湿,久而久之,寒湿内侵,注于腰部,或居处卑湿,寒湿直接侵于腰部,以致腰以下冷痛,如坐水中,腰中冷重,如带五千钱。邪着于肌里,未伤及脏腑,故小便自利,饮食如故。根据以上病机,邪虽外受,但无表证,且时日已久。非外散可解,当温中胜湿,使寒湿之邪,温而化之。陈无择《三因极一病证方论》认为除湿汤(即本方)治冒雨著湿,郁于经络,血溢作衄;或脾胃不和,湿著经络,血流入胃,胃满吐血;头疼加川芎二钱,最止浴室中发衄。此方所治吐衄,自然属于脾虚不能统血机理。若加人参,即理中汤加茯苓,理中汤既可治疗吐衄,此方亦当有效。

【方药】

甘草 白术各二两 干姜 茯苓各四两

【煎服】

上四味,以水五升,煮取三升,分温三服,腰中即温。

【功效】

温脾胜湿。

【方解】

方中以干姜为君,温中祛寒;茯苓为臣,淡渗利湿。二者配合。一温一利,温以逐寒,利以渗湿,寒祛湿消,病本得除。佐以白术,健脾燥湿,俾脾气健运,则湿去而不得聚。使以甘草,调和脾胃,而理中州。

清代医学家汪昂认为,甘姜苓术汤乃足少阴、太阳药也。干姜辛热以燥湿,白术苦温以胜湿,茯苓甘淡以渗浊,甘草甘平和中而补土。此肾病,而皆用脾药,益土正所以制水也。

明代医学家吴昆提出,肾着于湿,腰冷如冰,若有物者,此方主之。肾主水,脾主湿,湿胜则流,必归于坎者,势也,故曰肾着。腰为肾之府,湿为阴之气,故令腰冷如冰;若有物者,实邪着之也。干姜、辛热之物,辛得金之燥,热得阳之令,燥能胜湿,阳能曝湿,故象而用之;白术、甘草,甘温之品也,甘得土之味,温得土之气,土胜可以制湿,故用以佐之;白茯苓甘淡之品也,甘则益土以防水,淡则开其窍而利之,此围师必缺之义也。

此外,尚有医家张元素认为干姜其用有四:通心助阳,一也;去脏腑沉寒痼冷,二也;发诸经之寒气,三也;治感寒腹痛,四也。”方中干姜、甘草辛甘化阳,以温中阳,散寒气;茯苓甘淡渗湿,导水湿下行;白术苦温健脾燥湿,除皮间结肿。诸药合用,能使脾阳振奋,腰部肌腠水湿得以运化。

【精准辨证】

临证除腰中冷重疼痛之外,当有口不渴,舌苔白,脉沉迟或迟缓见证。以腰重冷痛,苔白不渴,脉沉迟或迟缓为辨证要点。

【妇科临床应用】

主要用于治疗妇女经期寒湿型腰痛、痛经、子宫内膜异位症、盆腔炎等疾病。

【不传之秘】

1.应用该方,一定要遵该方的配伍比例,甘草、白术与茯苓、干姜之比为2∶4,方可有良好的疗效。

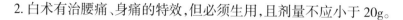

2. 白术有治腰痛、身痛的特效，但必须生用，且剂量不应小于 20g。

【临证加减】

临床如见冷较剧，可加肉桂、附子；疼痛较剧，加草乌、川乌；兼有腰酸，加补骨脂、杜仲。

【医案】

1. 脾虚寒湿兼肾阳不足型腰痛案

患者张某，女，27 岁，2014 年 1 月 21 日就诊。于 2 年前产下一子后，仅旬日便忙于操持家务，时值寒冬腊月，受于寒气侵袭，失于调养，渐觉经期腰部疼痛，在久坐久立或劳动后更甚。曾在当地县医院门诊检查，X 光照片示腰椎骶骨骨质未发现病变，抗链球菌 O 抗体阴性，血沉正常。来时症见：经期腰痛，面微浮肿，畏冷，疲倦，嗜睡，双膝关节酸软重着，纳可，眠差，小便调，大便时溏，月经色淡量少，舌质淡胖，苔薄白滑腻，舌边可见齿印，脉沉细。辨证：脾虚湿盛，肾阳不足。治法：温阳祛湿，祛寒止痛。处方：甘草 15g，干姜 15g，茯苓 30g，麸炒白术 30g，赤芍 20g，鸡血藤 10g，酸枣仁 20g，狗脊 15g，杜仲 10g。服药 7 剂，腰痛明显减少。加熟地黄、枸杞子、续断，继服 1 周，腰痛消失。

医案解要：患者为产后经期受寒气导致经期腰痛，"风、寒、湿三气杂至，合而为痹"，寒湿为重兼肾阳不足，治宜兼健脾祛湿，温阳止痛。以肾着汤为主方，重用茯苓、白术祛湿健脾，取干姜、赤芍温经散寒、行气止痛作用；再加鸡血藤以活血通络，杜仲、狗脊温阳止泻，服药 9 剂后腰痛缓解，加入熟地黄、枸杞子以益肾填精、滋肝养血；更加活络通痹的续断为使。标本兼顾，诸恙乃平。

2. 带下病案

患者沈某，女，27 岁，平素带下甚多，近两个月腰腹重坠、疼痛，小腹冷痛，舌淡苔白，脉沉。中医诊断为肾着病，治以温散寒湿，健脾止带，方用甘姜苓术汤加味，药物组成：甘草 10g，干姜 15g，茯苓 30g，白术 30g，薏苡仁 30g，莲子肉 30g，柴胡 6g，麻黄 3g。服药 3 剂，诸症皆除。

医案解要：患者腰腹重坠、疼痛，小腹冷痛与《金匮要略·五脏风寒积聚病脉证并治第十一》中肾着病的腰腹重坠冷痛症状相似，"沉潜水蓄"，患者脉沉，提示体内寒湿较重。诊为肾着病，方用甘姜苓术汤加味温散寒湿，健脾止带，3剂而愈。此处的带脉病非特指女性带下病，而是指奇经八脉之带脉疾病，《奇经八脉考》认为带脉总束诸脉，使不妄行。带脉约束腹腔气机，带脉为病易导致腹腔气机不利，出现气血失约而妄下之证。女性患者会表现为带下、崩漏等，男性患者可表现为遗尿、遗精、尿血、器官下垂等。因此,腰腹重坠冷痛是肾着病与带脉病的主要症状。

3. 慢性盆腔炎案

患者某,女,37 岁,郑州人,2013 年 5 月 13 日初诊。有多年慢性盆腔炎病史,近因病证加重前来诊治。刻诊:带下量多色白,腰沉重,小腹下坠,手足不温,大便溏泻,阴部潮湿,舌质淡,苔白腻,脉沉弱。西医诊断:慢性盆腔炎;中医诊断:带下病,辨为气虚寒湿证。治当益气温阳,散寒除湿,给予甘姜苓术汤与附子汤合方加味,处方:白术 12g,干姜 12g,茯苓 12g,附子 10g,红参 6g,白芍 10g,山药 24g,苍术 24g,炙甘草 6g。6 剂,每天 1 剂,水煎服,每日分 3 服。二诊:阴部潮湿基本消除,继予前方 6 剂。三诊:带下减少,大便恢复正常。四诊:腰部沉重基本消除,以前方 6 剂。五诊:诸证悉除,又予前方 12 剂巩固疗效。随访 1 年,一切尚好。

医案解要:根据带下色白、阴部潮湿辨为寒湿,再根据腰沉重、小腹下坠辨为气虚不固,因手足不温、舌质淡辨为阳虚,以此辨为气虚寒湿证。方以甘姜苓术汤益气温阳,散寒除湿;以附子汤温阳散寒除湿,加山药益气固涩止带,苍术醒脾燥湿。方药相互为用,以奏其效。辨治慢性盆腔炎,必须审证求机,因机而选方用药。

4. 李晓光治疗产后腰痛案

患者谢某,女,30 岁。1979 年 9 月 26 日初诊。患者自诉两年前生产第一胎时,胞衣滞留,当时屋冷身寒,历三时许,强努而下,汗出湿被。自此感腰以下冷痛,如坐水中,少腹重坠,小便不禁。素日谈论水,想到水,洗手洗脸,过河逢水,室外下雨,或闻水声,见小儿撒尿,茶壶倒水等,皆小便不能控制而自行排出。在当地医院多次检查泌尿系统无器质性病变,久服调节神经类西药无效。昨晚坐浴后症状加重,小便滴沥不断,一夜不能离便盆。遂远途就诊。患者两年来形体衰弱,面色无华,神疲畏寒,饮食如故,大便正常,月经以时下。问诊间谈水则小便淋沥。切两脉寸关弦,尺沉虚,舌质正常,苔薄白布津。证属下焦虚寒,寒湿着而不去,故腰以下冷痛;肾阳虚惫,膀胱失约,故小便失禁。治宜肾着汤加味:茯苓 20g,白术 60g,炙甘草 20g,干姜 15g,制附子 20g,水煎服。1979 年 9 月 30 日复诊:述服上方 3 剂后,腰以下冷痛除,小腹已无重坠感。虽闻水声、见水时微有尿意,但已能控制。原方加益智仁 30g、乌药 12g。带药 3 剂喜归。最近信访,痼疾悉除,未见复发。

医案解要:此例甘姜苓术汤附温脾以壮水,取暖土缩泉以制水。脾肾兼顾,使膀胱制约之功得复,故获捷效。

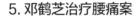

5. 邓鹤芝治疗腰痛案

患者杜某,女,52岁。1958年10月20日诊。腰痛,腰部重倦,有冷痹感,两侧髋关节痛,行动拘急痛,俯仰困难,四肢无力,患已5个月余,经治无效。诊其脉沉迟,此肾着也。肾虚为寒湿所侵,腰受冷湿着而不去。治宜温通驱寒湿,方用肾着汤:白术30g,云茯苓30g,干姜30g,炙甘草15g。以清水3盅煎至1盅,温服,连服2剂。

二诊:腰及髋关节痛减轻,行动及俯仰好转,照前方加桂枝尖15g温通阳气,连服3剂。

三诊:腰及髋关节痛大减,行动及俯仰如常,仍感四肢无力,照前方加杜仲30g补肾坚筋骨为治,连服3剂。

医案解要:肾着之发病,多因身劳汗出,汗出阳虚,而久居潮湿之地,或涉水冒雨,或水中作业,使衣里冷湿,寒湿之邪侵入腰部,使阳气痹阻,着而不行。腰为冲任督带之要会,寒湿之邪侵入腰部,则影响督脉阳气通达,同时带脉约束诸脉的功能减弱,则寒湿之邪更易下注,故见身体重、腰中冷、行动拘急痛等症。治宜温阳散寒,健运脾土,以除腰部寒湿,方用甘姜苓术汤。

39 肾气丸

【原文 1】

问曰:妇人病,饮食如故,烦热不得卧而反倚息者,何也? 师曰:此名转胞,不得溺也,以胞系了戾,故致此病,但利小便则愈,宜肾气丸主之。

——《金匮要略·妇人杂病脉证并治第二十二》

【释义 1】

本条论述由肾阳不足所致转胞的治法。转胞的主症为小便不利、脐下急痛。转胞之病,为胞居膀胱之室内,因下焦气衰,水湿在中,不得气化而出,遂致鼓急其胞。因转筋不止,了戾其溺之系,水既不出,经气遂逆,上冲于肺,故烦热不得卧而倚息也。用肾气丸补肾阳,则气化水行,湿去而胞不转。

【原文 2】

夫短气有微饮,当从小便去之,苓桂术甘汤主之;肾气丸亦主之。

——《金匮要略·痰饮咳嗽病脉证并治第十二》

【释义 2】

本条论述由脾肾阳虚所致水饮的治法。微饮,是水饮的轻微者,有因中阳不运,水饮内停者,其本在脾;有因下焦阳虚不能化水,以致水犯心上者,其本在肾;前者用苓桂术甘汤健脾利水,后者用肾气丸温肾助阳化气。

【原文 3】

虚劳腰痛,少腹拘急,小便不利者,八味肾气丸主之。

——《金匮要略·血痹虚劳病脉证并治第六》

【释义3】

本条论述由肾阳不足所致虚劳腰痛,少腹拘急,小便不利的治法。此腰痛乃肾虚所致,非外邪所干,腰为肾之外府,肾为作强之官,肾气虚,腰失所养,故而腰痛。肾与膀胱相表里,肾阳不足,不能温养脏腑,膀胱气化不利,则少腹拘急,小便不利。尤在泾认为虚劳之人,损伤少阴肾气,是以腰痛,少腹拘急,小便不利,程氏所谓肾间动气已损者是矣。八味肾气丸补阴之虚,可以生气,助阳之弱可以化水,乃补下治下之良剂也。虚劳腰痛以虚损为主,虚则补之,故用肾气丸温阳补肾。

【原文4】

男子消渴,小便反多,以饮一斗,小便一斗,肾气丸主之。

——《金匮要略·消渴小便不利淋病脉证并治第十三》

【释义4】

本条论述由肾阳不足所致消渴,小便多的治法。消渴之病,男女皆有,病机繁多,但主要以上、中、下三消为主。上消者乃肺火偏旺,以口渴多饮为主;中消者乃胃火偏旺,以多食善饥为甚;下消者因肾阴不足,虚火内炽为多,以小便量多为主。但肾为水火之脏,内寄真阴真阳,肾阴不足,日久必累及肾阳而出现阴阳两虚之候,以药测证,仲景所言消渴以肾阳虚为主,因房劳伤肾,命门火衰,不能化水。盖人身命门之火,在下蒸水,上腾为气,化而为液,有津液则不渴。若火虚不能化水,则津液小便反多。本病特点,乃肾阳虚衰,不能蒸腾津液以上润、化气以摄水,故而饮水一斗,小便一斗,因此用肾气丸以温阳滋肾,俾命门之火能化水,上升为津液,不致有降无升,以恢复其蒸津化气之功,则消渴自除。

【原文5】

崔氏八味丸,治脚气上入,少腹不仁。

——《金匮要略·中风历节病脉证并治第五》

【释义5】

本条论述由肾阳不足所致脚气病的治法。明末清初著名医学家喻嘉言认为,《金匮要略》用八味丸治脚气上入,少腹不仁者。脚气即阴气,少腹不仁,即攻心之渐,故用之以驱逐阴邪也。脚气之病,多由寒湿热毒而致,治疗上多以化湿解毒为宜。但从仲景原文以药测病机,可知本病乃肾阳不足、寒湿内停而致。何以发为脚气病?因肾之脉起于足而上于腹,肾阳虚,气化不利,则水湿内停,湿邪下注则腿足肿大而发为脚气,少腹为肾脉所经之地,水湿内聚,故少腹部拘急不仁。此时治疗,单纯祛湿难以奏效,须以治本为主,助肾阳而化水湿,正气盛,邪气去而诸症自愈。

综上所述,仲景在《金匮要略》一书中,用肾气丸治疗虚劳腰痛、痰饮、消渴、脚气病、妇人转胞五种疾病。这些病症虽然散见于各篇,病种不一,但其病机都属于肾阳虚、气化不利所致,故用温补肾阳之法而治之,充分体现了异病同治之旨。正如医家徐灵胎认为,肾虚不能吸水归元则积饮为患,或泛上焦为涎沫,或停心下为怔忡,或留脐腹为动气筑筑然,均宜益火之源以消阴翳也。

【方药】

干地黄八两　薯蓣四两　山茱萸四两　泽泻三两　茯苓三两　牡丹皮三两　桂枝　附子炮,各一两

【煎服】

上八味,末之,炼蜜和丸梧子大,酒下十五丸,加至二十五丸,日再服。

【功效】

补肾助阳。

【方解】

从配伍比例上,干地黄、山茱萸、山药3味药物合计十六两,桂枝与附子各一两,为8∶1之比例,纳少量桂枝、附子于大量滋阴养血药物之中,阴中补火,寓微微生火以生肾气、"助阳之弱可以化水,益火之源以消阴翳"之意,"少火可以生气"是也。所谓"善补阳者,必于阴中求阳,则阳得阴助,而化生无穷;故善补阴者,必于阳中求阴,则阴得阳升,而泉源不竭"。以小剂温阳药置于十倍之滋阴剂之中,恰似坎卦一阳交藏于两阴受之中,取象于火涵水中,藏而不露。方中干地黄、山茱萸、山药滋养肝肾精血,益精敛阴;茯苓、泽泻健脾利湿,使湿邪从小便而出;牡丹皮通利血脉且可清泻虚火。全方共奏补肾气、养肾阴、助肾阳之功,利水湿以通阳气之功,故名肾气丸。

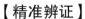

【精准辨证】

本方为补肾助阳的常用方。临床应用以腰痛脚软,畏寒肢冷,小便不利或反多,舌淡而胖,脉虚弱而尺脉沉细为辨证要点。

【妇科临床应用】

主要用于治疗妇女子宫内膜炎、痛经、不孕、产后尿潴留、尿路感染、腰痛、老年性阴道炎、绝经后骨质疏松症、黄褐斑、功能失调性子宫出血等疾病。

【不传之秘】

1. 本方性偏温热,对咽干口燥,舌红少苔属肾阴不足,虚火上炎者,不宜使用。此外,肾阳虚而小便正常者,为纯虚无邪,不宜使用本方。

2. 阴中求阳。方为补阳方,而补阴药居多,方中温补肾阳的附子、桂枝与滋补肝肾之阴的六味地黄丸用量之比为1∶12.5,附子、桂枝用量不足全方的1/8。从而体现了“少火生气”的中医理论,也说明本方意在徐生肾气,而不为速壮肾阳。

3. 补中有泄。方中用茯苓、泽泻泄水气,牡丹皮泄火气,却是为了补中有泄,活跃气机之故。正如医家葛洪认为,凡所言补者,必补中有泄,使补者不雍,而气脉流畅。

【临证加减】

肾主藏精,主生殖发育,女子停经或不孕,以肾精亏虚为先,加熟地黄、何首乌、菟丝子、龟板胶、鹿角胶、紫石英等养精血为要;小便不利,尿液混浊,酌加淡竹叶、瞿麦、车前草、车前子、茵陈、白茅根等利水通淋之品;水肿,加党参、黄芪、防己、薏苡仁、赤芍等益气利水之品;小便清长,量多或尿失禁,加益智仁、桑螵蛸、金樱子等温肾固摄之品。

【医案】

1.妇人腹痛案

患者李某,女,34岁,郑州人。有5年慢性子宫内膜炎病史,口服中西药,肌内注射及静脉滴注西药,均没有取得最佳治疗效果,近因病情加重前来诊治。刻诊:带下时白时黄,小腹疼痛,腰骶疼痛,手足不温,小腹烦热,月经愆期,肢体困重,口淡,舌质红瘀紫少苔,脉沉涩。辨为阴阳俱虚,痰凝瘀阻证,治当滋补阴阳,化痰化瘀,给予肾气丸、二陈汤与失笑散合方。生地黄 24g,山药 12g,山茱萸 12g,茯苓 10g,泽泻 10g,牡丹皮 10g,附子 3g,桂枝 3g,姜半夏 12g,陈皮 15g,五灵脂 12g,蒲黄 12g,生姜 18g,乌梅 2g,炙甘草 9g。6 剂,水煎服,日 1 剂,每日 3 服。二诊:小腹疼痛减轻,以前方 6 剂。三诊:手足转温,小腹烦热止,以前方 6 剂。四诊:带下止,以前方 6 剂。五诊:肢体困重解除,以前方 6 剂。六诊:诸证基本解除,以前方 6 剂。随访 1 年,一切正常。

医案解要:根据手足不温、口淡辨为阳虚,再根据舌红少苔辨为阴虚,因舌质瘀紫辨为瘀血,又因肢体困重辨为痰阻,以此辨为阴阳俱虚,痰凝瘀阻证。方以肾气丸滋补肾阴,温补肾阳;二陈汤醒脾燥湿,理气化痰;以失笑散活血化瘀。方药相互为用,既滋补阴阳又化痰化瘀,共奏其效。

2. 淋证案

患者女,76 岁,主诉:尿频、尿急、尿路灼热感 1 个月余。自诉无明显诱因出现尿频、尿急、尿路灼热感 1 个月余,伴有小腹拘急不适,每日小便 10 余次不等,尿量可,尿色黄,无异味,便后淋漓不尽,无发热。曾于某三级甲等医院就诊,肝肾功能、血常规、尿常规、尿培养均无异常,B 超显示肝、胆、胰、脾、肾无异常,妇科检查亦未发现明显异常。查其既往就医经历,知其曾于当地诊断为中医淋证之湿热淋证,用八正散做汤服用 10 余剂,不效;继因小腹拘急,按气淋证给予沉香散加减,服用 5 剂,亦未显效,患者病情愈发加重,遂来我处就诊。查其舌淡红,脉沉细滑。西医诊断:尿道综合征。中医诊断:淋证,辨证为肾气亏虚、膀胱湿热。治以补肾益气、清利湿热。处以金匮肾气丸方作汤加减,药用:熟地黄 30g,山药 15g,泽泻 15g,山茱萸 12g,茯苓 15g,牡丹皮 12g,制附子 10g,桂枝 9g,黄柏 12g,知母 6g。5 剂,水煎服,每日 1 剂。服药 5 剂后,诸症明显缓解。效不更方,继服 5 剂而愈。

医案解要:《素问·灵兰秘典论》言:"膀胱者,州都之官,津液藏焉,气化则能出矣。"该例患者为老年女性,主要症状为尿频、尿急、尿路灼热并伴尿后淋漓不尽,诊断为淋证。淋证之病位在膀胱,膀胱与肾互为表里,膀胱之开阖有度,全赖肾之阳气的蒸腾温煦;肾气虚则膀胱气化无权,开阖无度,津液蓄于膀胱,久而蕴热,故可见尿频、尿急、尿路灼热及便后淋漓不尽诸症。而小腹者,内部为膀胱之处也,中医基础理论所讲的司外揣内、内外相应无疑是此患者小腹拘急最可靠的诊断依据,综合舌脉及症状,可知此证确系肾气亏虚,兼有膀胱湿热,故处以肾气丸加知母、黄柏以解此疾。方中肾气丸疗肾虚以治其本,加知母、黄柏以治其标,可坚肾清热,并防温性诸药生热,为佐药标本兼顾,可效如桴鼓。

3. 痛经案

患者王某,女,22岁,1989年6月15日初诊。痛经6年,月经于16岁初潮,每于行经时,少腹坠痛,伴腰骶痛,恶心欲吐,手足冰冷,头面汗出,服止痛药物,效微;月经延后,量少色淡,无凝血块,带下清稀。形体瘦弱,面色㿠白,肢体乏力。舌质淡红,苔薄白,脉沉细。证属肾气未充,精血虚少,冲任不调。治宜温肾助阳,填补阴精,调理冲任。药用:附子9g,肉桂3g,熟地黄30g,山茱萸15g,牡丹皮6g,茯苓10g,泽泻9g,当归10g,白芍15g,益母草30g,甘草3g,小茴香6g。连服3个月经周期,月事正常。随访4年,痛经消失。

医案解要:本例患者,初潮迟、形体弱、面㿠白,可谓先天禀赋不足,肾虚精少,天癸不能按期充盈,冲任气血不调,经行之后,血海空虚,无以滋养,不通则痛。肾之阴阳得以充实,冲任则能流通,而有气顺血和,经行畅通,自无疼痛之患,通则不痛。

4. 转胞案

患者张某,女,44岁,1975年9月就诊。一个多月前,曾经发现过少腹部觉得胀满,但不痛,溺时不畅,劳动时感到不舒,未作任何治疗,大约3天以后,症状自行消失。就诊前夕,脐下胀满急痛,牵引腰部,意欲解小溲以缓其急,溺时点滴难出,胸中烦闷,呼吸促迫,但坐不得眠,然其食欲并无影响,大便正常,舌淡红少苔,脉细弱。脐下急痛,小便不痛,证为转胞。肾气虚弱,水气不化。治以振奋肾阳,温化膀胱之气,气化小便能出矣。肾气丸主之。连服5剂,气化行,小便通,诸证自愈。

医案解要:肾气虚衰,气化不行,以致"胞系了戾",而发转胞,其辨证要点是虽脐下急痛但小便不痛、排除了淋证的可能性,又见舌淡少苔,脉来细弱,此为肾中阴阳两虚之象,故当以肾气丸鼓动肾气,以复气化之功,则小便自出矣,此《金匮要略》所谓"但利小便则愈"之本意也。

5. 锦丝带下案

患者张某某,42岁,已婚,农民。年逾四旬,苦带下十余载,虽经治疗未见良效,近年来白带益甚,朝夕不止,故来求余诊治。余诊其脉濡细,尺脉沉迟,望其面色晦暗,形体消瘦、舌淡苔薄,问其带下淋漓,色白,形状如丝,短至数寸,长至尺许,不易折断,大便溏薄,小溲清长,夜间尤甚,小腹冷痛。妇科检查:未见任何异常变化。知系肾气虚寒,冲任衰弱,而致带脉失约,任脉不固,肾中精微滑脱而下,法宜温补肾阳,以束带下,用肾气丸治疗,方药:干地黄四钱、怀山药三钱、山茱萸三钱、泽泻二钱、白茯苓三钱、牡丹皮二钱、上肉桂八分、淡附片二钱、肉苁蓉三钱、菟丝子三钱、金毛狗脊三钱(炒、去毛)。连服六帖,诸证大减,继用原方八剂,十余载之苦疾,竟得速痊,后用肾气丸调理月余,随访二年余,带下未发而身体强健。

医案解要:肾气丸是温补肾阳的方剂,具有"益火之源,以消阴翳"的作用。故本方用肉桂、附子、山茱萸温养肾气,又以干地黄、怀山药益其肾阴,更用茯苓、泽泻、牡丹皮泄其肾邪,阴阳协调,邪去正复,而肾气自健,加肉苁蓉、狗脊、菟丝子治疗肾气虚寒、冲任衰弱而致的带脉失约、任脉不固的锦丝带,以增加补肾阳,益奇经的功能,而菟丝子与怀山药同用还有束带的作用。

6. 朱士伏治疗癃闭案

患者陈某,女,26岁。产后3日,小便不通,经妇产科导尿,小便涓滴难下,伴少腹胀满、面色㿠白、腰痛如折、恶露较少,舌淡胖,脉迟。辨为肾气虚寒,气化不利。投肾气丸加味:熟地黄30g,山药30g,党参30g,白茯苓10g,泽泻10g,乌药10g,肉桂5g,熟附片10g。2剂后小便畅通。复诊时加当归、黄芪,5剂病愈。

医案解要:肾气不充,膀胱气化失司,继因产后寒邪乘虚内侵,寒客下焦,水道为寒所凝,水满于胕中,膀胱不利而癃。肾气丸温阳散寒,补肾壮阳,非桂附不能直达州都,雪消春水来矣。

7. 俞长荣治疗更年期综合征案

患者林某某,女,43岁,医师。1974年7月5日就诊。去年5月起曾多次出现晕厥,恶心呕吐,经治后好转。1个月前又发生晕厥,血压升高,头昏较甚,但无出汗呕恶。近1个月来,经常头晕,血压在140～160/110～120mmHg,服西药降压剂能一时下降,但又上升,波动较频。伴见心悸易惊、性情急躁、面部微浮肿,食欲尚好,但疲乏无力,不能工作,大便干,唇较干,舌淡苔白厚,脉象细缓。西医诊断为植物神经功能紊乱,更年期综合征。处方:淮山药、女贞子各15g,茯苓、熟地黄各12g,牡丹皮、泽泻、牛膝、蒺藜各9克,桂枝、附子、仙茅各4.5g。连服20余剂后,晕厥未再发作,血压基本正常(月经来潮时略升至140/110mmHg左右)。食欲、二便均为正常,睡眠尚好,但梦多。偶有胸前紧束感。唇红,舌苔基本正常,脉细缓。仍宜滋肾养肝,引火归源。处方:熟地黄、淮山药各15g,山茱萸、泽泻、茯苓各9g,牡丹皮、附子各6g,肉桂1.2g(另冲)。连服16剂,诸症基本消除,能坚持工作。

医案解要:现代医学所谓高血压,其某些症状与中医"晕厥"相似。中医分型有虚有实,虚者属肝肾阴虚,实者属肝火、痰热。本例患者心悸易惊、性情急躁、大便较干、唇干,颇似热证,但舌淡苔白、脉细缓、面浮肿,都属虚寒之象。拟为肾阴下虚,木失水涵,阳不归宅,相火浮越。肾主诸气,肝主藏血,气血交

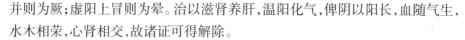

并则为厥;虚阳上冒则为晕。治以滋肾养肝,温阳化气,俾阴以阳长,血随气生,水木相荣,心肾相交,故诸证可得解除。

8. 梦交腹痛案

患者刘某,女,33岁,1996年7月12日初诊。该患者于半年前夜寐多梦,常与陌生男人梦交,醒后则感腰酸膝软,少腹部胀满不适羞于启齿,近2个月来诸症逐渐加剧,而来诊时患者述:夜间乱梦纷纷,梦交一周二三作,且每次梦交后少腹疼痛较剧,需屈膝抵其少腹,温按10分钟许始缓解,痛则汗出。伴腰酸耳鸣,膝软神怠,性冷淡,带下色白质稀,畏寒怕冷,舌质淡胖,苔薄白,脉沉细弦,诊为梦交,拟金匮肾气丸加减方药:淡附子6g,肉桂3g(后入),熟地黄12g,山茱萸12g,山药12g,牡丹皮6g,茯苓10g,龙骨、牡蛎各20g(先煎),白芍20g,酸枣仁15g,炙甘草6g,服药5剂,夜寐多梦已减,梦交发作1次,且腹痛程度大减,续服前方10剂,诸症痊愈。为巩固疗效,嘱其淡盐水调服金匮肾气丸半月,随访半年,诸症未作。

医案解要:本案梦交腹痛,缘由命门火虚,肾阳不能温养心火,心肾不交故梦交频作,每于梦交后则腹痛剧作,系房劳伤肾,元阳不足,不能温煦腹中筋脉,络脉细急,故腹痛如绞,再参以舌脉不难看出病机之关键是肾亏,命门不足,故以肾气丸补肾气,益命火,益以龙牡、酸枣仁镇摄龙雷,交通心肾,芍药甘草酸甘以缓急止痛,诸药合用,功专而力峻,而诸症消矣。

9. 不孕症案

患者任某,女,30岁,河北人,1974年7月就诊。患者20岁结婚,婚后一直未生育,曾经中西医治疗未效。西医妇科检查:子宫稍小,轻度后倾。月经周期基本正常,有时延迟4～5天,月经量中等,色稍淡,腰部酸痛,两下肢无力,舌质淡红,苔薄白,两脉细,尺脉沉。辨证为肾阳虚不孕,拟用金匮肾气丸治之:附子6g,肉桂4.5g,熟地黄15g,茯苓9g,泽泻9g,淮山12g,牡丹皮6g,枸杞子9g。服上方6剂,一周后复诊,诉说服药后有口干及手足发热感觉。仍守上方加龟板12g,菟丝子9g,淫羊藿9g,白芍9g,当归9g。1975年5月患者来信说,连服上方15剂后即停药,无任何不良反应,已怀孕6个月。后足月顺产一女孩,今已三岁。

医案解要:本例婚后十年不孕,兼见腰酸腿软,月经色淡,舌质淡,脉沉细,两尺尤甚等脉症,显系肾阳不足,不能温煦胞宫,胞宫寒冷之故。张景岳认为,善补阳者,必于阴中求阳。开始给服金匮肾气丸6剂,方中附桂辛温燥烈,养阴药量不足,故有口干反应。后在原方基础上加龟板大补肝肾之阴,菟丝子、淫羊藿温补肾阳,归、芍补肝血,使肾气充足,胞宫得暖,冲任自调,故能受孕。

10. 月经不调（排卵障碍）案

患者陆某,女,26 岁。婚后 3 年未育。3 年前自然流产后至今不孕,月经落后,45 天 1 行,量少,色淡,质稀,4～5 天干净,曾反复中药治疗,效果不显。经常小腹疼痛,腰酸怕冷,末次月经时间 12 月 29 日,量少、质稀、色淡,舌淡红,苔薄,脉细。先用乌鸡白凤丸调治。

二诊:BBT 未上升,再次审辨,其小腹绵绵疼痛,腰酸怕冷,舌质淡,脉沉细。属肾阳不足,冲任亏损。治拟温肾益冲,养血调经。处方:干地黄、山茱萸、山药、牡丹皮、茯苓、肉桂、附子、巴戟天、枸杞子、当归、赤芍、乌药、香附,进数剂,BBT 上升。2 月 12 日就诊,BBT 上升 20 天,尿妊娠试验阳性。

医案解要:素体阳虚,寒从内生,脏腑气化不利,则气弱血少,冲任脉虚,血海不能按时满溢,以致经行后期,色淡量少;阳虚不能温煦胞宫,故小腹绵绵作痛;腰为肾之腑,阳虚肾气不足而腰酸怕冷;舌淡、脉沉细均为阳虚不能生血、行血以鼓动血脉所致。肾主生殖,为人体生长发育之根本,肾之阳虚,肾阴得不到温化,以致肾气不能盛实,则月事不能按时而下。即下丘脑－垂体－卵巢所主生殖功能的调节失常,排卵障碍。用肾气丸使之功能调节正常,火旺精化,肾气盛实,冲任得养而有孕。

40 防己黄芪汤

【原文1】

风湿,脉浮,身重,汗出,恶风者,防己黄芪汤主之。

——《金匮要略·痉湿暍病脉证治第二》

【释义1】

本条论述了风湿表虚的证治。脉浮身重,是风湿伤于肌表,汗出恶风,是表虚卫气不固。证候虽属于风湿,但表分已虚,故不用麻黄等以发汗,而用防己黄芪汤益气除湿。本方适用于临床常见以恶风或者微恶风寒,动则汗出或常自汗出,多下肢身肿或眼睑水肿,乏力或下肢沉重,疼痛,舌淡,苔白,脉浮或沉或缓方等为主,均属于防己黄芪汤证范畴,在治疗的时候灵活运用,不必一一对应,只要符合其中主要病机,即可作为应用防己黄芪汤的重要依据。

【原文2】

风水,脉浮身重,汗出恶风者,防己黄芪汤主之,腹痛加芍药。

——《金匮要略·水气病脉证并治第十四》

【释义2】

本条论述了风水表虚的证治。风水脉浮,示病在表。汗出恶风,是卫气虚不能固表,身重为水所引起,故防己黄芪汤补卫固表,利水除湿。腹痛加芍药,以通血闭,疼痛即止。

医家费伯雄认为,祛风先养血,治湿先健脾,此一定之法。此证乃风与水相乘,非血虚生风之比,故但用治风逐水健脾之药,而不必加血药,但得水气去而腠理实,则风亦不能独留矣。

【方药】

防己一两　甘草半两,炒　白术七钱半　黄芪一两一分,去芦

【煎服】

上剉麻豆大,每抄五钱匕,生姜四片,大枣一枚,水盏半,煎八分,去滓,温服,良久再服。服后当如虫行皮中,以腰下如冰,后坐被上,又以一被绕腰以下,温令微汗,瘥。

【功效】

益气祛风,健脾利水。

【方解】

方中防己祛风除湿,发汗止痛,为治风水,风湿之要药;黄芪益卫气固表行水;白术健脾渗湿补中土而制水;生姜和中,化饮湿水邪,兼以解表,温通经脉,佐制防己苦寒之性,以防寒凝;大枣、甘草,补益中气,培土制水,兼以制约防己通利太过。

尤在泾在《金匮要略心典》中提到,风湿在表,法当以汗而解,乃汗不待发而自出,表尚未解而已虚,汗解之法不可守矣。故不用麻黄出之皮毛之表,而用防己驱之肌肤之里。服后如虫行皮中,及以腰下如冰,皆湿下行之征也。然非芪、术、甘草,焉能使卫阳复振,而驱湿下行哉。

赵以德所撰之《金匮方论衍义》认为,脉浮表也,汗出恶风,表之虚也,身重,水客分肉也。防己疗风肿、水肿,通腠理;黄芪温分肉,补卫虚;白术治皮风止汗;甘草和药益土;生姜、大枣辛甘发散。腹痛者,阴阳气塞,不得升降,故加芍药收阴。

本方所治风水、风湿证为本虚标实之证,且虚多实少,故其配伍特点是益气与利水并行,标本兼顾,重在固本。

【精准辨证】

本方治疗风水、风湿属于表虚证的常用方剂。以汗出恶风,小便不利,苔白脉浮为证治要点。

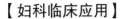

【妇科临床应用】

主要用于治疗妇女带下病、自主神经功能紊乱、妇女更年期综合征、乳癌术后患肢水肿等疾病。

【不传之秘】

1.本方为微发汗之剂,服后当如虫行皮中,此即卫阳振奋,风湿欲解之征。

2.若水湿壅盛,汗不出者,虽有脉浮恶风,亦非本方所宜。

3.黄芪之用于水肿宜生用,不可炙用;本方中黄芪防己的用量宜大,许多临床报道黄芪和防己的用量均在 60g 以上,可参考使用。而甘草的用量不宜过大,3～6g 为宜。

4.木防己含有易导致肾功能不全的马兜铃酸,对肾功能不全者不宜使用。

【临证加减】

若兼腹痛者,为肝脾不和,宜加白芍以柔肝理脾;喘者,为肺气不宜,宜加麻黄少许以宣肺散邪;水湿偏盛,腰膝肿者,宜加茯苓、泽泻以利水消肿;冲气上逆者,宜加桂枝以温中降冲。

【医案】

1. 黄带案

患者,女,2016 年 5 月 25 日初诊。主诉:闭经、黄带 4 个月。患者近 4 个月闭经,全身不适,西医检查盆腔有"巧克力囊肿",多次建议手术治疗。刻下症:白带偏黄,睡眠差,夜尿频繁,纳可,大便基本正常,舌质淡瘀,尖边绛,有齿痕,苔白灰腻,右脉浮弦长细紧,左脉浮弦长紧,至数平。中医诊断:黄带(肝郁湿热证)。治法:疏肝解郁,清热止带。方用加味逍遥散。组成:柴胡 12g,当归 9g,白芍 9g,白术 6g,茯苓 12g,甘草片 6g,煨姜 9g,薄荷 9g(后下),牡丹皮 12g,酒栀子 9g,6 剂。水煎,每日 1 剂,分早晚 2 次服用。2016 年 6 月 4 日二诊:患者睡眠好转,夜尿明显减少,夜尿后可再入睡,月经量少,色偏黑,纳可,大便正常,晨起口干喜饮,舌质略淡暗,有齿痕,苔白厚腻,六脉浮弦紧,至数平。改用防己黄芪汤加味。组成:防己 15g,甘草片 8g,白术 15g,黄芪 15g,知母 10g,茯苓 12g,生姜 6g,大枣 2 个,6 剂。水煎,每日 1 剂,分早晚 2 次服用。2016 年 6 月 18 日三诊:患者黄带症状减轻,精神、睡眠好转,纳可,大便正常,夜尿,晨起口干喜饮水,舌质略暗,有齿痕,苔白腻,有脉浮弦细紧,左脉浮弦紧,至数平。

守二诊方再进 6 剂。2016 年 6 月 25 日四诊:前药后带下量少,眠差,纳可,晨起口干,大便正常,偶有夜尿,舌质略暗,有齿痕,苔薄白腻,右脉浮弦长紧,左脉浮弦长细紧,至数平。改用一诊方再进 6 剂。2016 年 7 月 2 日五诊:月经第 5 日,经量增多,经色无瘀黑,黄带消失。至此黄带和闭经皆愈。

医案解要:该案患者 4 个月来一直有黄带,夜尿频繁,苔腻,双手脉弦,说明是由水湿内扰所致,湿久化热,故带下见黄,且女性带下虽有虚实、寒热之分,然多以湿邪为患。刘完素认为,下部任脉湿热甚者,津液涌溢而为带下也。初则湿热明显,故用加味逍遥散疏肝解郁、清热止带,热清后睡眠尚可,夜尿明显改善,转以除湿为主,故改用防己黄芪汤。防己黄芪汤正是借其除湿之功,治疗带下病而获良效。临证根据带下之五色酌情加味,如见白带下则合苓桂术甘汤或加苍术、山药、白芍等疏肝理脾,见青带下则合茵陈蒿汤或加柴胡、茵陈、栀子等品清热祛湿,见黄带下则合百合知母汤或加芡实、茯苓、知母等补脾益肾、清热燥湿,见黑带则合黄连解毒汤或加大黄、黄连、车前子等泻火解毒、除湿止带,见赤带下则合三物黄芩汤或加当归、生地黄、牡丹皮等清肝解郁。

2. 更年期综合征汗证案

患者周某,女,52 岁,2014 年 12 月 17 日初诊。2 年前不明原因出现半身以上多汗,动则汗出,湿衣沾衾,必须及时更换干燥衣服,否则极易感冒。曾于多方求治效不显,心情焦躁。见头、胸、背部多汗,动则汗出,恶风,易感冒,面色萎黄,肢体困重,易疲乏,食欲欠佳,小便量少色黄,舌淡红边有齿痕苔白腻,脉浮弱。西医诊断为更年期综合征。中医辨证为卫表气虚,湿滞肌腠。治以益气达表,祛除湿邪。药用黄芪 30g,防己 15g,白术 20g,炙甘草 6g,生姜 3 片,大枣 5 枚。6 剂。服药汗出,注意避风。12 月 24 日二诊:汗出、恶风症状基本消失,肢体困重减轻,气力增加,食欲好转,小便多、色淡黄。病已去大半,再服上方 4 剂以善后,诸症悉除。

医案解要:患者平素缺乏运动,阳气失宣,气血流行滞缓,渐而成湿;或因饮食失节,宿食中阻,困厄胃阳,脾虚湿成;或因劳动汗出,猝逢风冷,汗出不畅,凝而不行,继而成湿。湿邪停滞肌腠,既是病理产物,又是致病因素。湿滞肌腠,使营卫之气不能循常道流行,进而卫外功能失调,故恶风、易外感;开阖失司,故汗出无节。卫虚则湿盛,湿盛则卫气更虚,此即"本虚标实"之征。湿性重浊,故身重乏力。病久邪气入里,损及脾阳,故食纳欠佳;津液多从肤表流失,故小便量少,阴虚生内热,湿热内生,故小便色黄。切脉浮弱,为邪仍在表,宜从表解。治法以益气达表,祛除湿邪。方选防己黄芪汤,重用黄芪培补中气,振奋卫阳,医家唐容川认为,黄芪能拓里达表,行三焦之水气,喻通于补,行诸药力达表;防己通腠理,利九窍,主行全身,驱风利水,去膀胱热;白术健脾除湿,消痰水,逐皮间风水结肿。三者相协,振奋中气,助行卫阳,托肌腠之湿从表而出;另有生姜辛散,振奋胃阳,助药力行,大枣甘温护胃,炙甘草调和诸药。服药温令汗出,湿邪可去。本例关键在于祛除湿邪,使营卫复行于常道,正常发挥"温分肉,肥腠理,司开阖"之功用,则恶风、汗出等症状可愈。若有表虚之征,单用固表补敛之法,则湿邪凝滞亦甚,汗出难愈。病久邪气入中,出现纳差等脾虚湿困之征,然而切脉浮弱,正邪相持仍在身表,故顺势而为,"其在表者,汗而发之",亦因其证属"本虚标实",故处方扶正、驱邪并用,补不恋邪,攻不伤正,正气得复,表解里和,诸症好转。

3. 内分泌失调性肥胖案

患者张某,女,55岁。自述2年前体重迅速增加,饮食一般,多次体检,示心、肾功能正常,血常规正常,下肢轻微水肿,四处求医,但服药期间体重反复,效果不佳。刻诊:体型偏胖,肌肉纹理疏松,小便少,大便溏,肢体酸沉,乏力少气,倦怠嗜卧,手足不温,舌质淡,苔薄白,脉沉弱。以防己黄芪汤加味:防己9g,黄芪18g,白术12g,炙甘草6g,当归12g,茯苓18g,附子9g,大枣1枚(擘),生姜10g。6剂,每日1剂,水煎分早中晚3次温服。二诊:药用第四天自觉下肢水肿消失,身体较之前轻松;予上方6剂。三诊:称量体重有明显下降,大小便如常,予上方6剂。之后患者变汤剂为散剂服用月余,巩固疗效,随访1年,体重在正常数值范围。

医案解要:根据患者体检指标正常,体型偏胖诊断为内分泌失调性肥胖。下肢轻微水肿,体型偏胖,肌肉不致密,辨为太阳表虚,水溢肌表;小便少,大便溏,乏力少气,倦怠嗜卧,辨为脾虚失运,水湿困脾;舌质淡,苔薄白,手足不温辨为寒证。方以防己黄芪汤加味益气健脾,温阳化湿;当归活血补血行血;茯苓健脾利水;附子温阳行水。方药合用,以奏其效。

4. 功能性水肿案

患者刘某某,女,44岁,1983年9月24日初诊。浮肿每发于月经前后6年,周身郁胀虚浮,经行后期,量少不畅,伴乏力气短,左肩臂酸痛(有肩周炎病史),舌淡红脉沉涩。先按行气活血,调经利水法给药剂,病不见转机,二诊改投防己黄芪汤加味益气利水,调经活血,药用:黄芪、连皮苓、桑枝各30g,防己、白术、腹皮、红花、当归各15g,附片、香附、牛膝各10g,炙甘草6g。服方5剂,肿消经行,遂易方调理冲任善后。

医案解要:防己黄芪汤加味治疗各类水肿属气虚者,多随证选加党参、云苓、泽泻、猪苓、大腹皮、附子、丹参或当归等药。加党参、云苓、泽泻旨在助防己黄芪加强利水消肿之力;加附子旨在温肾助阳,蒸化水液,加大腹皮旨在行气利水,是基于气行水行之说,其本身又具利水消肿之功;加丹参或当归旨在调和血分,现代医学认为活血药有扩张血营,增加血液循环的作用,从而有利水分的排出。

5. 习惯性流产案

患者,33 岁,结婚 13 年流产 5 次,各种检查均未查到流产原因,治疗不效,断为不治之症而劝其行绝育术。1980 年 11 月 8 日初诊,主诉月经周期正常,基础体温呈二相性。1970 年秋流产后因子宫后倾和肠粘连而行剥离手术,结果痛经消失,经水持续 3 日,量少,食欲旺盛,二便正常,身长 162cm,体重 54kg,脉弱。腹诊:全腹肌肤色白,水分多,汗多,属寒证。为此投防己黄芪汤利水,因寒加附子。服用 3 周后,体重下降 1.5kg,感到全身轻松。继续服药 51 天,体重又有减少,月经周期也稍有缩短,改投当归芍药散一个月,主诉小便不如服防己黄芪汤时通畅,因此,每日交替服用防己黄芪汤和当归芍药散(后改当归散),一直服至妊娠 8 个半月,未发生流产,继予四君子汤,1982 年 1 月 21 日剖宫产出一 4kg 健康男婴。

医案解要:该患者是水湿重的体质,推测其子宫内膜也可能水分多,因此即使受精卵在子宫内膜着床,也往往由于不能扎根发育而中途流产,防己黄芪汤加附子旨在温肾助阳,蒸化水液,当归芍药散活血行气利水,二方交替使用,以活血有利于行水之故。

6. 妊娠水肿案

患者叶某,27 岁,2007 年 8 月 6 日初诊。妊娠 7 个多月,发现两下肢水肿半月,呈凹陷性,直至膝下。血压正常,小便频数,大便软,纳可。舌边稍红,苔薄白,脉细滑。治法:健脾行气渗湿。方剂:防己黄芪汤加味。防己 10g,黄芪 15g,炙甘草 6g,炒白术 30g,生姜 5 片,大枣 5 个,天仙藤 10g,炒薏苡仁 30g,4 剂。每天煮服鲤鱼 1 条。二诊:2007 年 8 月 10 日。药后,二下肢水肿已消退,舌脉如上。中药守上方续进 5 剂,以巩固疗效。

医案解要:该患者为妊娠晚期,水肿直至膝下,小便频数,大便软,为脾虚不运,而防己黄芪汤正是一张健脾利水的方剂,故治疗上述病症十分合拍。加天仙藤、炒薏苡仁,加强健脾和行气利水的作用,陈自明所著《妇人良方》中的天仙藤散,就是以天仙藤为主药,治疗妊娠水肿的名方。鲤鱼被认为对治疗脾虚引起的水肿有很好的效果。食药相合,药到病除。

7. 狐臭案

患者孙某某,女,24 岁,学生,1982 年 8 月 3 日来诊。身患狐臭,内心痛苦不堪。两腋下潮湿粘手,黄染衣服,臊气甚浓,经来加重,四季如此,尤以夏季为甚。口淡,食谷不香,肢懒身倦,便溏,月经后期,色淡。素体肥胖,嗜喜厚味。时值炎夏,用乌洛托品无效。舌淡苔白浊,脉浮滑。治宜固表阳,祛风湿,用防己黄芪汤加减:汉防己 30g,生黄芪 30g,炒白术 15g,生苍术 15g,茯苓皮 20g,泽泻 20g,车前子(包)、车前草各 12g,生甘草 6g。3 剂。腋窝汗出已少,气味稍淡。

二诊上方加滑石(包)20g,6 剂,气味已十去六七,再用 8 剂。服药 3 剂时值经来,味复浓,8 剂完气味同前。三诊增汉防己、生黄芪各 60g,加川芎、丝瓜络各 10g,并嘱保持腋下清洁,6 剂后症状若失。继服 15 剂,腋下汗止,臊气已无。后用归芍异功汤调治月余而收功。1984 年暑假随访,未见复发。

医案解要:素体肥胖,每多表阳不足。嗜喜厚味,湿邪必定内存。表虚湿着,而见汗出腋下,潮湿粘手,发为狐臭。用防己黄芪汤治疗,可谓方证相对,投之果效。本方治狐臭,思路正确,值得研究。

41 大黄牡丹汤

【原文】

肠痈者,少腹肿痞,按之即痛如淋,小便自调,时时发热,自汗出,复恶寒。其脉迟紧者,脓未成,可下之,当有血。脉洪数者,脓已成,不可下也。大黄牡丹汤主之。

——《金匮要略·疮痈肠痈浸淫病脉证并治第十八》

【释义】

本条论述肠痈急证的辨证和治法。此证系由热毒内聚,营血瘀结肠中,经脉不通所致。故见少腹肿痞,拘急拒按,按之则如小便淋痛之状。因其病位在肠而未及膀胱,故小便正常,与淋病有别。正邪相争,营郁卫阻,故时时发热,恶寒,自汗出。若脉迟紧有力,为热伏血瘀而脓未成熟,急应荡热逐瘀,使瘀热得下,肠痈可愈。若延至肠痈后期,脉见洪数,则是脓已成熟,即当慎用攻下治法。

吴谦认为肠痈者,其证则少腹肿硬,按之即痛,可知痛在内也;溺时如淋,尿色自调,可知肿碍之也。时时发热,汗出恶寒,似有表病,而实非表病也。其脉迟紧,则阴盛血未化,其脓未成,可下之,大便当有血也。若其脉洪数,则阳盛血已腐,其脓已成,不可下也。下之以大黄牡丹汤,消瘀泻热也。

【方药】

大黄四两　牡丹一两　桃仁五十个　瓜子半升　芒硝三合

【煎服】

上五味,以水六升,煮取一升,去滓,内芒硝,再煎沸,顿服之,有脓当下;如无脓,当下血。

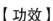

【功效】

荡热解毒,消痈排脓,逐瘀攻下。

【方解】

本方用大黄、芒硝以荡涤实热,宣通壅滞;牡丹皮、桃仁凉血逐瘀;甜瓜子(瓜蒌子或冬瓜仁均可)排脓散痈,共奏荡热解毒、消痈排脓、逐瘀攻下之功,最适合用于未成脓的肠痈实热证。

清代名医张璐认为,大黄下瘀血血闭;牡丹治瘀血留舍;芒消治五脏积热,涤去蓄结,推陈致新之功,较大黄尤锐;桃仁治疝瘕邪气,下瘀血血闭之功,亦与大黄不异;甜瓜瓣,《别录》治腹内结聚,戒溃脓血,专于开痰利气,为内痈脉迟紧未成脓之专药。

大黄牡丹汤和薏苡附子败酱散二方在临床运用时各有侧重,前者治里热实证的急性肠痈,以未成脓者效果最好;后者治里虚而热不盛,体虚脉弱的慢性肠痈,已成脓未溃者最宜用。

【精准辨证】

肠痈瘀热证。右少腹疼痛拒按,按之痛如淋状,甚则局部肿痞,大便不调,小便自调或黄赤,发热,自汗恶寒,舌红,苔黄腻,脉滑数或涩。

【妇科临床应用】

大黄牡丹汤是治肠痈之名方,具有泻热通腑、行瘀散结消痈之作用,适合于里实热证。除了可治多种腹腔化脓性疾病外,对多种妇科疾病也有良效,如急性盆腔炎、异位妊娠、产后高热、痛经、闭经等病属于瘀热证者。

【不传之秘】

1. 方中重用大黄与桃仁,大黄与桃仁伍用主要是用来治疗下焦瘀热互结所导致的病症,其用量比例关系为3:2。

2. 全方合泻下、清利、破瘀于一方,以通为用,使湿热瘀毒从肠道而祛,共成泻热逐瘀之法。

3. 肠痈破溃、或者年老体弱、孕妇、产后、体虚之人,都要谨慎使用。

【临证加减】

若热毒重加金银花、连翘、蒲公英；若瘀血重加赤芍、丹参、桃仁、大血藤；气滞重加木香、枳实、川楝子；如脾气亏虚，佐以黄芪、党参、白术。

【医案】

1. 急性盆腔炎案

患者张某，女，28岁，农民，2000年8月20日初诊。患者发热2天（最高38.7℃），下腹剧烈疼痛拒按，末次月经8月12日，带下量多色黄浊夹血丝，大便秘结，小便黄赤。追问病史，近有出差盆浴史。舌质红苔黄偏燥，脉弦数。B超检查：双侧卵巢增大，回声偏低不均匀，与子宫界限不清；后凹可见大片液性暗区，内可见点状回声。符合"急性盆腔炎"声像图改变。证属热毒炽盛，热壅血瘀。治宜清热泄毒，化瘀止痛。方用大黄牡丹汤加味：生大黄10g，牡丹皮10g，桃仁10g，冬瓜仁20g，大血藤30g，白花蛇舌草15g，蒲公英30g，赤芍15g，乌药10g，芒硝10g（冲入），生甘草5g。服5剂后，8月6日复诊，热退、腹痛大减可按，带下量减不夹血丝，舌质红苔薄腻，脉细数。守方再进7剂，2周后诸症皆消，痊愈如初。B超复查：子宫附件未见异常。嘱其注意经期卫生，随访1年无复发。

医案解要：急性盆腔炎因少腹气机痞塞，运化不通，以致气血凝滞而成。遵《黄帝内经》"其下者，引而竭之""其实者，散而泻之"之旨，选用大黄牡丹汤泄热破瘀，消肿散结。用大黄、芒硝荡涤实热、宣通壅滞；牡丹皮、桃仁凉血逐瘀；冬瓜仁化湿行痰。

2. 输卵管炎症性阻塞案

患者，女，26岁，2005年9月3日，初诊。以人流术后1年半不孕为主诉就诊。自述平时小腹疼痛，大便灼热不爽，经前乳房胀痛，经行不畅，伴有小腹坠胀而痛，质暗，有血块，块下痛减，舌暗红，苔薄黄，脉弦数。输卵管碘油造影提示：输卵管双侧峡部阻塞不通。笔者认为，此属术后感染所致输卵管炎症性阻塞，症属瘀毒内结，积于胞宫，以致脏腑功能失常，气血失调，冲任受损，经络阻塞，造成胞宫不能摄精成孕。治以活血化瘀解毒、行气散结通经，处方：大黄9g，牡丹皮9g，桃仁10g 冬瓜仁15g，芒硝（冲）9g，王不留行15g，香附12g，薏苡仁15g，川楝子9g，路路通12g，皂角刺12g，当归12g，甘草3g。6剂，每日1剂，水煎服。复诊，自述服药后，小腹疼痛减轻，大便通畅。上方加太子参12g、败酱草15g，服至月经来潮，并于月经来第1天，服田七痛经胶囊，1次3粒，1日

3次,连服3日。此次月经来,排出大量血块,腹痛及乳房胀痛均消失。月经净后再次做输卵管造影提示:左侧输卵管通畅,右侧通而不畅,于排卵期B超监测排卵,提示左侧卵巢有2.0cm×2.1cm优质卵泡,随即肌注绒毛膜促性腺激素注射液50万U,嘱其暂停服药,给予性生活指导,3个月后已孕40余天,次年顺产分娩1个健康女婴。

医案解要:大黄牡丹汤属"八法"中下法的方剂,方中大黄、芒硝以荡涤实热、宣通壅滞,桃仁、牡丹皮凉血逐瘀,冬瓜仁排脓消痈。共奏泻热解毒、消痈排脓、逐瘀攻下之功。临床应用,首先应辨明病证的虚实寒热,热症实证是本方的适应证,虚证寒证则不宜用此方。总之,临床要辨证施治,随症加减,方能收到较好疗效。

3. 异位妊娠案

邓某,女,31岁,2013年10月11日初诊。主诉:停经95天,阴道出血2个月。患者自述近两个月少量阴道出血,伴右侧腹痛,腰酸,纳眠可,二便调,舌红、苔黄腻,脉滑数。末次月经时间为2013年7月8日,于9月6日查血β-HCG:62.86mIU/ml,10月11日查β-HCG:22.77mIU/ml,腹部B超示宫腔内未见典型胎囊,右附件区可见一2.9cm×3.4cm×2.6cm不均回声团块,盆腔积液深2.5cm。诊断:停经出血待查—陈旧性宫外孕不除外。辨证属湿热瘀滞之证。处方以大黄牡丹汤加减,药用:大黄炭、桃仁、蒲黄炭(包煎)、三棱各10g,牡丹皮、赤芍、莪术各15g,冬瓜子20g,天花粉30g。5剂,每日1剂,水煎服150ml,分2次服。10月16日二诊:患者阴道出血减少,偶尔右侧小腹阵痛,余无明显不适,查血β-HCG:10.11mIU/ml,腹部B超示右附件区不均回声团块减小至2.3cm×2.0cm×1.8cm,盆腔积液1.1cm。效不更方,继服7剂。10月22日三诊:患者无明显不适,查血β-HCG:5.47mIU/ml,腹部B超示右附件区不均回声团块减小至2.0cm×1.9cm×1.9cm,盆腔积液0.4cm。嘱继服原方7剂以巩固疗效。后随访患者于2013年12月4日月经来潮,无明显不适,经后复查腹部彩超示子宫及双附件未见明显异常。

医案解要:湿热瘀滞型异位妊娠主要病机为湿热邪毒蕴结于下焦,气血瘀滞,与大黄牡丹汤证相吻合。大黄牡丹汤全方清热利湿、解毒化瘀、散结消癥,所以该方的应用颇有针对性,若其损伤正气,应注意后期结合扶正固本。

4. 痛经案

患者兰某,女,31岁,1996年10月16日初诊:近1年多,出现痛经,呈进行性加重,疼痛严重时,伴有呕吐,经量少,色紫黑,有血块,经期3~4天,乳房胀痛,头晕心烦,鼻出血,肛门坠胀疼痛,大便秘结,3~5日一行,舌质暗红,脉弦涩。妇科检查,已婚未产型,直肠凹陷部可触及多个黄豆大小的结节,质硬,子宫大小正常,后位,活动受限,宫颈黏膜下有紫蓝色结节,经取活检、病理报告提示子宫内膜异位症,证属实热瘀血壅结下焦,腑气不通,故治疗当泻热破瘀,活血散结。方用大黄牡丹汤加减:生大黄 12g、桃仁 15g、牡丹皮 9g、冬瓜仁 18g、芒硝 6g(分冲)、香附 9g、莪术 9g、牡蛎 12g、赤芍 9g、延胡索 10g、甘草 6g,3 剂。1997 年 10 月 19 日二诊:服药后大便已通,肛门坠胀疼痛减轻,腹痛亦减,月经已净,上方去芒硝、生大黄,加醋炙大黄 6g,5 剂。1997 年 10 月 24 日三诊:症状消失,仍便干,因病程日久,配散剂以缓图:醋炙大黄 90g、桃仁 60g、牡丹皮 45g、冬瓜仁 60g(炒)、香附 45g、莪术 45g、牡蛎 60g、赤芍 45g、延胡索 45g(醋炙)、川楝子 45g、川牛膝 20g、甘草 20g、炒白芍 60g,一剂为散,6g、每日 2 次。行经时服用下方:醋炙大黄 6g、牡丹皮 9g、桃仁 6g、冬瓜仁 15g、香附 9g、白芍 12g、延胡索 9g、川楝子 9g、牡蛎 12g、大血藤 15g、炙乳香 3g、炙没药 3g、甘草 6g。水煎服,共服 4 个月余,痛经明显减轻。上方散剂及汤剂稍作加减,又服 3 个月,痛经基本消失,其乳房胀痛、便秘及鼻出血等经期伴随症状亦消失。妇科检查子宫大小正常,直肠凹陷部结节不明显。

医案解要:《金匮要略》大黄牡丹汤是仲景用于治疗急性肠痈的主方,大黄牡丹汤证的主要病机是湿滞郁而化热、气血凝滞。而该方具有泻热破瘀、化湿散结、消肿止痛之功效,故临证中只要详审病因病机,遇到与其病机相符的病证,均可以本方灵活加减而治之,必获良效。

5. 闭经案

患者蒋某某,女,30 岁,1976 年 10 月 8 日就诊,患者忧郁愤闷,久而患闭经已 4 年,常腹痛,诊得脉弦舌红,口燥便结,此属血瘀气滞之证,拟用本方合逍遥散出入:大黄、牡丹皮、瓜蒌仁、玄明粉(冲)、当归、白芍、青皮各 10g,桃仁、柴胡各 5g,4 剂后,经行,色紫黑,腹痛除。

医案解要:本例本属肝气郁滞,病久入血,延及血分,血瘀气滞,木失条达,立方用大黄牡丹汤行变通地道推陈以致新,复参以开郁理气调经柔肝之品,是秉"木郁达之"之旨。

6. 产褥感染案

患者许某,女,27 岁,2002 年 10 月 8 日初诊,5 日前分娩一男婴,近日小腹灼热疼痛、拒按,恶露初则量多,继则量少,色紫暗,其气秽臭,伴发热,口渴欲饮,大便干结,小便短赤,苔黄而燥,脉弦数。此乃热与血结,痹阻胞脉之里实证。治宜泻热逐瘀,活血止痛。处方:大黄 6g(后下)、芒硝 6g(冲服)、牡丹皮 12g、桃仁 10g、冬瓜仁 15g、金银花 15g、黄连 10g,每日 1 剂,分 4 次服,2 剂后,排出干硬粪便,腹痛缓解,继服 3 剂,以上诸症消诊。

医案解要:产褥感染相当于中医的"产后腹痛"又称"儿枕痛",多因素体阳盛或产后宫胞空虚,邪毒入侵,入里化热,损伤冲任经脉,热与血结,胞脉不通则痛。故应以通腑泻热为首务。方中大黄、芒硝荡涤瘀结,桃仁、牡丹皮凉血祛瘀,与大黄同用逐瘀之力更强,冬瓜仁清热消痈排脓,金银花、黄连清热解毒,共奏急下存阴,逐瘀止痛之效。

7.经行痤疮案

患者丁某某,女,20 岁。1989 年 9 月 16 日初诊。半年来每于经前面部起痤疮,红肿作疼,挤后成脓疮。现症:月经先期,末次月经于 8 月 23 日来潮,心烦易躁,胸胁满闷,纳差,口苦舌干,舌红苔白腻,脉弦滑而数,诊为痤疮,治宜清热利湿,凉血解毒,活血祛壅。药用:大黄、芒硝各 6g,白芷、冬瓜子、桃仁各 9g,牡丹皮、泽泻、柴胡、黄芩各 10 克,银花、连翘各 15 克。6 剂后痤疮大减,诸症均轻,继服前方 5 剂,后嘱每次痤疮将发之前,均服上方 5 剂,连服 3 个月告愈。

医案解要:经行痤疮又称经行粉刺,多发于青春期。究其因,无不与湿热有关,郁热日久,湿热随肝火上腾,熏灼面部肌肉而为患。方用大黄牡丹汤活血散结,黄芩、银花、连翘清热解毒,柴胡疏郁散热,泽泻导湿热能邪从小便而出,白芷活血排脓、消肿止痛。诸药为伍,有清热利湿、活血散壅之功。

8.阑尾周围脓肿排脓术后并发盆腔脓肿案

患者沈某,女,21 岁,工人,住院号 05707。因右下腹持续性疼痛 1 天,诊断为急性阑尾炎而收入院,经手术探查确诊为阑尾周围脓肿而予以引流排脓。但术后 10 天,患者腹痛又作,伴发热、恶心欲呕。行"B 超"检查示:右下腹能见一个 102mm×52mm 异常回声图像,周边为液暗区,内有气体强回声,膀胱右侧有一无回声区与其相连。意见:右下腹腔脓肿侵入到盆腔。血常规检查:白细胞计数 23.3×10⁹/L,中性粒细胞百分比 90%,淋巴细胞百分比 10%。因患者拒绝再行手术,故邀中医会诊。诊见:腹痛剧烈,按之更甚,身热,无恶寒,口干渴,大便 2 日未解,小便黄,舌红苔黄,脉弦滑数。辨证属热毒挟瘀,互结肠道致腑气不通。治以凉血破瘀,泻肠通腑为主。方拟大黄牡丹汤加减:大黄(后下)、桃仁、枳壳、槟榔、栀仁、郁金、青皮各 10g,牡丹皮、白芷、鱼腥草、连翘各 15g,甘草 6g。每日 1 剂,分 2 次煎取浓汁相混合,分早、中、晚 3 次空腹服。2 剂后,腹痛减轻,解黑稀大便 1 次。4 剂药后腹痛明显减轻,解黄软大便 1 次。效不更方,继服 6 剂药后诸症悉平。复查血常规:白细胞计数 5.9×10⁹/L,中性粒细胞百分比 78%,淋巴细胞百分比 22%。

医案解要：实验证明，大黄、牡丹皮、鱼腥草、连翘等药对葡萄球菌、大肠杆菌、链球菌等有较强抗菌作用。炎性感染是肠腑气机不畅"瘀滞"的本质，取用大黄牡丹汤加减，既使炎症得以消除，瘀滞得以化解，又使肠腑功能得以恢复。

9. 血尿案

患者颜某，女，45 岁，干部。患者于 50 天前，因天气炎热、室外工作、强力举动后，即觉腰部酸楚、不适，次日小便呈暗红色，但无灼痛感，连续 3 天，求治于门诊，尿检：肉眼血尿、蛋白少许、红细胞（++++）、白细胞少许，腹部平片未见阳性结石影，逆行肾盂造影无异常、尿培养致病菌（-），经西药消炎、止血及中药清热通淋、凉血止血诸药治疗 40 余天，血尿如故，求诊于余。1983 年 8 月 20 日诊见：尿色暗红量多、疲乏、腰酸、心烦口干、纳食尚可、大便结、舌质暗红、苔根薄黄，脉细尺部滑数有力，既往月经正常，末次月经 6 月 25 日，平时喜食辛热之品、脉证合参，断为瘀热内结导致血尿，治拟清热逐瘀，大黄牡丹汤加减。处方：制大黄、牡丹皮、冬瓜仁各 10g，桃仁 6g，银花、连翘、败酱草、蒲公英、白花蛇舌草各 12g，天花粉 15g，水煎服。上药连进 2 剂，血尿顿止，小便清长，尿检（-）。病者欣喜之至，未再服药，自以饮食调理。12 天后，月经来潮，色、量正常，随访至今血尿未见再作。

医案解要：血尿一证，一般以清热泻火，滋阴凉血为治疗大法。病例中血尿量多，病程已达 50 天，病因为邪热内客、肾络损伤，而成尿血。临床见气血受损，肾阴亏虚之证，故诊时脉细，然尺部滑数有力，是为瘀热实邪搏结于内，尿色暗红亦为瘀热之征。此瘀热实邪未除，则血终不止，其小便通利、非关膀胱湿热、则利水通淋之品亦非所宜。《金匮要略》治疗肠痈热瘀互结尚未成脓之大黄牡丹汤功能泄热去瘀，实为瘀热互结于下焦者天然之设，取其方去峻下之芒硝，加入银花、连翘、天花粉、败酱草、蒲公英、白花蛇舌草等清热解毒之品，则力专效速。

42 薏苡附子败酱散

【原文】

肠痈之为病,其身甲错,腹皮急,按之濡,如肿状,腹无积聚,身无热,脉数,此为肠内有痈脓,薏苡附子败酱散主之。

——《金匮要略·疮痈肠痈浸淫病脉证并治第十八》

【释义】

本条论述肠痈已成的辨证和治法。肠痈患者,营阴久郁于里,全身肌肤缺乏气血滋养,故干燥粗糙。痈脓内结于肠,气血郁滞于里,故腹部皮肤紧张隆起如肿状,但按之则濡软,与腹内积聚不同,应加以鉴别。由于热毒已化脓,病变局限,故全身不发热。营血虽有郁热,但阳气不足,正不胜邪,故其脉数而无力。

【方药】

薏苡仁十分　附子二分　败酱五分

【煎服】

上三味,杵为末,取方寸匕,以水二升,煎减半,顿服。

【功效】

振奋阳气、清热祛湿、消肿排脓。

【方解】

此方药物构成精专,即薏苡仁、附子、败酱草3味,此中薏苡仁性甘淡而寒,能清热利湿,排脓消肿;败酱草辛苦微寒,能泻热解毒,散结排脓;少佐附子,温阳助气,行郁滞之气,三药共奏温阳健脾、清热祛湿、消肿排脓之功,主治肠痈脓已成而未溃者。

【精准辨证】

治里虚而热不盛,体虚脉弱的慢性肠痈,已成脓未溃者最宜用。

【临床应用】

本方原为治疗慢性肠痈所设,但近现代医家发现本方对多种妇科疾病也有良效,如慢性盆腔炎、慢性附件炎、卵巢囊肿、乳腺炎、痛经等。除此之外,对自身免疫性肠炎、泌尿系疾病、皮肤病亦有良好效果。

【不传之秘】

1.针对不同疾病、病程长短与患者体质,调整温阳药与清热药的比例,病程越长、体质越虚则附子所用比例越大。

2.运用中应注意:薏苡附子败酱散是为慢性肠痈化脓偏于阳虚者而设,若遇病已成痈化脓,而阳气未虚,见高热、脉紧、痛甚、便秘之实热证者当忌用。

3.治疗中宜清淡饮食,忌食油腻、生冷、辛辣刺激之品,以提高疗效,防止复发。

【临证加减】

热毒重者,加蒲公英、金银花、野菊花、天花粉清热排脓;气虚重而托脓无力者,加用透脓散,炮穿山甲以白芷代;少腹虚寒者,加艾叶善温下焦,小茴香行气温通经络;肾阳亏虚,加淫羊藿、韭子、蛇床子温补肾阳;产后瘀血不去者,效法生化汤,并用泽兰、红花、香附、艾叶以温肝调经;合并癥积者,加桂枝茯苓丸,或加丹参、生蒲黄、莪术、王不留行为破血消癥用。

【医案】

1.输卵管积液案

患者蔡某,女,27岁。2016年8月12日初诊。主诉:结婚2年未孕。孕1产0,14岁初潮,5～6/28(天),末次月经时间7月20日,量偏少,色红,无明显腹痛,平素偶有小腹坠痛感,性交后加重,疼痛时常伴腰骶酸痛,纳寐可,二便调,舌质淡苔薄白,脉细数。辅检:外院子宫输卵管造影(HSG)示:双侧输卵管通而不畅伴伞端积水。B超:子宫5.2cm×4.6cm×5.4cm,EM:0.9cm,左卵巢外见 3.4cm×1.9cm 液性暗区,内见点状突起(输卵管积水?),右附件(-)。辨证为寒凝瘀滞型。拟方如下:生薏苡仁 30g、败酱草 15g、皂角刺 15g、虎杖 15g、穿山甲 5g、炒黑白二丑各 5g、苍术 10g、黄柏 10g、黑附片 10g 先煎、茯苓 10g、当归 10g、红花 15g,水煎服,每日 1 剂,早晚饭后温服,30 天为 1 疗程,服药期间嘱其需避孕以防止宫外孕。服药 1 个月后,患者小腹坠痛感及腰骶酸痛完全消失。服药 3 个月后复查 B 超左卵巢外液性暗区消失,随后患者正常性生活不久即孕。

医案解要:输卵管积液是由输卵管急慢性炎症或毒性较低的细菌上行性感染所致。本病可归属于中医学"癥瘕""肠覃"的范畴,因寒凉伤于气机,水湿积聚不散而致。若病程日久,寒湿化热,煎熬水液,则成脓成痰。但因气凝水聚,损害部位局限,故对冲、任二脉影响尚小,月经仍可按时来潮。治疗以消水散结、温阳化瘀为大法,符合薏苡附子败酱散之方义。

2. 卵巢囊肿

患者黎某,女,43 岁,2017 年 3 月 1 日以主诉"腰痛 2+ 年"就诊。查腹部 B 超示"卵巢囊肿",既往月经量少,就诊时感腰痛,酸胀痛,四肢冰凉,纳眠可,二便调,舌淡,苔白,脉沉细。辨证为积聚(痰气互阻证),治以行气化痰、化脓解毒、补肾健骨。拟方如下:白附片 10g(先煎)、薏苡仁 10g、败酱草 10g、青皮 10g、白芥子 10g、杜仲 20g、续断 20g、补骨脂 20g、巴戟天 20g。2017 年 3 月 16 日复诊,患者月经来潮,此次腹痛明显轻于一诊。遂以此方稍作加减继服 3 个月,告愈。

医案解要:按卵巢囊肿形态可将其归属于脓肿疮疡之外科疾病范畴,故用薏苡附子败酱散治疗思路用于本病的治疗,正所谓"在内之膜,如在外之肤","肤膜同治"。此病乃阳虚、气滞痰凝、经络失养而致,故方中薏苡仁开壅,附子微助阳气以散结,通经散寒止痛,佐助败酱草解毒消痈,而怪病多从"痰"治,故用青皮与白芥子破气化痰。患者腰痛,四肢冰凉,月经量少,故予巴戟天、续断、补骨脂、杜仲补肾健骨,此方加减服用 3 个月余,病愈。

3. 产后盆腔炎案

患者陈某,女,28 岁。2015 年 6 月 20 日初诊。产后 5 个月伴左侧少腹疼痛 1 个月。近 1 个月左侧少腹疼痛反复发作,经期疼痛加重,在外院经抗炎输液和口服药治疗未效来我院就诊。平素畏寒,便秘,月经色红,偶夹少量血块,7 天净。白带量中等,色黄。舌淡红、苔薄白,脉细。末次月经:6 月 14 日,量中,7 天净。无痛经史。既往有慢性盆腔炎史。妇检:外阴(-),阴道黄色分泌物,子宫后位无压痛,宫颈柱状上皮异位中度,左侧附件压痛,右侧附件无殊。

支原体(-),衣原体(-),白带常规:白细胞(+++)。B超提示:子宫直肠窝积液38mm。西医诊断:慢性盆腔炎,阴道炎。中医诊断:妇人腹痛,带下病。治以温中导滞,行气清热。拟薏苡附子败酱散合厚朴七物汤加减,处方:附片(颗粒冲服)3g,薏苡仁20g,败酱草、蒲公英、大血藤、延胡索、半枝莲、白花蛇舌草各15g,茯苓、厚朴、枳壳、制大黄各10g,桂枝、甘草各5g。7剂。二诊:药后左下腹痛减轻,略感腹胀,经期将近,舌脉如上。中药守上方加益母草20g,川楝子6g,蒲黄10g。7剂。三诊:药后偶有腹痛,下腹坠胀不显,大便通畅,舌脉如上。月经6月8日来潮,量中,6天净,无痛经。继以原方去制大黄、益母草、蒲黄。7剂。四诊:左侧少腹疼痛消除。中药守上方14天。

医案解要:患者既往有慢性盆腔炎史,产后反复左下腹痛,平素畏寒。患者素体阳气不足,又长期使用抗生素和寒凉药物治疗,阳气受遏。对于此类患者再一味使用寒凉药物,非但无功,反而有害,越发使得病情缠绵难已。予薏苡附子败酱散合厚朴七物汤加减,一可导其滞,二可祛其寒,三可发越其阳气,常可使症状迅速减轻,达到意想不到的效果。

4. 产后脐痈案

患者赵某,女,28岁,2010年11月29日初诊。患者妊娠后感染出现肚脐渗液,略红肿,时断时续,瘙痒,口苦、口干,腰酸痛,时而有少腹痛。舌红、苔薄黄,脉滑数。中医诊断:脐痈;辨证:气虚湿热,火毒下移。治法:益气祛湿,清热解毒排脓。处方:薏苡仁20g,附子6g,败酱草15g,白鲜皮25g,苍术15g,苍耳子15g,麦冬25g,牡蛎(煅)20g,苦参20g,蒲公英15g,柴胡15g,黄芩12g,胆南星8g,黄芪12g,蜂房8g。5剂,水煎服,每日1剂。二诊:服药4剂后肚脐已不渗液,微有异味,大便不干,外阴瘙痒,口干口苦,近日腰酸痛,白带量少,二便可,纳可,寐可,舌质红、苔薄黄,脉弦。处方:薏苡仁15g,附子(制)6g,败酱草15g,苦参20g,牡蛎(煅)15g,百部20g,苍耳子12g,蒲公英15g,龙胆8g,蜂房8g,苍术15g,防己20g,蚕沙15g,白鲜皮25g,硼砂5g,蒲黄10g,六一散15g。7剂,水煎服,每日1剂。三诊:肚脐已不渗液,外阴已不瘙痒,无口干、口苦。腰酸痛减轻,少腹偶有些痛,二便可,舌质红、苔薄黄,脉弦。处方:薏苡仁18g,附子(制)6g,败酱草15g,萆薢30g,乌药6g,荔枝核15g,橘核15g,木瓜15g,牛膝15g,苍术12g,黄柏12g,蒲黄15g,白芍30g,甘草15g。5剂,水煎服,药后病愈。

医案解要:患者由于妊娠后不慎感染,加之体内湿热,火毒下移小肠,结聚脐部,以致血凝毒滞而成,治宗益气祛湿、清热解毒排痈。本证以薏苡附子败酱散温阳利湿解毒,黄芪益气托痈外出,蜂房具有攻毒、止痛、排痈的作用。二

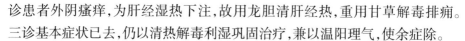

诊患者外阴瘙痒,为肝经湿热下注,故用龙胆清肝经热,重用甘草解毒排痈。三诊基本症状已去,仍以清热解毒利湿巩固治疗,兼以温阳理气,使余症除。

5.乳腺炎案

患者许某某,女,26岁,1981年11月15日来诊。因左乳患急性乳腺炎切开,排脓二十余日,乳腺炎近愈,但切口一直不收而形成窦道,局部微硬肿压痛,有少量脓性分泌物,面色㿠白,出汗肢冷,善叹息,自觉身微热,舌淡苔白,脉细稍数。证属营血郁滞,瘀热未净。处方:薏苡仁30g,附子10g,败酱草20g,黄芪20g,牡蛎30g,生麦芽15g,忍冬藤10g。服药4剂后,肿消痛止,去忍冬藤加鹿角霜、白芥子,再服4剂,窦道近愈,转调气血收功。

医案解要:本方用薏苡附子败酱散排脓消肿、振奋阳气,加用黄芪益气托脓、牡蛎收湿敛疮,忍冬藤通络解毒消疮,因乳汁郁积是乳痈发生的重要原因,故用生麦芽回乳。

6.流产后经期延长案

患者段某,女,38岁。初诊日期:2009年8月12日。患者于1年前人工流产后出现月经行经时间延长,淋漓近20日,即或月经已净,则白带增多,且不时夹有血丝。1年来逐渐出现腰痛、乏力,腰背怕冷,小腹隐痛;月经周期尚准;舌淡白、舌苔薄白有津,脉沉缓。中医诊断:经期延长。辨证:肝肾虚寒,寒湿淤积胞宫。治法:温补肝肾,利湿调经;方用薏苡附子败酱散加味。处方:制附片(先煎40分钟)30g,薏苡仁30g,败酱草30g,淫羊藿30g,黄芪30g,白芷20g,皂角刺20g,炮姜30g,炙甘草20g,当归15g,川芎15g,桃仁20g,泽兰20g,红花20g,香附15g,艾叶15g,3剂,每日1剂,两煎取汁60ml,于经前3至5天分3次服用。二诊(8月27日):患者于8月17日自觉月经即行。于20日行经,第2日量多、色红,行经5天后干净,经后少许白带;腰痛、怕冷、乏力、小腹隐痛等症明显好转;舌淡白、苔薄白有津,脉沉缓。方药取效,嘱其于下次经前再依原方煎服4剂。三诊(9月26日):本月19日行经,经量正常,经期5天,经净后无白带;腰痛、乏力、怕冷亦消失,精神佳,略有手足冷感;舌淡红、苔薄白有津,脉缓有力。

医案解要:此例患者由于人工流产后导致胞宫内伤,经期延长,乃至气血损耗,如此反复,终致下焦肝肾虚寒,故出现腰痛、腹痛、腰背怕冷、乏力;阳虚寒湿内生,湿邪趋下,故月经淋漓不断,白带增多。观其舌质淡白、脉沉缓,肝肾虚寒病机可证。今方用薏苡附子败酱散,加淫羊藿以温扶肾阳,祛除内湿;效法透脓散(黄芪、当归、炮山甲、皂角刺、川芎),炮穿山甲以白芷代,本方可益气托毒,有利于修复胞宫损伤,兼燥除内湿;效法生化汤(当归、川芎、桃仁、炮姜、甘草),并用泽兰、红花、香附、艾叶以温肝调经。药证合拍,一诊而获良效,再诊而病愈。

7. 痛经案

患者李某,女,27岁,于2011年10月19日就诊。每次月经时腹痛,喜温喜按。按其脉寸关沉涩略带紧象,舌淡暗。处方:制附片10g,薏苡仁20g,败酱草10g,干姜15g,白芍20g,炙甘草20g,小茴香10g,艾叶10g。服5剂,1日3次。患者下次复诊时月经来潮,此次腹痛明显轻于以往。遂以此方稍作加减继服3个月,告愈。

医案解要:此病乃阳虚,无以温里,经络失养而致。薏苡附子败酱散温阳通经散寒止痛,白芍缓急止痛,合以四逆汤以温补太阴。《伤寒论》云:"太阴病,当温之,宜服四逆辈。"艾叶善温下焦,小茴香行气温通经络。合方温里化湿通络,故病愈。

8. 带下病案

患者赵某,女,26岁,未婚,患者于2005年3月4日初诊,自述:白带量多色黄有腥臭味及少腹疼痛半年余,经治疗未见明显疗效,现白带量多色黄伴有腥臭味,四肢发凉,少腹部偶有抽痛感,腰骶部酸困且痛,经量多且有血块,舌淡苔薄略黄,脉沉细而数。予以薏苡仁4g,制附子3g,败酱草7g,土茯苓7g,大血藤7g,淫羊藿5g,韭子5g,蛇床子5g,小茴香4g,荔枝核4g,乌药3g,山药4g,扁豆4g,芡实4g,杜仲3g,续断3g。7剂,水煎服,日1剂,分2次服。3月12日二诊,述白带量较前明显减少,微黄,略有味,少腹部及腰骶部疼痛好转,四肢也较前好转,在上方基础上加吴茱萸4g,荜茇4g,大腹皮4g。7剂,水煎服,日1剂,分,2次服。3月19日三诊,述诸症均较前明显好转,四肢不凉,遂在二诊方中减去山药、扁豆、芡实、吴茱萸、荜茇、大腹皮。予以7剂,水煎服,日1剂,分2次服。半年后来诊他病,问其此病患者欣喜说:"自服此药半年内白带正常,无少腹部及腰骶部不适,四肢温如常人。"

医案解要:带下病属现代医学阴道炎、宫颈炎、盆腔炎等生殖系统炎症,是妇科常见病。《傅青主女科》所谓:"夫带下俱是湿症"。湿邪致带脉失约,任脉不固成本病。湿邪侵袭人体,损伤冲任二脉,致带下量多,湿邪影响脏腑功能时,易使脾阳虚衰,则成(脾肾阳虚)型白带。方中薏苡仁健脾除湿;制附子中温脾,淫羊藿、韭子、蛇床子温补肾阳等,方中诸药配伍,湿邪得除,病痊愈。

9. 克罗恩病案

患者,女,25岁,2007年6月20日就诊。主诉:反复右下腹疼痛伴腹泻3年余。患者于3年前因饮食不节而出现右下腹疼痛伴发热(T39℃)、腹泻,腹泻每日 3～5 次,便中夹有黏液,无脓血。便常规查见白细胞。经抗感染等治疗后体温正常,但腹痛、腹泻一直未愈。2 年前结肠镜检查示:结肠及回肠末端可见纵行溃疡,溃疡周围黏膜增生呈鹅卵石样,肠腔狭窄,病变呈节段性分布。组织活检见大量淋巴细胞聚集。诊断为克罗恩病。给予柳氮磺吡啶、激素、免疫抑制剂等治疗疗效欠佳。现症:右下腹胀痛,劳累后加重,并牵及肩背,大便稀溏,色褐夹有黏液,每日 3～5 次,伴里急后重,纳呆干呕,面白唇淡,汗出倦怠,口干不欲饮,舌质暗,苔黄微腻,脉弦细数。证属湿热蕴结、气血瘀滞。治宜清热化湿,佐以行气化瘀。方用薏苡附子败酱散加减出入:炙附片(先煎) 6g,薏苡仁 30g,败酱草 30g,当归 12g,赤白芍各 9g,黄连 6g,木香(后下)6g,牡丹皮 9g,陈皮 9g,黄柏 6g,竹茹 9g,甘草 6g。6 剂,每日 1 剂,水煎,分 2 次温服。6 月 26 日二诊:进药后,右下腹胀痛明显减轻,大便成形、色黄,每日 1～2 次,精神食欲好转,舌体微胖,苔白微腻,脉沉细数。原方去竹茹,加延胡索 9g、川楝子 12g、莲子 12g。服 10 剂。7 月 6 日三诊:腹痛消失,大便成形、色黄,每日 1 次,精神食欲转佳,舌质暗,苔白微腻,脉沉细数。效不更方,原方调理月余,至今未复发。

医案解要:魏荔彤《金匮要略方论本义》中认为,薏苡下气则能排脓,附子微用,意在走肠中,曲屈之处可达,加以败酱草之咸寒以清积热,气通则痈结者可开,滞者可行。方中重用薏苡仁以利湿消肿,与败酱草相配以清热解毒,重在祛邪,少佐辛热之附子,以顾护阳气,而助薏苡仁散邪湿并行郁滞之气,起扶正作用。合而为用,则湿化瘀消,邪去正安。本例患者因起初湿热之证明显,故加大薏苡仁、败酱草用量以清热利湿,再根据其他临床症状加减,取得了满意的疗效。

43 桃花汤

【原文1】

少阴病,下利便脓血者,桃花汤主之。

——《伤寒论》306条

下利便脓血者,桃花汤主之。

——《金匮要略·呕吐哕下利病脉证治第十七》

【释义1】

此2条论述虚寒下利便脓血的证治。下利便脓血,初利一般属于热证,因热伤血络,热盛营腐所致;若见于久利不止,则由于脏气虚寒,气血不固,滑脱不禁而成。从仲景所用方药来看,本条的下利便脓血,乃为脾肾阳衰,络脉不固而统摄无权,大肠滑脱。治宜桃花汤温涩固脱。

【原文2】

少阴病,二三日至四五日,腹痛,小便不利,下利不止,便脓血者,桃花汤主之。

——《伤寒论》307条

【释义2】

此条是对306条桃花汤证的补充。少阴病二三日至四五日,寒邪入内,阳虚寒滞,故腹痛。脾肾阳衰,统摄无权,滑脱不禁,故下利不止,便脓血。而下利过多,则津液损伤,故小便不利,与津液偏渗不同,故仍用桃花汤温涩固脱。

【方药】

赤石脂一斤,一半剉,一半筛末　干姜一两　粳米一升

【煎服】

上三味,以水七升,煮米令熟。去滓,温七合,内赤石脂末方寸匕,日三服。若一服愈,余勿服。

【功效】

温涩固脱。

【方解】

方命桃花汤,因方中主药赤石脂色似桃花,又名桃花石,故名之。本方以赤石脂涩肠固脱为主药,辅以干姜温中阳,佐以粳米益脾胃。三药合用,可提高涩肠固脱的功效。方中赤石脂一半生药入煎,长泡久煮,取其温涩之气,一半为末冲服,并以小量粉末冲服,取其直接留着肠中,更有收敛作用。

李时珍认为,张仲景用桃花汤治下利便脓血,取赤石脂之重涩,入下焦血分而固脱;干姜之辛温,暖下焦气分而补虚,粳米之甘温,往石脂、干姜而润肠胃也。

张锡纯认为石脂原为土质,其性微温,故善温养脾胃,为其具有土质,颇有黏涩之力,故又善治肠澼下脓血。又因其生于两石相并之夹缝,原为山脉行气之处,其质虽黏涩,实兼能流通气血之瘀滞,故方中重用之以为主药。至于一半煎汤一半末服者,因凡治下利之药,丸散优于汤剂,且其性和平,虽重用一斤,犹恐不能胜病,故又用一半筛其细末,纳汤药中服之也。且服其末又善护肠中之膜,不至为脓血凝滞所伤损也。用干姜者,因此证其气血因寒而瘀,是以化为脓血,干姜之热既善祛寒,干姜之辛又善开瘀也。用粳米者,以其能和脾胃,兼能利小便,亦可为治下利不止者之辅佐品也。

【精准辨证】

肾阳虚滑脱证:腹痛,喜温喜按,小便不利,下利不止,便脓血,恶寒,腰酸,口淡不渴,神疲乏力,舌淡苔白,脉弱。

【临床应用】

现代临床主要将桃花汤运用于消化系统疾病,如慢性腹泻、慢性细菌性痢疾、慢性结肠炎等疾病,妇科临床多应用于功能失调性子宫出血、带下、产后泄泻的疾病辨证符合肾阳虚滑脱证者。

【不传之秘】

1. "煮米令熟"煎法的意义:在于以米熟为度,快速取用汤液治疗桃花汤之"急"证,提高临床疗效。同时还可以增加汤液黏度、提高赤石脂使用率。

2. 少阴病寒化证是以脉微细、但欲寐为基本特点,重者可出现下利、手足逆冷等症状,常规采用四逆汤、通脉四逆汤、白通汤等方进行治疗。但某些少阴病在证候表现、病机、病势方面具有其特殊性,临床上需要辨证论治。如本证下利便脓血剧烈,故遣桃花汤方温涩固脱,先解其标。若四肢厥逆症状较重,则可酌加四逆汤之类合方,或交替使用,待下利便脓血停止后,当酌情温肾回阳并佐以益阴之法。

3. 本方所治之证不一定必有脓血,凡属滑脱不禁,皆可应用,但对实邪未尽者,切勿误用,以免留邪未患。

【临证加减】

兼有脱肛、胃下垂者,加黄芪、升麻、枳壳、苍术升清举陷;下利重者,加诃子、肉豆蔻、罂粟壳既可收涩又能补脾;兼有腹痛者,加木香、香附、延胡索理气止痛;合并脱证者,可加党参、五味子;脾气亏虚者,合四君子汤;脾肾阳虚甚者可加附子、肉桂;下痢不止、虚多实少者,加香连丸、罂粟壳、乌梅。

【医案】

1. 带下病案

患者杨某,女,26岁。白带清稀量多,纳少便溏,舌淡、苔薄白,脉沉细而弱,证属脾肾阳虚,冲任不固,带脉失约,予桃花汤加肉桂、白术、党参、茯苓,另以药渣加苦参、黄柏,煎水趁热先熏后坐浴,每日 2 次。服药 12 剂而愈。

医案解要:《傅青主女科》所谓:"夫带下俱是湿症。"本案中运用赤石脂温涩固脱、干姜温中阳以化湿浊,佐以粳米益脾胃,合四君子汤健运脾气,故奏良效。

2. 崩漏案

患者陈某某,女,20岁,未婚,于 1981 年 5 月 14 日初诊,患者月经过多已 3 年,14 岁月经初潮时,曾参加剧烈运动,自后,遂致月经淋沥不止,持续半年之久,接着又复停经 5 个月复来,周期 40 ～ 60 天。末次月经 4 月 3 日,量多,色淡无血块,小腹隐痛,头晕眼花,心慌失眠,倦怠无力,口干纳差,流血二十多天时,曾服补气养血、止血之剂(归脾汤加味),出血至今已 41 天,仍未得止,面色苍白无神,舌苔薄白质淡,脉沉细微数。此证由于劳伤气血,损伤冲任,不能摄制经血,病久气血两虚,当防暴下,而致气随血脱,急以大补元气,固摄冲任,方用人参桃花汤加味。处方:人参(另顿服)10g,赤石脂(一半煎,一半冲服),干姜9g,粳米30g,禹余粮5g,乌梅炭6g,山药20g,阿胶(烊化)10g。先用1剂,水煎服。二诊服药已止,诸恙悉减,药既应病,仍从前法加减2剂,并佐服人参归脾汤而痊愈。1年后随访未复发,已婚而生一男婴。

医案解要:桃花汤用治崩漏,大多属脾肾阳虚,血失统摄所致。因脾主统血,肾为气之根,今脾肾阳气虚衰,失其统摄的功能,致血离经而成崩漏。正如唐容川在《血证论·脏腑病机说》中所言:脾统血,血之运行上下,全赖于脾,脾阳虚,则不能统血。

【原文】

发汗吐下后,虚烦不得眠,若剧者,必反复颠倒,心中懊𢙐,栀子豉汤主之。

——《伤寒论》76 条

发汗若下之,而烦热胸中窒者,栀子豉汤主之。

——《伤寒论》77 条

伤寒五六日,大下之后,身热不去,心中结痛者,未欲解也。栀子豉汤主之。

——《伤寒论》78 条

若下之,则胃中空虚,客气动膈,心中懊𢙐,舌上胎者,栀子豉汤主之。

——《伤寒论》221 条

阳明病,下之,其外有热,手足温,不结胸,心中懊𢙐,饥不能食,但头汗出者,栀子豉汤主之。

——《伤寒论》228 条

下利后,更烦,按之心下濡者,为虚烦也,宜栀子豉汤。

——《伤寒论》375 条

【释义】

本6条论述下利虚烦的证治。"心中懊𢙐",为心中烦闷不宁,病情尚轻;"胸中窒",为胸中有闭塞不舒之感,病情较重;"心中结痛",为胸中窒塞,并有支撑疼痛感觉,病情更重。下利如因实热所致,其症本有心烦,如下利后,实邪已去,则心烦可除,但今下利后,不但心烦未除,反而有甚于初,故曰"更烦",此乃余邪郁于胸膈,扰及心神所致。病因实邪已去,则心下按之濡软不坚,乃无形邪热内扰,非有形实邪内结,故仲景谓之"虚烦"。治以栀子豉汤透邪泄热,解郁除烦。

251

【方药】

栀子十四个,擘   淡豆豉四合,绵裹

【煎服】

上二味,以水四升,先煮栀子,得二升半,内豉,煮取一升半,去滓,分为二服,温进一服。得吐者,止后服。

【功效】

清热除烦,宣发郁热。

【方解】

方中栀子苦寒,入心、肝、肺、胃、三焦经,清热除烦。淡豆豉辛甘微苦、寒,苦而不燥,寒而不凝,发汗不伤阳,透达不损阴,解郁除烦化滞而无凉遏之弊。淡豆豉是一味"透邪转气"之佳良妙药,入肺、胃经,其性轻浮,善能宣散,二药相伍,为清宣胸中郁热之良方。二药配合,余热得除,虚烦可解。淡豆豉、栀子一辛一苦,一开一降,共成辛开苦降之方。叶天士认为栀子豉汤能解其陈腐之郁热,宣其陈腐之郁结。

【精准辨证】

1.临床见心烦、不寐、心中懊憹、坐卧不安、身热、胸闷窒塞、或心中结痛、饥不能食、头汗出、舌苔薄黄等热扰胸膈的症状,均可使用。

2.《伤寒论》81条:"凡用栀子汤,病人旧微溏者,不可与服之。"所谓"旧微溏",是指患者平素大便稀溏。大便稀溏是脾肾阳虚、中寒里亏之象,因栀子豉汤为清热除烦之剂,药性苦寒,易伤阳气,栀子豉虽为清宣郁热,总以顾护阳气为要。

【临床应用】

1.病位在心、肺、胃及胸膈,符合热扰胸膈辨治要点的均可使用,如不明发热、病毒性心肌炎、心绞痛、急慢性胃炎等疾病。此外,现代人都市生活压力大,栀子豉汤治疗"虚烦"的这一特点,也被医家广泛用于精神心理、睡眠障碍类的疾病中。

2. 方后注有"得吐者,止后服"之说,后世医家对此有争议。有人认为本证乃火郁于胸膈,胸阳被困之证,药后火郁得开,正气得伸,能以驱邪外出,故作吐而解,并指出火郁愈甚,药后得吐的可能性越大。也有医家从药物分析,认为栀子、豆豉均无涌吐作用。临床实践证明,服栀子豉汤有吐者,有不吐者,无需拘泥,亦不可强调一面。

【不传之秘】

1. 栀子豉汤由栀子、淡豆豉组成,其剂量比值 1∶1,提示药效清热与透散之间的用量调配关系,可根据患者实际情况,调整配比以治郁热。

2. 本方虽药仅两味,降中有宣,宣中有升,创立的辛开苦降的法则,对郁热证普遍适用。

3. 心、肝两脏关系密切(五行关系属木生火),临床实践中常在泻心火除烦的同时搭配泻肝清热之品。

【临证加减】

1. 栀子类方加减:兼少气者,加甘草以补气益中;兼呕吐者,加生姜辛散止呕;兼腹满、卧起不安者,去豆豉加厚朴、枳实行气除满;兼中焦虚寒者,去豆豉加干姜温中益气;兼湿热身黄者,去豆豉加黄柏清热利湿退黄、加甘草和中;劳而复作者,重用豆豉加枳实破气除痞,以清浆水煮取助胃气;兼有宿食积滞者,再加大黄泻下通腑。

2. 李士懋等运用栀子豉汤治疗胸膈郁热证时,常与升降散相伍,并重用连翘。

【医案】

1. 刘保和治疗倒经案

刘保和用栀子豉汤治疗倒经一例,有心烦,夜卧翻覆辗转,按其剑突下部位,诉有明显憋闷及疼痛感,脉寸关间滑数有力等证。

2. 矢数道明治疗子宫出血案

案1:村民金五郎之妻,年25岁。子宫出血持续数日,周身倦怠,心烦微热,服诸药无效。与栀子豉汤2帖,出血减半,更与数帖而痊愈。

案2:岳母某。摔倒伤腰,其后子宫持续出血,下腹微痛。服诸药无效。余谓,此病乃摔倒惊惕之故,遂与栀子豉汤数帖而痊愈。

3.围绝经期综合征案

患者孙某,女,52岁,1997年6月25日初诊。停经4个月,伴面部烘热、头昏耳鸣、神烦易怒、疲乏眠差、时觉身痒,舌尖红苔白,脉沉弦细。证属气阴两虚,火炎阳浮。治宜益气养阴,降火潜阳。用栀子豉汤合二至丸加味。栀子12g、淡豆豉、墨旱莲、党参、知母、青蒿、紫草、石决明各30g,制女贞子、川芎、桑叶15g,甘草3g。水煎分服,2日1剂。服3剂,诸症悉除,仅唇周有蚁行痒感,胃脘稍有不适,大便2日1次。再用栀子、枳实各15g,淡豆豉、桑叶、白术、夜交藤、益母草、墨旱莲、珍珠母、枸杞子各30g,神曲、女贞子各20g。服3剂诸症尽愈。

医案解要:绝经年龄妇女,肾气渐衰,冲任虚损,精血不足,常见肾阴亏耗,心火、肝阳易于亢旺,常以栀子豉汤合二至丸以清心滋肾,加知母、青蒿、桑叶以助清退虚热;石决明、珍珠母以潜阳降火;紫草、益母草、川芎等清热活血;党参、甘草益气补中而效。

4.妊娠恶阻案

患者李某某,女,28岁,2001年11月5日初诊。患者自述:月经已停58天,昨日尿妊娠试验为阳性。近几天呕吐频繁,3天已未进食,进食即吐,不进食也恶心,心烦少寐,四肢乏力,头晕,身体消瘦,小便短少,舌质红,脉弦滑,据其脉症为肝热横逆犯胃,胃失和降所致恶阻。治宜清肝热、降胃逆。方药:栀子15g、淡豆豉10g、竹茹10g、龙胆10g、黄芩10g、白术10g,服5剂恶心呕吐去大半,进食后其症也明显减轻,按前方继服,共服15剂而愈。

医案解要:妊娠早期,出现严重的恶心呕吐,头晕厌食,甚则食入即吐者,称为"妊娠恶阻",本病相当于西医学的妊娠剧吐。恶阻是妊娠早期常见的病证之一,治疗及时,护理得法,多数患者可迅速康复,预后大多良好。本案中患者平素性躁多怒,肝郁化热,加之孕后血聚养胎,肝血更虚,肝火愈旺,且冲脉气盛,冲脉附于肝,肝脉挟胃贯膈,冲气挟肝火上逆犯胃,胃失和降,遂致恶心呕吐。故用栀子豉汤泄热除烦,龙胆、黄芩清理肝胆湿热,竹茹清热止吐,白术健脾安胎,佐制苦寒太过损伤阳气、扰动胎气。

5.妊娠淋痛案

患者女,27岁,话务员,1982年2月13日初诊。已孕,近20天尿频艰涩而痛,色黄赤,心烦不宁。妇科诊为"膀胱炎",服西药诸症不减。精神欠佳,口苦而干,饮食不振,舌红苔黄,脉数而滑。证属邪热郁内,热扰胸膈。治以清热除烦、泻火通淋、方用栀子12g、淡豆豉10g、生地黄20g、白茅根15g、车前草15g。水煎服,日3次。进药3帖,诸症悉除。于12月3日顺产一男婴,体健。

医案解要：本例妊娠淋痛，由阳气素盛，心火偏亢，移热于小肠所致。日久引动心火致心烦，故用栀子豉汤清热除烦，加生地黄、白茅根、车前草以增清热泻火通淋之功，使热清淋通，心烦自除。

6. 奔豚气案

黄某，女，65岁。甲状腺癌术后。初诊：患者面色黄，体型偏胖，平素精神紧张，近一周来心胸憋闷，时有气从心下上冲至咽喉，咽喉有异物感，呼吸不畅，呃逆，心胸烦闷，纳食一般，夜寐不安，二便尚调，舌淡紫、苔厚腻稍黄，脉滑。治拟痰降逆，理气除烦。方拟枳实薤白桂枝汤合半夏厚朴汤合栀子豉汤：枳壳、桂枝、瓜蒌皮、栀子、连翘各9g，煅龙骨、煅牡蛎、茯苓、丹参各15g，薤白、淡豆豉、制半夏各12g，厚朴10g，紫苏叶6g。7剂。二诊：患者诉服药后，胸闷减轻，气上冲感之胸即停，不至咽喉，夜寐稍安，仍有呃逆。舌红、苔白腻，左脉沉弦、右脉弦滑。守方再进7剂。3诊：患者冲气上逆已平，咽喉异物感好转，胸闷减少，仍有呃逆，夜寐改善，精神状态可，自觉神疲乏力，舌红苔白腻，脉沉弦。前方去半夏厚朴汤、栀子豉汤，合用旋覆代赭汤。枳壳、桂枝、旋覆花（后下）各9g，薤白12g，煅龙骨、煅牡蛎、厚朴、瓜蒌、茯苓、代赭石、党参、葛根各15g，炙甘草5g。7剂。

医案解要：本案患者胸闷1周，气从心下上冲至咽喉，属典型的奔豚气症状，因为患者甲状腺癌术后，平素精神紧张，情志不舒，气滞心胸而憋闷，痰凝气聚而成梅核气，痰热郁于心胸而心烦不寐。舌淡紫、苔厚腻稍黄，脉滑此为痰气瘀互结，胸阳不振，郁而化热之象。方用枳实薤白桂枝汤合半夏厚朴汤合栀子豉汤。全方辛以行气散结，苦以燥湿降逆，使郁气得疏，痰涎得化，则梅核气自除。栀子豉汤方中，栀子泻心肺之邪热使之下行，从小便出，而三焦之郁火得解。淡豆豉宣泄心肺郁热，和胃降浊，舒畅气机除烦。栀子配淡豆豉，清泄胸膈郁热，则懊恼烦闷、夜寐不安诸症得消。

45 黄土汤

【原文】

下血,先便后血,此远血也,黄土汤主之。

——《金匮要略·惊悸吐衄下血胸满瘀血病脉证治第十六》

【释义】

本条论述虚寒血便的证治。下血,大便在先,便后出血。血来自直肠以上的部位称为远血,多由中焦脾气虚寒,统摄无权而血不循常道、下渗肠道所致。治宜黄土汤温脾摄血。

【方药】

甘草　干地黄　白术　附子炮　阿胶　黄芩各三两　灶中黄土半斤

【煎服】

上七味,以水八升,煮取三升,分温二服。

【功效】

温阳健脾,养血止血。

【方解】

灶心土又名伏龙肝,久经火炼,土中藏火,土入脾土,火扶脾阳,故能温阳健脾,黄土汤取用半斤,正取其功专力宏,引领众药。附子辛温大热,专扶肾中真阳,白术苦温,专能燥脾土之湿气,灶心土与术、附合用,可扶脾肾之阳。然既为下血,所下之血不能不补,故以甘凉之地黄、阿胶补益亡失之血。尤妙在黄芩一味,一药三效:清肝热、止血和佐制。因肝为藏血之脏,体阴而用阳,血少则肝体失养,必致肝阳升发太过而生热,热迫血行则导致出血,肝不藏血的机理亦同时存在,故于温阳止血方中配伍黄芩清肝止血,地黄、阿胶养肾水、息肝风,体现以温阳摄血为主、清肝息风止血为佐的配伍形式,有相反相成之妙。其次,黄芩本身就有止血作用。再者,附子生发全身阳气的同时,鼓动肝阳,有导致阳亢动血的可能,配伍黄芩苦寒清热,制诸药之温热,有佐制作用。因辛热与苦寒共用,性味相激、相争,故以甘草和调诸药,健脾补中,为使。综上,该方熔辛热、苦寒、动静、刚柔之品于一炉,温阳而不耗阴,滋阴而不损阳。吴瑭《温病条辨》称本方为甘苦合用、刚柔互济之法。

《金匮要略浅注》的作者陈念祖认为该方也主吐衄,用此方以干姜易附子,以赤石脂一斤代黄土取效更捷。甚者加干侧柏四两、鲜竹茹六斤。

《类聚方广义》的作者吉益东洞认为黄土汤可以治吐血下血,久久不止,心下痞,身热恶寒,面青体瘦,脉弱,舌色白,或腹痛下利或微肿者。又治脏毒,痔疾,脓血不止,腹痛濡泻,小便不利,面色萎黄,日渐羸瘠微肿者。

【精准辨证】

阳虚出血证。大便失禁或溏、便血量多,或崩漏,血色暗淡,腹痛隐隐,四肢不温、面色苍白或萎黄、脉细迟或沉细无力。

【妇科临床应用】

该方运用不仅局限于消化系统疾病,如胃十二指肠溃疡、结肠炎、痔疮出血等,凡为脾肾虚寒、脾不统血诸虚寒性出血证,皆可适当加减运用,妇科疾病如功能失调性子宫出血、先兆流产、痛经等辨证属脾肾阳虚型者,皆可用之。

【不传之秘】

1. 药房有灶心黄土者,用量宜大,灶心土捣碎,用开水冲起搅拌后,待粗土澄底而细尘未澄清时,急取其水煎药,如澄为清水就无用了。或先包煎取汤,再煎余药。若药房无配备灶心黄土,可以赤石脂代替灶心黄土。

2. 此方原主温暖中宫,所以用黄芩,乃以济附子之性,使不燥烈,免伤阴血。血虚则生火,故用黄芩以清之。

3.《血证论》的作者唐容川认为此方乃滋补气血。而兼用温清之品以和之,为下血崩漏之总方。

【临证加减】

若合并脱证者,加生脉散、牡蛎补气敛阴救逆;若遇虚寒甚者,加干姜;出血量多者加地榆炭、侧柏叶炭、仙鹤草、血余炭等;若伴肾阳虚者,加杜仲炭、续断;伴肾阴虚者,加女贞子、龟板胶、山茱萸、墨旱莲;出血时间长、合并中气下陷者,加黄芪、党参、升麻、炮姜炭等;如夹瘀者,加三七以化瘀止血;如有邪毒未清者,加败酱草、大血藤清热解毒;如肺咯血加侧柏叶,便血加槐花、地榆炭,崩漏可加艾叶炭、棕榈炭等。

【医案】

1. 功血继发不孕案

患者王某,女,30岁,已婚。1998年4月3日初诊。患者婚后3年未孕,月经先后无定期,经量时多时少,多时淋漓不止,经期长达15天,经某医院诊断为"功能失调性子宫出血继发不孕症"。今患者月经来潮15天之久,量多,色淡红,无血块,症见精神萎靡,面色苍白,头晕乏力,少气懒言,纳少,便溏,畏寒肢冷,舌质淡苔薄白,脉沉细。基础体温呈单相型。实验室检查:血红蛋白80g/L、白细胞6×10^9/L、血小板140×10^9/L。辨证:脾阳虚弱,统摄无权,冲任失调。治法:温阳健脾,固摄冲任。方药:熟地黄10g、制附片6g、白术20g、白芍20g、灶心黄土30g、砂仁3g、黄芩6g、阿胶珠(烊化冲服)15g、党参20g、黄芪30g、炙甘草3g。水冲服,1剂/日,分2次服。服上6剂后,血量明显减少。继服6剂后月经止,诸症减轻。以后每到经期,服上药6剂。连续治疗6个月,月经周期、经量恢复正常。再用补肝肾养气血,佐以活血促排卵之法。药用:紫河车10g、熟地黄15g、当归12g、菟丝子15g、枸杞子15g、续断20g、丹参15g、红花10g、香附10g、黄芪15g、党参12g、枳壳15g。水煎,1剂/日,2次分服,服上药5剂后,基础体温呈双相型,于1999年怀孕生一男婴。

医案解要:本例用黄土汤化裁治疗,具有温阳健脾、养阴止血的作用。方中灶心土温中和胃、健脾止血;附子温下以鼓中,暖水以摄火;白术温阳健脾;附子、白术温肾阳健脾气,使阴能守于内,阳能护于外,阴阳相得,人得安和;熟地黄、阿胶滋阴养血,辛温之品耗血动血,故佐黄芩之苦以坚阴,黄芩苦寒作为反佐,可以减少附子刚燥之弊;配白芍、甘草和药调中;黄芪甘温益气,与党参同用,有补气作用,气能摄血,与附子同用,可温中助阳,与白术同用能补气健脾,与当归同用能益气生血。诸药应用,刚柔相济,温和而不伤阴,滋阴而不损阳。崩漏治法先宜用止血,以塞其流。尤其是量多势急时,更须大补元气,以防虚脱。但必须注意勿使留瘀。血止后,则当治其因,以澄其源。

2. 更年期功血案

患者女,45岁,农妇,1992年3月3日初诊。经血非时而下,少则十几日,多则月余,血量时多时少,每以凉血止血之药取效于一时,但时逾3载,终未根治,颇以为苦。此次阴道流血42天,量少色淡,兼见面部虚浮,色萎黄,掌心烦热,腹痛喜按,恶寒体倦,舌淡少苔,脉沉弱。西医诊为更年期功血病。辨证属脾阳虚衰、阴虚阳旺、冲任不固。治以黄土汤:附子10g、焦白术12g、甘草6g、生地黄30g、黄芩12g、灶心土100g(水煎,澄清,去土取汁煎上药)、阿胶15g(烊化)。日1剂,服3剂血止,略减生地黄、黄芩量,继进9剂。追访半年,月经正常。

医学解要:该例患者脾阳虚衰,血失统摄而致漏下,日久导致阴血不足,虚火妄动,以致下血时多时少。实属阴阳两虚,冲任不固,治以本方寒热并用,标本兼治,俾阴平阳秘,冲任得固,崩漏乃愈。唐容川谓黄土汤"为下血崩中之总方"信而有征。

3. 先兆流产

患者,女,怀孕82天,阴道流血4天,量中等,面色苍白,精神疲乏,卧床不起,纳差怕冷,心慌气短,小腹隐痛。湖南省临澧县中医院用本方加减:熟地黄、黄芪各30g,白芍20g,白术18g,党参15g,阿胶(烊化)12g,附片、黄芩各8g,炙甘草6g,炒艾叶5g,灶心土400g,服用3剂后,阴道流血明显减少,食欲增加,连进5剂,胎漏停止,后以胎元饮加减治疗30余日,诸症消失。

医案解要:先兆流产归属"胎漏""胎动不安"范畴。中医对于胎孕形成认为在于先天肾气充足,后天脾肾化生气血旺盛。清代医家张锡纯认为男女生育皆赖肾脏作强,肾旺自能萌胎。说明流产责于脾肾两虚,因此安胎立法,除滋肾温肾外,必须扶脾而调气血,使肾与脾,先天与后天相互促进以固胎气。该患者面色苍白,纳差怕冷,卧床不起,加之阴道出血,属脾阳不振,肾阳虚衰无疑,故以黄土汤温阳健脾合益肾调冲之药而获效。综观全方配伍有其独到之处,如寒热并用,刚柔相济,温阳而不伤阴,滋阴而不碍阳,这样健脾药与止血药同施,可标本同治。

4. 痛经案

患者刘某,女,21岁。大学生。2008年暑假求治。诉每来月经时反复小腹隐痛,月经量少色淡,延绵不绝,常延半月有余,腰膝酸软,四肢不温。曾求治于西医,予安宫黄体酮片治疗2～3个月,停药后病情再发,转而求治于中医。观舌淡边有齿痕,脉弦细。虑阳气不足,母病及子,肾亏及肝,肝失疏泄,治拟温阳疏肝、健脾养血,方用黄土汤合逍遥散加减:灶心土、当归、苎麻根各

20g，白术、阿胶珠（烊冲）、干地黄、川郁金、制香附、侧柏叶各10g，淡子芩5g，生甘草6g，炒白芍30g。3剂后，经量减少，5剂后月经止，治疗2个疗程后，嘱予八珍合剂及逍遥散善后，1年来月经均正常。

医案解要：女子二七天癸至，然禀赋不足者，常经期不准或经量异常，该患者为阳气不足，肝血亏虚，疏泄失常，肝病传脾，统摄无力，发为腹部隐痛，经期延绵不绝。取灶心土温阳止血，阿胶珠养血止血，术、草健脾，归、芍养血，诸药合用，取调经重在暖胞宫之意，月经正常后重在养血疏肝、益肾健脾，气血有源，生化自足，阳气得补，故能奏效。

5. 产后呕吐案

患者曹某，23岁。2000年9月初诊。产后4天，于产后第2天无明显诱因出现恶心，进食即吐，吐出物为胃内容物及清水，无异味，胃脘痛，喜温按，恶露量多，色淡质稀无血块，少腹不痛，经补液对症治疗症状未见改善，面色不华，神疲，舌质淡苔白，脉沉细。诉孕5个月时鼻衄时作，经服归鹿补血精后渐愈。脉症合参，证属脾胃虚寒之产后呕吐。治以温中和胃，扶脾摄血，黄土汤化裁：赤石脂、代赭石各30g，熟地黄、苍术各12g，附片（先煎）、阿胶（烊化）、干姜、旋覆花、半夏各10g，山药24g，黄芩6g，1剂，水煎300ml分两次温服，并支持、对症治疗。次日呕吐止，胃脘痛消失，能少进饮食，恶露减少。前方再进2剂，患者饮食复常，呕吐未作，精神佳。继以温补气血之十全大补汤善后。

医案解要：黄土汤中的灶心土也称伏龙肝，因具温中、涩肠、止血作用而为主药。但随着时代的进步和社会的发展，昔日的泥土炉灶基本消失，赤石脂为硅酸盐类矿物，主要含硅酸铝。因其成份疗效肯定且稳定，故优于灶心土，为灶心土的上佳替代品。临床在应用黄土汤治疗产后呕吐时，多以赤石脂取代灶心土以温中止血。止呕，配干姜、旋覆花、代赭石、半夏助其降血止呕；山药与苍术按2∶1剂量应用，白术健脾益气，配熟附子温中，且得阿胶地黄以制其辛燥之性；阿胶地黄得熟附子、苍术、山药配伍则不虑其滋腻呆补；为防姜、附温燥动血，配黄芩以防其太过。诸药合用，共奏温中止呕，健脾摄血之效，从而使呕吐止，恶露量减少而获效。

6. 幼女阴道出血案

患者孙某，女，6岁。患儿因阴道出血于1998年4月26日就诊于街道门诊部，经医生用中西药治疗3日，症状未见好转，于第4天就诊于我院。其母代诉：患儿近期食纳减少，倦怠乏力，3日前出现阴道出血，时多时少，色红，量中，无臭味，未食用过任何滋补品。检查：T：36.8℃、P：92次/min、R：21次/min，神清、心肺（-），腹平软，肝脾未触及，外阴血迹，无外伤、异物及炎症等，脉细

260

弱,面色萎黄,舌质淡红,苔薄白。证属脾气虚,治以黄土汤:灶心黄土 60g(煎汤代水),阿胶(冲)6g,附子 5g,黄芩 5g,白术 10g,地黄 15g,甘草 3g,水煎服,分 2 次服,连服 2 日,阴道出血少;续服 3 剂,血止而愈;随访 1 年,未见复发。

医案解要:女性从新生儿至 12 岁的阶段称为幼女期,除少数新生儿由于出生后母体内和胎盘雌激素影响的撤退,可有短暂的月经样出血外,一般幼女不会发生阴道出血,一旦有此症状,即提示幼女存在某些病变,在排除外伤、异物和炎症,以及含激素类的滋补口服液等,从祖国医学角度,认为是属脾气虚,由于脾气虚寒不能统摄血液,血无所归,离于经道致血溢阴道成阴道出血。黄土汤温脾培中,益阴止血,方中灶心黄土温脾止血;白术、附子温益脾阳;阿胶、地黄养阴补血止血,配黄芩之苦寒坚阴,防止辛温太过,甘草和中,调和诸药共达到温阳健脾、养阴止血的作用,故收到较好的临床效果。

7. 血小板减少性紫癜

患者吴某某,女,29 岁,工人。自述皮肤瘀斑,牙龈出血,月经量多,时轻时重,历时年余。西医诊为血小板减少性紫癜,用激素及止血药症有好转,但停药后复发。又曾服归脾汤和六味地黄丸等,病情仍未缓解。1982 年 7 月 23 日就诊,全身皮肤瘀斑以下肢为多,牙龈出血,面色㿠白,头晕易倦,纳可,舌质淡,苔薄润,脉沉细。肝脾不肿大,血小板 60×10^9/L,出血时间 4 分钟,凝血时间 2 分钟。予黄土汤加味:制附子 5g,白术 15g,干地黄 18g,阿胶 15g,黄芩 10g,灶心土 50g,丹参 10g,白茅根 18g,甘草 6g。7 月 28 日复诊,牙龈不出血,瘀斑明显消退,血小板 10×10^9/L,原方加参须 5g,至今未复发。

医案解要:黄土汤由附子、白术、灶心土、甘草、地黄、阿胶、黄芩 7 味药组成,为温阳摄血的代表方。全方寒热并投,刚柔相济,温阳不伤阴,滋阴不碍阳,温阳健脾药与止血药同用,标本兼顾。故临床可用治因脾阳不足所致的大便下血或崩漏等血证。其辨证的指征是:血色暗淡,舌质淡,苔薄白或薄润,脉沉迟或沉细。当失血较多时,加红参益气生血取效更速。

46 乌梅丸

【原文 1】

伤寒脉微而厥,至七八日肤冷,其人躁无暂安时者,此为脏厥,非蚘厥也。蚘厥者,其人当吐蚘。今病者静,而复时烦者,此为脏寒,蚘上入其膈,故烦,须臾复止,得食而呕,又烦者,蚘闻食臭出,其人当自吐蚘。蚘厥者,乌梅丸主之。又主久利。

——《伤寒论》338 条

【释义 1】

本条重点是讨论蚘厥(即蛔厥)的证治,首先提出脏厥,目的在于与蛔厥作鉴别,通过比较,可更加突出蛔厥的特点,有辨证意义。

脉微而厥,是脏厥与蛔厥都能见到的脉证,至七八日,不但肢厥,发展到周身俱冷,并且躁扰无一刻安宁,乃真阳大虚,脏器垂绝的征象,表明病情继续恶化,预后极其不良,这是脏厥危候。故断言"非蛔厥也"。关于蛔厥的诊断,主要有以下几点:一是四肢虽厥,而周身皮肤不冷;二是有吐蛔史;三是病者时静时烦,得食而呕又烦。这是因为脏寒(实际是肠寒)而蛔不安,向上窜扰,故发烦。蛔虫不扰,则烦止而安静。进食者,蛔因食气又动而窜扰,则呕而又烦,并会吐出蛔虫。这种蛔厥,属于上热下寒的寒热夹杂证,所以治宜乌梅丸。本方又能主治寒热错杂的久利。

乌梅丸现已被广泛应用于临床符合寒热错杂病机之久利。其治疗机理一为乌梅丸寒热并用的药物配伍;二为此方止泻兼顾温补先后天,于祛邪之中兼顾扶正;三为借厥阴病欲解时之厥阴经之力顺时而治。

【原文 2】

蛔厥者,当吐蛔,今病者静而复时烦,此为脏寒,蛔上入膈,故烦,须臾复止,得食而呕,又烦者,蛔闻食复出,其人常自吐蛔。蛔厥者,乌梅丸主之。

——《金匮要略·趺蹶手指臂肿转筋阴狐疝蛔虫病脉证治第十九》

【释义2】

本条详细论述蛔厥证的临床表现和辨证要点。蛔厥是因为蛔动而腹痛剧烈,以致手足逆冷。由于内脏虚寒,蛔虫上扰胸膈,故出现烦躁吐蛔等寒热错杂的证候。治当寒温并用,安蛔杀虫。前人认为蛔得酸则伏,故以乌梅之酸伏之;蛔得苦则安,故以连柏之苦安之;蛔因寒而动,故以桂附姜椒温阳驱寒,使脏温蛔安,其厥自止。至于方中人参、当归,补益气血,养中安脏,是为祛邪安正之计。

【方药】

乌梅三百枚　细辛六两　干姜十两　黄连十六两　当归四两　附子六两,炮,去皮　蜀椒四两,出汗　桂枝去皮,六两　人参六两　黄柏六两

【煎服】

上十味,异捣筛,合治之,以苦酒渍乌梅一宿,去核,蒸之五斗米下,饭熟捣成泥,和药令相得,内臼中,与蜜杵二千下,丸如梧桐子大,先食饮服十丸,日三服,稍加至二十丸。禁生冷、滑物、臭食等。

【功效】

安蛔止痛,清热温下,清肝益肝,通阳泻肝。

【方解】

本方重用乌梅、苦酒之酸,配伍蜀椒、桂枝、干姜、附子、细辛之辛,与黄连、黄柏之苦,并且佐当归、人参、米粉、白蜜之甘以养血益气,则祛邪而不伤正,扶正有助祛邪,治疗蛔厥确有疗效,后世奉为治蛔祖方。

张志聪在《本草崇原》中认为乌梅,酸也。主下气者,得春生肝木之味,生气上升,则逆气自下;梅实结于春而熟于夏,主敷布阳气于腠理。乌梅是未成熟的果实,性类厥阴,且生气旺盛,可助阳气升发,此乌梅丸重用乌梅之义。全方乌梅、苦酒之酸与当归、人参、米粉、白蜜之甘合则滋阴,乌梅、苦酒之酸与黄连、黄柏之苦合则泄热;另一方面,蜀椒、桂枝、干姜、附子、细辛之辛与当归、人参、米粉、白蜜之甘合,能够温阳,其辛与黄连、黄柏之苦合,又能通降。全方酸

甘辛苦复法,刚柔并用,为治厥阴防少阴、护阳明之全剂。

俗皆以乌梅丸仅治蛔厥,然而本方的临床运用远不止于治蛔厥,柯韵伯认为看厥阴诸证与本方相符,下之利不止,与又主久利句合,则乌梅丸为厥阴主方,非只为蛔厥之剂矣。又指出仲景此方,本为厥阴诸证立法,叔和编于吐蛔条下,令人不知有厥阴之主方,观其用药与诸证符合,非蛔厥一证。其后吴谦、章虚谷等皆强调乌梅丸为厥阴病正治之主方。

【精准辨证】

厥阴枢机不利,阴阳气不相顺接,寒热错杂证,见手足厥冷、畏寒、冷汗、便溏等虚寒之象与心中懊憹、反酸嘈杂、口苦、目赤、溲黄等热象症状夹杂而现时;久泻久痢者;或夜半至凌晨之时症状出现或加重者,可考虑用乌梅丸加减治疗。

【妇科临床应用】

妇女以血为本,月经、胎孕、产育、哺乳都是以血为用。叶天士在《临证指南医案》指出女子以肝为先天。妇科病的病机特点恰好与厥阴病病机相吻合,乌梅丸作为厥阴病之主方,可广泛应用于妇科疾病,如对子宫内膜异位症、崩漏、痛经、慢性盆腔炎等,均有较好效果。

【不传之秘】

1. 乌梅为方中主药,惟用量较大,方能力专效宏。临床应用多从 30g 起,多则 100g。

2. 炮制过程中,蜀椒出汗,即蜀椒炒至油质渗出。

3. 空腹或进食前服药,开始为 1 次 10 丸,1 日 3 次,逐渐加至 1 次 20 丸。

4. 服药期间,忌食甜腻、生冷、味浓之食,否则辛苦酸味淡化,影响疗效。

5. 临床上只要是在下半夜(厥阴欲解时为丑时至卯时)发病加重的病症。诸如反酸、失眠、盗汗、胸痛、咳嗽、哮病、胁痛等内伤杂病,均可用之。

【临证加减】

若热重于寒,则需注意附子、干姜及桂枝的用量;若寒重于热,黄连、黄柏用量应慎重;若久病体弱,病邪入里,如肿瘤患者,可用肉桂易原方中之桂枝,以温中祛寒。久咳配伍五味子、半夏、橘红等化痰收涩药物;各种增生、息肉配伍僵蚕、象牙屑、鳖甲等;大便不通者,可加槟榔、枳实、玄明粉以驱虫泻下。

【医案】

1. 月经量少案

患者梁某,女,34岁,既往月经规律,28～30天一行,经量中等,色质正常,无痛经。近1年来月经量过少,行经仍规律,量极少,点滴淋漓3日净,质黏稠色暗,伴经行下腹坠痛,手足冰冷至肘膝关节,心烦焦躁,夜寐多,多于丑时易醒,口干欲饮,饮不解渴,腹泻2年余,4～5次/天,精神疲惫,面色晦暗,舌红,苔薄黄,脉弦。患者曾就诊于各地医院,服参苓白术丸、温经汤、当归四逆汤、黄连阿胶汤等均未好转,后转至门诊就诊,予乌梅丸7剂治疗,处以中药:乌梅30g、细辛3g、桂枝9g、黄连6g、黄柏9g、当归12g、人参9g、花椒6g、附子12g;人参另炖,熟附子先煎1小时,与余药同煎,1剂/日,连服7剂。

1周后复诊,患者精神状态好转,面色好转,手足逆冷程度轻,下利次数减少,夜寐时间较前延长,醒后无疲惫感,余症状较前好转,故仍予上方7剂治疗,服药5剂正值月经来潮,嘱停药,经净后来诊,患者诉经量多于以往,行经腹痛明显好转,手足温,情绪明显缓解,舌淡红,苔白,脉滑。再诊时,患者诉身体状态明显改善,继守方治疗,连服两个月,每月7剂,随访患者月经量恢复至发病前,手足温,睡眠好,大便正常,治愈。

医案解要:乌梅丸运用于月经病的机理:寒热错杂为妇科疑难病特征,疏泄失调则坎中之阳亏损而下寒,藏血失调,则离中之阴亏损而上热,此时,当升不升、当降不降,当变而不得变,致使阴阳各走其偏而呈上热下寒证,可见厥阴病为寒热错杂证,故有"肝为女子先天""万病不离乎郁,诸郁皆属于肝"之说。月经病的病机特点恰好与厥阴病病机相吻合,乌梅丸为治疗厥阴病之主方,所以予乌梅丸方加减治疗妇科杂病常获奇效。乌梅丸一方,集酸苦辛甘、大寒大热之药于一体,起到气血双调、寒热同治、标本兼顾、以杂治杂,此方恰合厥阴证之病机,用乌梅丸来治疗妇科杂病恰中病机。

2. 不孕症案

患者林某,女,26岁,1983年11月12日初诊。结婚4年未孕,其丈夫精液检查正常,妇检正常,但测基础体温双相曲线不典型。西医诊为排卵障碍性不孕症。症见:月经不调,量少色淡,每7～10天方净,伴胃脘灼痛,四肢不温,饥不欲食,时常腹痛,大便带有白色黏冻,日行2次,舌淡,苔薄白,脉沉缓。证乃上热下寒,胞脉失养。治拟清上暖下,温养胞脉。处方:乌梅、熟地黄、枸杞子、菟丝子各20g,当归、党参、桂枝、附片、黄连、黄柏、肉苁蓉、淫羊藿各10g,干姜、细辛、花椒各3g。水煎服,2日1剂。5剂尽,肢冷大减。共进12剂,胃灼痛、下利、肢冷得除。次年 2 月 27 日查尿妊娠试验(+),同年年底顺产一男婴。

病案解要:中医认为,"冲为血海""任主胞胎",二脉系于胞。辨本案虽与乌梅丸证相合,但实属上热下寒,胞脉失于温养所致。方中乌梅、黄连、黄柏清心泻胃,燥湿止痢;附片、干姜、桂枝、细辛、花椒暖肝温肾,散寒除冷;党参、当归、熟地黄、枸杞子、菟丝子、肉苁蓉、淫羊藿温养胞脉。诸药相伍,切中病机。

3. 痛经案

患者龚某,女,28 岁。经行腹痛已 2 年余,每于经期少腹疼痛,月经不畅,经色时淡时暗,或有瘀块。经多方求治未见明显效果,严重影响生活和工作。症见:面色萎黄,舌质淡胖,边尖红,苔薄黄,自诉心烦口渴,四肢酸困,手足不温,脉细弦。妇科检查未见器质性病变。处方:乌梅 10g,细辛 6g,制附子 10g,桂枝 10g,盐黄柏 6g,党参 20g,炒黄连 3g,干姜 10g,当归 12g,椒目 10g。水煎服,每月经前 3 剂,经期 3 剂,经后 3 剂,3 个月经周期后病愈。

病案解要:妇女"以血为本",气为血之帅,血为气之母,临床所见痛经之病,全实者少,纯虚者亦不多见,常见虚实夹杂;病因多责之寒热,病机常呈现气血失和,病位不外乎冲任胞宫;热入血室或寒凝胞宫,致冲任受损,气滞血瘀,所谓"不通则痛"。此例痛经患者运用乌梅丸进行治疗,在辨证中抓住了病证虚实互呈,寒热错杂的病机。痛经经久不愈,致肝脾失调,气血不和,气机失于调畅,郁久而生寒热,致虚实互呈,寒热错杂,患者面色萎黄、经色暗淡、舌质淡胖、手足不温为虚象、寒象;心烦口渴、月经不畅、经有瘀块、舌边尖红、苔薄黄为实象、热象;而乌梅丸融汇祛寒热,调肝脾,和气血诸法,故能收效。临证时,根据寒热虚实的偏轻偏重,在配伍遣药时有所增减。本例寒象显而热象轻,故黄连、黄柏用量小而附子、干姜用量大;黄柏盐制入肾,黄连炒焦入血,此炮制之要,不可忽视。

4. 崩漏案

患者黄某,女,35 岁,于 2000 年 9 月 15 日初诊。宫颈炎反复发作近 2 年。妇检示 2 度宫颈柱状上皮异位,作阴道波姆光治疗后阴道出血 1 个月余。出血量中,为淡红色,每 7 ～ 10 天血量增多 1 ～ 2 天,色红,夹小血块。曾在妇科门诊电灼止血,局部用云南白药、明胶海绵止血及口服止血药等措施未效。用血凝酶、酚磺乙胺注射液、维生素 K 等肌注静滴,局部用凝血酶、血竭末及止血绷带压迫等方法后出血渐减。2 天前无明显诱因又见出血量增加,再用前述方法少效。刻诊:形体稍胖,面白唇红,阴道出血量较多,色红质黏,夹小血块及膜样物,小腹坠胀隐痛,伴头晕头痛,心烦易怒,夜寐不宁,神倦乏力,腰背酸痛,肢冷怕凉。舌胖色暗红,边有齿痕,苔薄白,脉弦滑。辨证为湿毒火邪损伤冲任,肝旺脾虚,邪客胞宫,瘀血停滞,血不归经而久漏不止。因寒热诸症交错,故用乌梅丸合失笑散加减以清热柔肝,除湿健脾,温经化瘀,止血调经。处方:乌梅、当归、黄连、黄柏、炮姜、艾叶、升麻各 10g,党参 20g,茯苓、海螵蛸、炒蒲黄、茜草各 15g,肉桂 2g(冲服)。水煎服,日 1 剂,4 剂后出血量明显减少,经色转淡,夜寐稍安,仍见腹胀肢凉,舌脉如旧。药已中的,原方去黄连,加黄芪 20g,白术 15g,淫羊藿 10g。服 7 剂后诸症若失。

病案解要: 崩漏多因冲任损伤,不能制约经血所致,可由脾虚、肾虚、血热、血瘀、湿热等引起。本例患宫颈炎数年不愈,已为脾气虚寒,湿毒停滞之体,用波姆光治疗后阴道出血不止,为热与湿毒交结成瘀,客于胞宫,血不循经,溢于脉外。乌梅丸用黄连、黄柏清热除湿;乌梅、当归柔肝缓急;党参、茯苓、炮姜、肉桂健脾除湿,温经止血;加茜草、蒲黄化瘀止血,升麻升提气机。全方温清并举,刚柔并用,清而不寒,温而不热,使热去湿化,瘀血得消,血循常道而崩漏自止。

5. 更年期综合征案一

患者李某,女,51 岁。绝经 2 年,神疲乏力,头晕,心悸,腹痛腹泻 2 年。刻诊:面色晦暗,神疲乏力,头晕,心悸甚,似要跳出胸膛,易惊,恶闻声响,怕冷,以双下肢为甚,腰膝酸痛,双下肢麻木,上半夜难以入眠,全身发热,继而全身汗出,口淡,纳眠均差,常五更时分腹痛、腹泻,泻后则安,夜尿多,常情志不舒,舌暗淡,有瘀斑,苔薄白,脉沉细。行相关辅查未见异常,曾多次住院,或称为更年期综合征,或称为内分泌紊乱,或称为植物神经功能紊乱,予四君子汤、知柏地黄丸、桂枝汤、四神丸、半夏泻心汤、甘麦大枣汤等方煎服,症状无明显改善。以乌梅丸加减治之:乌梅 12g(先煎),熟附子 15g,蜀椒 10g,白术 15g,桂枝 15g,细辛 3g,当归 12g,党参 20g,干姜 10g,黄连 10g,阿胶 15g,杜仲 15g,补骨脂 30g。水煎服,日 1 剂,连服 7 剂。

二诊:诸症大减,上方去党参、阿胶,加白芍 15g,黄芪 30g,鸡血藤 30g,牛膝 20g,牡蛎 30g(先煎),连服 7 剂。

三诊:诸症基本消除,上方去黄连,加郁金 15g,合欢皮 30g,连服 7 剂而愈。此后生活如常,未再发作。

病案解要: 本病病机为脾肾阳虚,肝脾不和,阴阳失调。肝主藏血,为女子之先天;肾主藏精,为精血之根本;脾主运化,为气血生化之源。若脾虚不能升运,肾虚不司二便,加之肝虚木郁不达,以致化火,久病五脏相移,常累及于心,则出现上述寒热错杂,虚实并见的复杂症候。而乌梅丸三阴并治,温补脾肾,疏肝达郁,阴阳并补,补泻兼施,又酸有固脱之功,故临床运用于本病,疗效颇佳。乌梅丸为治疗寒热错杂、上热下寒厥阴病主方,本方与其他寒热并用剂的最大区别是:重用酸以平肝,寒热刚柔同用。吴鞠通曾对乌梅丸进行探讨,酸甘化阴,辛苦通降,又辛甘为阳,酸苦为阴,为治厥阴、防少阳、护阳明之全剂。在临床上凡病机符合寒热错杂者,可异病同治,随证加减,调整药物刚柔比例、药量大小,达到切合病机,而获良效。然而临床上亦有许多疑难杂症,寒热错杂,虚实并见,审机立法,选方用药一时很难定夺,乌梅丸方寒热虚实并投,总以酸以平肝为要领,对久病或者辨证似是而非、虚实寒热均见,常以足厥阴肝为纲辨识,用乌梅丸化裁,扩大乌梅丸使用范围,从而提高临床疗效。

6.更年期综合征案二

患者某,女,54岁,工人。1993年9月17日初诊:寒热往来5年余,昼则如冰水浸,自心中冷,寒栗不能禁;夜则周身如焚,虽隆冬亦必裸卧,盗汗如洗。情志稍有不遂,则心下起包块如球,痞塞不通,胸中憋闷,头痛,左胁下及背痛。能食,便可。年初经绝。脉沉弦寸滑。曾住院11次,或诊断为更年期综合征,或诊断为内分泌失调,或诊断为植物神经功能紊乱、神经官能症等。曾服中药数百服,罔效。此寒热错杂,厥气上冲,乃乌梅丸证。方予乌梅丸主之。乌梅6g,细辛4g,干姜5g,川椒5g,桂枝10g,黄连10g,黄柏6g,党参12g,当归12g,炮附子(先煎)15g。2剂寒热除,汗顿止,心下痞结大减,4剂而愈。5年后得知生活正常,未再发作。

病案解要:厥阴证,是由于肝虚而形成的寒热错杂证,以厥热胜复判断阴阳进退、寒热之多寡。此案昼夜寒热往复,同于厥阴病之手足寒热胜负。心下痞结者,乃厥气上逆;汗泄者,以阳弱不能顾护其外,致津泄为汗。脉弦者,以弦则为减,乃阳弱不能温煦,经脉失柔而脉弦。寸滑者,伏阳化热上逆,致上热下寒,寒热错杂。张锡纯曾论肝虚证见寒热往来。乌梅丸用桂枝、细辛、炮附子、川椒、干姜温煦肝阳,当归补肝体,人参益肝气,黄连、黄柏折其伏热,乌梅敛肺益肝,敛肝虚耗散之真气。方与病机相合,疗效显著。

47 桃核承气汤

【原文】

太阳病不解,热结膀胱,其人如狂,血自下,下者愈。其外不解者,尚未可攻,当先解其外,外解已,但少腹急结者,乃可攻之,宜桃核承气汤。

——《伤寒论》106 条

【释义】

本条论述了桃核承气汤证的病因病机、主症与治法。太阳病不解,又致热结膀胱,结合"血自下,下者愈"分析,是既言病因,又言病机。说明病证因太阳表邪不解,外邪化热入里,与血结于下焦。由于血蓄下焦,故见少腹急结。心主血脉,主神志,邪热与瘀血互结,上扰心神,则见如狂之失常。对本证的治疗,其表证不解者,当先解表,不可先攻逐瘀血。外邪已解,只有蓄血证的表现,即可用桃核承气汤攻下瘀热。

【方药】

桃仁五十个,去皮尖　大黄四两　桂枝二两,去皮　甘草二两,炙　芒消二两

【煎服】

上五味,以水七升,煮取二升半,去滓,内芒消,更上火,微沸下火,先食温服五合,日三服,当微利。

【功效】

活血化瘀,通下瘀热。

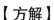

【方解】

本方由调胃承气汤减芒硝之量,加桃仁、桂枝而成,为逐瘀泻热的代表方剂。方以桃仁为主,活血逐瘀;桂枝辛温,通经活络,以助桃仁;大黄苦寒,荡实除热,亦助桃仁;芒硝咸寒,软坚去实;炙甘草调和诸药,且防伤正。方为泻热逐瘀轻剂。从患者如狂,尚未至发狂之甚;有瘀血自下,邪热随瘀而去,病证可愈的机转;兼有表证,当先解表的治则等 3 点分析,可以判断证属蓄血轻证。

【精准辨证】

下焦蓄血证。少腹急结,小便自利,或痛经,或闭经,或疼痛,或胀满,或神志如狂,或心烦,舌红、苔黄、脉沉实或涩。

【妇科临床应用】

本方为治疗瘀热互结、下焦蓄血轻证。常用于痛经、闭经、急性盆腔炎、胎盘滞留、附件炎、子宫内膜异位症等属瘀热互结下焦者。

【不传之秘】

1. 如兼有恶寒、发热等表证要先解表再使用本方。
2. 原方"先食,温服",使药力下行,奏效尤速。
3. 服后"当微利",使蓄血除,瘀热清,邪出有路,诸症自平。
4. 本方为破血下瘀之剂,孕妇禁用。

【临证加减】

对于妇人血瘀经闭、痛经以及恶露不下等证,常配四物汤同用;如兼气滞者,酌加香附、乌药、枳实、青皮、木香等以理气止痛;对于跌打损伤、瘀血留滞、疼痛不已者,加赤芍、当归尾、红花、苏木、三七等以活血祛瘀止痛;对于火旺而血瘀于上之吐血、衄血者,可借本方釜底抽薪,引血下行以治之,并可酌加生地黄、牡丹皮、栀子等以清热凉血。

【医案】

1. 不孕症案

患者胡某,女,29 岁。2011 年 6 月初诊。结婚 5 年,因不孕就诊。患者平素月经 2 个月一行,量时少时多,色暗,行经前 2 天烦躁,脉浮有力尺部略沉,淡红舌,薄白苔,面色涨红如怒状。夫妻二人均为教师,两人常因小事吵架,患者精神易紧张。处桃核承气汤原方:桃仁 15g,大黄 10g,桂枝 6g,甘草 6g,芒硝(冲服)6g。共 6 剂。第 2 周复诊,自觉心情畅,余症如前,续用上方加益母草 15g,共 6 剂。第 3 周复诊,月经来时烦躁少,量尚可,色稍红,余如上。1 个月余后患者复诊,月经未来,做尿妊娠试验,发现已怀孕 40 天。2019 年 9 月胡某带其父亲来看病,了解到胡某有一子现已 7 岁,胡某本人一切正常。

医案解要:此例患者月经 2 个月一行,色暗,为经血结聚在下焦胞宫;患者常因小事吵架,有精神紧张、经行前烦躁的情志问题,可以归于原文所述的"如狂";面色胀红如怒状的颜面部改变是体内血行不畅,面部血液瘀滞所致。可辨证为下焦蓄血,瘀热内结所致的不孕。治疗以桃核承气汤原方活血化瘀,通阳行血。

2. 痛经案

患者黄某,女,16 岁,2006 年 3 月 20 日初诊。每次月经来潮少腹疼痛已有 3 年,加重 2 个月。3 年来,一直在服中西药调理,有时小腹疼痛难忍,头晕,需到医院急诊室治疗,医院诊为原发性痛经。刻诊:适值经期第 1 天,经量少而有血块,经色暗红,经行不畅,排出血块后痛减,小腹冷痛,拒按,腰骶疼痛,头晕,欲呕,疲倦乏力,四肢冰冷,面色苍白,舌质淡紫,苔白微腻,脉沉紧。证属寒湿凝滞,气滞血瘀,致用桃核承气汤合膈下逐瘀汤化裁:桃仁、红花、桂枝、炮姜、小茴香、五灵脂、当归、制香附各 9g,延胡索 12g,炒大黄、炙甘草各 5g。每日 1 剂,水煎服。服药 3 剂后排出紫色血块,腹痛明显减轻,头晕改善。后上方加减调理 5 个月经周期而愈。

医案解要:吴谦认为,腹痛经后气血弱,痛在经前气血凝,气滞腹胀血滞通,药审虚实寒热情。寒湿凝滞导致的痛经,时常见到,这是因为寒湿侵袭下焦胞宫,与经血相搏,寒湿滞血,经血凝滞不畅,不通则痛。本例患者由于平素喜食生冷之品,以致脾胃虚寒,寒从内生,日久则寒湿滞血,影响胞宫的正常运行,痛经由此而起;心情抑郁,郁怒伤肝,肝失条达而影响月经的正常运行,而致痛经。恰当针对病情,不但要温胞宫祛寒湿,而且要疏肝理气,活血化瘀,故用桃核承气汤合膈下逐瘀汤化裁,方中桂枝、炮姜既可温经散寒,又可通血脉以止痛;桃仁、红花、当归、炒大黄活血化瘀,使瘀血迅速排出体外;小茴香、制香附既可温经散寒又可疏肝理气,行气止痛;五灵脂、延胡索活血化瘀止痛;炙甘草缓急止痛,调和诸药,诸药合用,切合病机,故见良效。

3. 闭经案

患者邹某,女,23 岁,2009 年 2 月 24 日初诊。述月经后期近 4 个月。初潮13岁,月经周期28～30天,5天始净。否认性生活史。尿HCG(-),血HCG正常。体重55kg,身高154cm。B超:子宫、附件无异常,子宫内膜厚约12mm,陶氏腔少量积液。舌体大,边有齿痕,舌质红,苔薄微黄,脉沉涩。拟方:桃仁10g,红花10g,桂枝6g,生大黄6g,厚朴10g,枳壳10g,益母草30g,马齿苋30g,当归30g,陈皮10g,云苓10g,法半夏10g,川牛膝10g,续断10g,桑寄生10g,甘草6g。7剂,每日1剂,水煎,早、晚各服1次。二诊,月经来潮,量中等,经色暗,有血块,痛经(+),原方加炒蒲黄10g、五灵脂10g、徐长卿10g,又7剂而愈。

病案解要:桃核承气汤的基本病机是瘀热互结下焦。胞宫位于下焦,瘀热相结,可致闭经。然闭经之血瘀又常因肝气郁结、气滞血瘀、冲任失调、血液阻滞于胞宫所致,瘀久便可化热,因此,在临证时多于本方去芒硝而改厚朴、枳壳,又常加入牡丹皮、当归、赤芍、川芎、川牛膝、益母草、马齿苋等,意在既行气活血,又散中有收,防出血太过。其中厚朴、枳壳的应用确有独到之处。清代医家陈修园认为厚朴气味厚而主降,降则下气,温而专于散,苦而专于泄。能散则气行,能泄则血行,故可治气血痹、死肌。《本草纲目》记载厚朴可治"月水不通"。对于"月水不通",张锡纯认为厚朴色紫而含有油质,故兼入血分,甄权谓其破宿血,古方治月闭亦有单用之者。现代药理研究证实,厚朴、枳壳能使胃肠平滑肌运动增强,有兴奋子宫平滑肌的作用,可使子宫收缩有力,肌张力增强,从而有利于行血止血。临证发现,桃核承气汤化裁治疗闭经要获效验,除了辨证时强调方证对应和用药注意疏肝行气导滞外,还需通过B超加强子宫内膜厚度的观察。通过观察,如果子宫内膜厚度在7mm以上,用该方效果更好。

4.崩漏案

患者虞某,23岁,1991年3月29日初诊。诉月经非时而至,量多,甚则崩漏,继而淋漓不断,2个月不止,色黑有块,曾服中药治疗少效。诊见:小腹胀痛拒按,舌质紫暗、边见瘀点、苔薄白,脉沉涩。证属血瘀兼气滞。治宜化瘀理气止血。方选桃核承气汤加味。处方:桃仁、香附各10g,大黄、芒硝各9g,桂枝、炙甘草各5g,三七粉20g,炒五灵脂15g。水煎服,每天1剂。服药3剂,腹痛减轻,血量减少。效不更方,又服3剂,痛失血止。后以圣愈汤加味,月经周期正常。

病案解要:本例患者崩、漏并见,色黑有块,小腹胀痛拒按,舌紫,脉涩,辨证属气滞血瘀;冲任不畅,胞脉阻滞,血不循经而外溢。治宜通因通用,化瘀理气止血。方中桃核承气汤活血化瘀;炒五灵脂气味甘温,专入血分,既能行血止痛,又能止血;香附调血中之气,以助行瘀而止痛;三七化瘀止血,塞流而无留瘀之弊。病证相合,故获痊愈。

48 四逆散

【原文】

少阴病,四逆,其人或咳,或悸,或小便不利,或腹中痛,或泄利下重者,四逆散主之。

——《伤寒论》318 条

【释义】

本条四逆属于热厥轻证,虽然冠以少阴病,却不同于阳虚阴胜证,而是气机不畅,阳气内郁不能外达四肢所致。实际由于肝胃气滞阳郁,故手足轻微厥冷。升降失常,影响心气而悸。影响水道的通调,则小便不利。至于腹中痛,泄利下重,更是肝胃气滞常见的证候,所以可用四逆散主治。

【方药】

甘草炙 枳实破,水渍,炙干 柴胡 芍药

【煎服】

上四味,各十分,捣筛。白饮和服方寸匕,日三服。咳者,加五味子、干姜各五分,并主下利;悸者,加桂枝五分;小便不利者,加茯苓五分;腹中痛者,加附子一枚,炮令坼;泄利下重者,先以水五升,煮薤白三升,去滓,以散三方寸匕内汤中,煮取一升半。分温再服。

【功效】

疏肝和胃,透达郁阳。

【方解】

方中柴胡主升,疏肝解郁而透达阳气;枳实主降,行气散结而宣通胃络;芍药、甘草,制肝和脾而益阴缓急。纵观全方,柴胡配芍药一散一收,一疏一养,柴胡配枳实一升一降,合中有升,开中有降,使水火交通。四药合用,调理气血肝脾,散而不过,疏而无伤,肝脾同治,气血兼顾,使开合升降自如,阴阳既济,枢机运转。致邪去郁解,阳伸肢温,诸症自愈。

【精准辨证】

本方所治"四逆",缘于外邪传经入里,气机为之郁遏,不得疏泄,致阳气内郁,不能达于四末,而见手足不温。阳郁不伸,虽能生热,却无明显之热证。

【妇科临床应用】

本方是治疗肝胃(脾)气滞的基本方剂,运用范围极广。四逆散只要切中病机,适当配伍,可广泛应用于妇科疾病,如盆腔炎性疾病后遗症、慢性盆腔疼痛、痛经、不孕症等。

【不传之秘】

本证虽为邪陷少阴,阳郁不达,而治从肝考,乃因肝木条达,主疏泄气机之故。后世疏肝诸方,如柴胡疏肝散、逍遥散等,皆是从本方发展变化而来。

【临证加减】

若咳者,肺寒气逆也,用五味子、干姜温敛肺气,并主下利者,温以散之,酸以收之也;悸者,心气虚也,加桂枝以保心气;小便不利者,水道不行也,加茯苓以行水;腹中痛者,里寒也,加附子以温寒;泄利下重者,阳气郁于下也,加薤白以通阳气。

【医案】

1. 不孕症案

患者李某,女,32岁。下腹痛3年就诊。3年前人工流产术后引发盆腔炎,反复发作下腹痛,间断中西药治疗,腹痛时轻时重,月经周期正常,痛经明显,经血有块。经前乳房胀痛,心烦气急。未避孕2年未孕。舌暗红,苔薄白,脉弦滑。妇科检查:双侧附件区均有压痛。子宫输卵管碘油造影显示双侧输卵管通而不畅。西医诊断:慢性盆腔炎。中医诊断:妇人腹痛。辨证:肝郁气滞,湿热瘀结。治以疏肝解郁止痛,行气利湿通络。方用四逆散加味:柴胡10g,枳壳10g,白芍10g,炙甘草10g,香附10g,当归10g,益母草10g,丝瓜络10g,路路通10g,三七粉3g,败酱草12g,大血藤12g。服药8周,诸证减轻。3个月后发现妊娠。

医案解要:本证属于中医学"妇人腹痛""不孕症"范畴。妇人以血为本,而肝为血脏,与冲任血海相通,肝经气血不能畅达,可影响冲任,引起经带胎产各种疾病。因此,疏肝解郁是治疗妇科疾患重要的一环。该患者人工流产术后,血室正开,感染湿热邪毒,邪气客于胞宫,阻滞胞络,阻滞气血而成瘀湿热,缠绵日久,反复发作,余邪流滞,气机不畅,脉络不通,发为本病。方中四逆散疏理肝脾之气,调中泄浊,透邪外出。当归、益母草、香附养血调经;三七粉化瘀止痛;大血藤、败酱草清热除湿;路路通、丝瓜络行气祛风通络,达到疏肝通络、透邪外出的目的。

2. 痛经案

患者赵某,女,20岁。经期腹痛2年就诊。患者每于经期下腹痛,伴恶心、腹泻、经前乳房胀痛伴心烦、口苦。月经周期正常。舌质偏红,苔薄黄,脉弦滑。诊断:痛经。辨证:肝郁气滞,郁久化热。治以疏肝理气,调经止痛。拟方四逆散加味:柴胡10g,芍药10g,炙甘草10g,枳壳10g,延胡索10g,川楝子6g,蒲黄炭10g,乌药10g,益母草10g,香附10g,丹参10g。连服3周,经期痛经明显缓解。

医案解要:本证属于祖国医学"痛经"范畴。患者肝气郁结,气郁化火,郁于胞宫,不通则痛。本例以四逆散疏肝解郁,金铃子散行气止痛,配以养血活血之药,有效缓解痛经。

3. 经行鼻衄案

患者甲,女,28岁,未婚,2014年5月15日初诊,患者平素月事正常,12岁初潮,周期28～30天,经期5天左右,末次月经4月20日,每于经前4～5天起鼻干、鼻痒、喷嚏、鼻衄,伴有胸闷、心烦、夜眠不安,鼻衄血色鲜红、无瘀块、量少则点滴而出,多则顺鼻而下,曾在外院五官科就诊,相关专科检查及血常规未见异常,给予止血对症处理,当时出血止,然下次经前鼻衄重现。遂来就诊,刻下时值经前,又感鼻干、鼻痒、喷嚏、自诉昨日鼻血点滴而出,色艳红,伴乳胁作胀,头痛,心烦不寐、大便干结。查体:查双鼻腔干燥,黏膜糜烂,有少量活动出血,色鲜红,鼻底有血块凝结,鼻甲不大,鼻中隔不偏也无嵴突,去除血块鼻腔通气良好,各鼻窦口无脓性分泌物,鼻咽部有血迹无新生物。舌红苔薄黄,脉细弦,诊为"经行鼻衄",辨证属肝经郁热,迫血妄行,血不归经。治以舒肝解郁,凉血归经。方拟四逆散加味。处方:柴胡 6g,枳壳 9g,白芍 15g,牡丹皮 12g,黄芩 12g,广郁金 6g,辛夷 3g,熟大黄 9g,藕节炭 9g,紫草 9g,川牛膝 9g,酸枣仁 15g,甘草 3g,予 5 剂,每日 2 次温服。5 月 20 日再诊,诉服上方 3 剂时则鼻衄止,大便已畅,夜眠安,经水于昨日来潮,经量较上月略增,刻下腰酸、少腹微胀,舌淡红苔薄,脉沉弦。辨证属血聚胞中,肾虚血亏,治拟清肝补肾,养血调冲。原方去熟大黄 9g,藕节 9g,紫草 9g,加益母草 9g,茜草 9g,续断 12g,桑寄生 15g,予 7 剂,月事净,诸证消,并嘱其后每经前两周服用丹栀逍遥丸调理,随访半年未再发作。

医案解要:《傅青主女科·女科上卷》对"经行鼻衄"的病机予以阐述:"妇女有经未行之前一二日,忽然腹疼而吐血,人以为火热之极也,谁知是肝气之逆乎……治法似宜平肝以顺气"。本案患者经前鼻衄伴胸闷、心烦、夜眠不安有肝郁气滞之证,予四逆散原方以疏肝郁。方中柴胡可疏解肝郁,又可升清阳以使郁热外透,用为君药;芍药与柴胡相配,一升一敛,使郁热透解而不伤阴,为臣药;佐以枳实行气散结,以增强疏畅气机之效;炙甘草缓急和中,又能调和诸药为使。患者鼻衄,色鲜红,乳胁作胀,为郁而化热之证,故配广郁金、牡丹皮、藕节炭、紫草、川牛膝解郁,凉血止血,引血归经,大黄解热通便,酸枣仁宁心安神,方证相符,故鼻衄止而诸证安。

4. 经行泄泻案

患者,女,34 岁,2015 年 11 月 25 日初诊。主诉:经期排便次数增多半年余。病史:自述近半年来无明显诱因出现经期大便溏泻,日行 6 ~ 7 次,伴有胸胁乳房胀痛,小腹坠胀,偶有刺痛,乏力腰酸,经后泻止,平素月经色暗红,量少有血块,偶有痛经,血下痛减,末次月经为 2015 年 11 月 3 日,白带量正常,偶有色黄。平素易怒,畏寒,饮食睡眠尚可,舌淡红,体胖大,有齿痕,苔薄白,脉弦细。查体:腹软,无压痛、反跳痛及肌紧张。腹部及妇科彩超显示肝胆脾胰、子宫及双附件未见异常。中医诊断:经行泄泻。辨证:肝郁脾虚证。治则:疏肝健脾,调畅气机。处以四逆散加味:柴胡 10g、芍药 15g、枳实 15g、香附 15g、延胡索 15g、薤白 15g、杜仲 10g、川芎 15g、当归 10g、小茴香 10g、白术 15g、炙甘草 5g。7 剂,水煎服。每日 1 剂,日 2 次,餐后温服,服药期间忌辛辣寒凉刺激之品,经后复诊。

二诊:2015 年 12 月 11 日。自述 2015 年 12 月 5 日经期来潮,腹泻症状明显减轻,日行 2 ~ 3 次,乳房胀痛减轻,经期小腹无明显不适,经量较前增多,偶有血块,舌淡体胖,苔薄白,脉弦。守上方去薤白加山药 15g、陈皮 15g。14 剂,水煎服。方法同上,经后复诊。

三诊:2016年1月14日。自述2016年1月8日经期来潮,腹泻症状消失,日行1～2次,便质成形,其余症状基本消失,继服上方7剂以善其后,巩固疗效。

医案解要:经行泄泻是指每值经前或经期,大便泄泻,而经净自止者。本病的主要特点是与月经同时出现,或在月经来潮前两到三天始出现并伴随整个月经周期,或平素有慢性腹泻的表现,遇经期症状加重,皆属本病范畴。经行泄泻临床以脾肾阳虚为多见,但该患者根据其临床表现可以辨为肝郁脾虚证。肝郁则木旺,木旺则克脾土,所谓"脾不伤不泻",脾虚失健运,不能运化水谷,清浊不分,遂下利不止。运用四逆散为底方,旨在从肝论治,方中柴胡、枳实疏肝行气,配以香附,三味药皆有辛、苦之性,入肝经,芳香辛行,散肝气之郁结。芍药养肝血,敛肝阴,柔肝止痛,使肝疏而无耗伤阴血之弊,令肝畅则脾舒,脾健则泻止。用薤白乃依据"泄利下重者,先以水五升,煮薤白三升",通阳以利气滞。因其有小腹刺痛,经血有块等瘀血的症状,加延胡索、川芎活血行气止痛。白术、杜仲健脾益肾,当归补血调经,正值寒冬故加入小茴香温里散寒,亦可使气郁得以温散,甘草调和诸药,健脾和中。诸药合用切合病机,故收效显著。二诊因泄泻症状明显减轻,去薤白加山药、陈皮调补脾土以善其后。

5. 子宫内膜炎案

患者,女,31岁,2002年8月5日来诊。6月上旬流产后即觉下腹微痛,痛势持续并逐渐加重,月经期前腹痛且坠,经色深红且夹小血块。6月份以后,有脓血样黏液流出阴道,有秽臭气,同时出现寒热往来,饮食减少,腰背酸痛等症状,妇产科诊断为急性子宫内膜炎。脉象濡数,舌质偏红,苔黄且厚,面色黄而鲜明,午后寒微热著,腹痛紧一阵则赤白带增多。近来时觉外阴刺痒灼热。此乃湿热循肝经下注胞宫及阴器之证。治以四逆散加味:柴胡、白芍各10g,炒枳实、生甘草、炒龙胆草各8g,鱼腥草15g,白英12g。5剂,1日1剂,空腹时用,药尽复诊时,外阴痒减,余症仍旧。是为湿热混处胞宫,蕴积难散,加鲜车前草50g入原方以清利之,再投5剂,各症均减,迄今未复发。

医案解要:《金匮要略》云:"产后腹痛、烦满不得卧,枳实芍药散主之。"本例亦属产后腹痛,也存在气血郁滞,此处借用其方,取枳实破气入血以泄郁滞,芍药和血柔肝,芍药得甘草又缓急止痛。然因患者湿热下注肝经酿成脓血样带下,必用柴胡(合为四逆散)之升发,白英善治女子阴中内伤,鱼腥草清热毒,消痈肿。诸药合方,切中病机,疗效显著。

6. 闭经案

患者桂某,女,18岁,未婚。初诊时间:2013年9月12日,主诉:停经3个月余。患者自诉 14 岁初潮,月经 35/120 天,末次月经时间 2013 年 6 月初,量偏少,色暗红,夹少许血块,痛经轻,带下量中,色白,颜面痤疮,大便正常。舌淡红,苔薄白,脉弦细。B 超检查示:子宫体积偏小(3.6cm×3.5cm×2.7cm)。中医诊断:闭经(肾虚肝郁)。西医诊断:闭经。治则:补肾疏肝,养血调经。方用四逆四物益母汤:柴胡 12g,枳壳 15g,白芍 30g,白术 15g,茯苓 30g,生山楂 30g,生麦芽 30g,制何首乌 30g,肉苁蓉 30g,益母草 15g,丹参 15g,牛膝 15g,蒲黄 12g,五灵脂 12g,当归 12g,熟地黄 12g。服药 6 剂后,月经于 9 月 25 日来潮,量偏少,色暗红,持续 5 天干净。后守上方加减调治半年,月经周期基本正常,2014 年 2 月 23 日复查 B 超,子宫大小(4.6cm×4.0cm×3.5cm)。

医案解要:女子属阴,以血为主,女子生理和病理上不同于男子者,惟有经带胎产,均关乎血、关乎肝。肝藏血主疏泄,七情以肝为先,肝体阴而用阳。体阴者藏血之脏,血为阴,故其本为阴;用阳者,肝主疏泄,疏通血脉,宣泄气机。肝血之盛衰,疏泄之畅达,与闭经之关系密切。女子以肝为先天,阴性凝结易于拂郁,郁则气滞血亦滞。经者,血也,血随气行,气行则经血运行正常,故调经必先养血,而调经养血当先调气,肝气条达则气血流畅,月经亦按期而至。

49 当归四逆汤

【原文】

手足厥寒,脉细欲绝者,当归四逆汤主之。

——《伤寒论》351 条

若其人内有久寒者,宜当归四逆汤加吴茱萸生姜汤。

——《伤寒论》352 条

【释义】

本节二条论述血虚寒凝致厥及兼久病寒邪的证治。细脉一般主阴血虚或寒湿病。今患者手足厥冷与脉息欲绝并见,本证手足厥寒,既不同于阳虚阴盛的寒厥,也不同于热邪郁遏的热厥,而是血虚感寒,寒邪凝滞,气血运行不畅,四肢失于温养所致。治当养血散寒,温通经络,方用当归四逆汤养血散寒,温通经脉。若其人有寒邪在胃,症见腹痛、呕吐等,则本方加吴茱萸、生姜,以温中散寒,降逆止呕,脉细欲绝为本症的辨证要点。

【方药】

当归三两　桂枝三两,去皮　芍药三两　细辛三两　甘草二两,炙　通草二两　大枣二十五枚,擘。一法十二枚

【煎服】

上七味,以水八升,煮取三升,去滓,温服一升,日三服。

【功效】

养血散寒,温通经脉。

【方解】

本方为桂枝汤去生姜,倍用大枣,加当归、细辛、通草而成。方中以当归甘温入肝,补血和血;桂枝温通经脉,宣通阳气,鼓舞血行,驱寒畅血,养血温通;以白芍、细辛为臣,白芍养血和营,与当归共用,加强补益营血之功,与桂枝能调助血气;细辛外温经脉,内暖脏腑,通达表里,以散寒邪,且协同桂枝温经散寒;通草为佐,通经脉,利关节,使经脉之气血畅行无碍;大枣、甘草味甘为使,益气健脾,调和诸药,且大枣既能助归、芍养血补血,又可防桂、辛之燥烈伤血之弊。全方养血温通,可补已虚之营血,又祛经脉之寒凝,标本并治,有和厥阴以散寒邪之功,调营卫以通阳气之效。

尤在泾评析此方:手足厥寒,脉微欲绝者,阳之虚也,宜四逆辈,脉细欲绝者,血虚不能温于四末,并不能荣于脉中,夫脉为血之府,而阳为阴之先,故欲续其脉必先益其血,欲先益其血必先温其经,方用当归芍药之润以滋之,甘草大枣之甘以养之,桂枝细辛之温以行之而尤藉通草之入经通脉以续其绝而止其厥。

吴谦在《医宗金鉴》中更从厥阴肝经的角度,详细评析了本方的内涵,指出:凡厥阴病则脉微而绝,以厥阴为三阴之尽,阴尽阳生,若受其邪,则阴阳之气不相顺接,故脉微而厥也。然厥阴之藏,相火游行其间,虽受寒,而藏火即不寒,故先厥者必后发热,所以伤寒初起,见其手足厥冷,脉细欲绝者,不得以为虚寒而用姜、附也。此方取桂枝汤,君以当归者,厥阴主肝为血室也。佐细辛味极辛,能达三阴,外通经而内温脏。通草其性极通,善开关节,内通窍而外通营。倍加大枣,即建中加饴用甘之法。减去生姜,恐辛过甚而迅散也。肝之志苦急,肝之神欲散,甘辛并举,则志遂而神悦,末有厥阴神志遂悦,而脉微不出,手足不温也。不须参、苓之补,不用姜、附之峻,此厥阴厥逆与太少不同治也。

【精准辨证】

血虚寒厥之证。手足厥寒,或手足疼痛,或手足麻木,或腰痛,或肌肉筋脉疼痛,或月经延期,或痛经,或闭经,口不渴,舌淡,苔薄白,脉细欲绝者。

【当归四逆汤的方证】

黄煌总结,当归四逆汤方证基本有以下七点。
(1)面色:青白或青紫或苍白或萎黄,无光泽,耳廓苍白或暗紫。
(2)四肢温度:四肢偏凉或冰冷,整个手掌部为甚,有时伴有麻木、冷痛,指甲颜色暗红甚至青紫。

（3）身痛：头痛、胸痛、背痛、关节冷痛和痛经等,其痛多为刺痛、绞痛、牵扯痛等,疼痛呈慢性化。

（4）脉象：脉细,或微细,或沉细。

（5）舌象：偏淡红或暗红或有瘀斑,舌苔偏薄白或白腻。

（6）机能特点：容易疲劳乏力,精神不集中,食欲不振,有便秘倾向。

（7）典型主证：手足厥寒,脉细欲绝。兼证：触摸胃脘部或小腹或腰部位置时有明显冰凉感。

【妇科临床应用】

当归四逆汤为养血温经散寒的常用方,治疗血虚寒厥证,传统用于手足厥寒,或腰、股、腿、足、肩臂疼痛等症状的治疗。妇科主要用于妇女痛经、闭经、慢性盆腔炎、宫寒不孕等证属血虚寒凝证者。

【不传之秘】

1. "女子以血为本,以气为动",恰好与当归四逆汤的功效相符合,既有养血调血之功,也存温阳化气、疏通脉络之效,对多种妇科疾病都有良好的疗效。

2. 一定要按照原方中药物剂量,当归、白芍、细辛、桂枝用量必须相等1：1：1：1,才能取得很好的疗效。当归、白芍相须配伍,增强补血养血之功;桂枝与细辛相须配伍,增强温阳散寒通经之效;甘草与大枣用量比例关系是1：10,益气化血缓急,以治气虚。

3. 方中用药 7 味,其中补血药 2 味,即当归、芍药用量总和是 18g;辛温药 2 味,即桂枝、细辛用量总和是 18g;益气药 2 味,即大枣、甘草用量总和是 62.5g;通利药 1 味,即通草,用量是 6g。其用量比例是 3：3：10：1,从用量分析方药主治乃为肝寒血虚证。

4. 细辛不过钱之说是指散剂,而不是指煎服,本方中细辛用量 3 两,需入水久煎,细辛在汤剂中煎煮 30 分钟,黄樟醚因挥发含量仅相当于原药材的 2%,这个浓度不足以产生毒性,这也印证了细辛不可过钱是指入散剂的说法。方后注"以水八升,煮取三升",去其毒性,而取其味辛气温,禀阳升之性,辟除风寒湿邪的功效。

【临证加减】

血虚明显者加鸡血藤、丹参之品补血活血;气虚明显者加黄芪以补气升阳,瘀血较著者加姜黄、桃仁、红花、水蛭、川芎、莪术以活血化瘀;内有久寒者加附子、吴茱萸、生姜以增强活血祛寒之功;肝肾阴虚如以肝阳偏亢为主者则加天麻、钩藤、白蒺藜、蔓荆子以平肝息风,若以肾阴虚为主者则加熟地黄、山药、枸杞子、山茱萸滋肾阴;痰湿郁甚者加半夏、天麻、白术、茯苓以化痰除湿;疼痛甚者加蜈蚣、地龙、全蝎以增强止痛效果。

【医案】

1. 痛经案

患者某,女,30 岁。2006 年 8 月 12 日初诊。自述婚前即有痛经,每次月经来时,痛不可忍,吃"芬必得"等止痛药物止痛,药物亦难以见效。在某医院中药治疗半年,无明显改变。痛经时,喜热水袋敷小腹,可缓解疼痛,畏寒怕冷,手脚不温,脉细弱,舌质淡白。辨证论治:经来痛甚,得热痛减,为腹内阴寒内盛。面白无华,脉细弱,系素体血虚。手脚不温,乃气虚血涩,经脉不畅。治以温经散寒,养血通脉。方药组成:当归 12g,桂枝、赤芍、白芍各 12g,细辛 3g,川木通 6g,炙甘草 6g,大枣 12 枚,川芎 10g,红花 6g,鸡血藤 30g。7 剂。

2006 年 8 月 20 日二诊,痛经已明显减轻,药已对症,原方续服,前后共服21 剂而愈。半年后,月经期受凉,又感疼痛,再服原方 7 剂即愈。

医案解要:痛经祖国医学又称行经腹痛,主要是气血运行不畅所致。导致气血不畅的主要原因,或情志不舒、肝气郁结、气滞血瘀,或感受寒凉、瘀阻经络,或体质虚弱,证型并非单一,兼而有之。患者婚前即有痛经,痛经时喜热水袋敷小腹,可缓解疼痛,畏寒怕冷,手脚不温,辨证为寒凝致不荣则痛,不通则痛。本例药用以甘温之当归补血和血;桂枝温经通脉;白芍养血和营,与当归相合,补益营血,与桂枝相伍,和荣卫之气;细辛辛温,外温经脉,内温脏腑,通达表里,助桂枝温经散寒;川芎、红花、鸡血藤助当归和血通脉,为治疗痛经之要药。诸药共奏:温经散寒,养血通脉,效果明显。

2. 闭经案

患者李某,女,38 岁,2018 年 6 月 2 日初诊。主诉:月经 3 个月未行。平素手脚发凉,畏寒,汗出量少,大便量少,3 ~ 4 日一行而干燥,小便正常,气短,左膝痛,舌淡红、苔薄白,脉左沉滑、右沉微。西医诊断为继发性闭经。中医诊为闭经,辨证为血虚寒凝,兼有肾虚。治宜养血通脉,佐以补肾。方选当归四逆汤加减。处方:当归 15g,赤芍 9g,桂枝 9g,细辛 5g,通草 9g,炙甘草 6g,益母草 30g,怀牛膝 30g,鸡血藤 30g,生姜 15g,14 剂,日 1 剂,水煎取汁 400mL,早晚温服。药尽二诊:服用上方 4 剂,月经即行,但有血块,下肢发凉,夜眠醒后难以入眠,无心烦,左膝已无疼痛,舌淡红、苔白,脉沉细。原方加吴茱萸 3g,7剂,煎服法同上。后因他病来诊,言上方服完,至今月经正常。

医案解要:本例患者主诉月经 3 个月未行,自觉手脚发冷,脉左沉滑、右沉微,此乃血虚寒凝之象,故诊为闭经。阳气不足,温煦无力,致寒凝气滞,冲任瘀阻,经血不下,故血虚闭经往往兼有血瘀,"不通则痛",故患者可见左膝痛;阴血虚于内,不能濡养血脉,则经脉不利,营卫不和,故四肢不温。治疗时,养血以治其本,同时并用活血化瘀通经之药以除其瘀。月经的产生与调节,以肾为根本。虞抟认为月经全借肾水施化,肾水既乏,则经血日以干涸。说明冲任之本在肾。故应在养血通脉之时,佐以补肾。加鸡血藤、怀牛膝舒筋活络,补肾通经,同时鸡血藤兼以补血;益母草入肝经,活血调经;生姜辛温调胃。药证合拍,故二诊 4 剂月经即行。

3. 输卵管阻塞案

患者张某,女,34 岁,初诊:2013 年 2 月 26 日。主诉:双少腹反复胀痛 1 年余。13 岁初潮,生育 2 胎,人工流产 2 次,慢性输卵管炎病史 2 年。月经周期 28 ~ 30 天,经期 5 ~ 6 天,经量中等,色红无块。常感双少腹胀痛,左侧明显,劳累后加重,伴腰骶酸痛,带下量多清稀如水,色白无异味。末次月经 2013 年 2 月 17 日。纳食尚可,眠差难寐,二便正常。舌红偏淡,边多齿印,苔薄白腻,脉细滑。2013 年 2 月 26 日体检:B 超提示:子宫未见明显异常声,可见左则输卵管增粗,呈腊肠样改变。妇科检查:宫体后屈,大小正常,活动度差;双侧附件增粗、压痛。西医诊断:①输卵管积水;②慢性盆腔炎。中医诊断:妇人腹痛。辨证:寒凝胞脉,痰饮阻络,湿浊下注。治则:养血化滞,温化寒痰,除湿通络。处以当归四逆汤加味:当归 15g,桂枝 15g,白芍 10g,细辛 5g,通草 10g,大枣 10g,吴茱萸 10g,薏苡仁 30g,败酱草 10g,赤小豆 15g,皂角刺 15g,丝瓜络 10g,路路通 10g,甘草 3g。水煎服,每日 3 次,每次 250ml,每剂药煎 4 次。

二诊:2013 年 3 月 12 日。上方 10 剂后,腹痛、腰骶酸痛缓解,带下较前明显减少,眠转佳,大便偏稀。舌红润,苔薄白微腻,脉细滑。病情虽有缓解,寒湿之邪未全化解,脾虚之象显现,续守前法,再予当归四逆汤加吴茱萸 10g,薏苡仁 30g,败酱草 10g,赤小豆 15g,皂角刺 15g,丝瓜络 10g,路路通 10g,炒苍术 10g。服法同前,嘱患者服药至下次经行停药,经净后复诊。

三诊:2013 年 4 月 25 日。双少腹、腰骶已无疼痛。2013 年 4 月 13 日月经来潮,经行同前,无腰腹疼痛,纳眠可,带下正常,二便调,余无不适。舌红润,苔薄白,脉细滑。今日复查 B 超、妇检均无异常。守前方再服 10 剂,巩固疗效,服法同前。嘱患者注意休息,不宜过度劳累。

医案解要:患者慢性输卵管炎 2 年,未经系统治疗,故因调摄失宜,而反复发作。寒湿内蕴,下注胞脉,气机郁滞,导致双少腹痛,带下清稀量多。根据病情,在当归四逆汤温化寒湿、养血通络的基础上,加强化痰通络、利水化湿之品。几番治疗,使气机条达,湿浊得化,胞络通利,劣疾终得缓解。

4. 产后身痛案

患者梁某,女,33 岁。2016 年 4 月 9 日初诊。主诉:产后身痛 4 个月。现病史:患者产后 4 个月余,周身关节疼痛,畏寒怕风,四肢末端麻木欠温,腰困乏力,少气懒言,纳呆,寐差,面色无华,爪甲淡白,舌淡苔白,脉沉细。诊为产后身痛,辨证为血虚寒凝,治宜益气养血,温经散寒止痛。方以当归四逆汤加减,处方如下:黄芪 15g,当归 12g,白芍 15g,桂枝 6g,鸡血藤 15g,炙甘草 9g,通草 6g,桑寄生 15g,续断 15g,独活 12g,威灵仙 9g,防风 6g。3 剂,水煎服。药后周身痛减,肢麻减轻,精神转佳,效不更方,继服 7 剂。于 2016 年 4 月 19 日复诊时已无身痛及肢麻症状,精神佳,纳可,面色淡红,但仍感乏力,寐差,嘱患者口服归脾丸调理善后,连服 1 个月。3 个月后回访,告知已恢复正常。

医案解要:产后身痛亦称"遍身痛""产后关节痛",是指妇女在产褥期内,出现肢体、关节酸痛、麻木、重着,或关节活动不利,甚至关节肿胀者。本例患者处于产褥期这个特殊的生理时期,此时期的病机特点是"多虚、多瘀"。产后身痛主要是由于产后血虚,筋脉失养以致风寒湿邪乘虚而入,稽留关节、经络所致。本病属于痹症范围,但以虚证为多,故治则上扶正祛邪;治法上以益气养血,滋补肝肾为主,适当配伍祛风散寒之品,不宜用峻剂再损血气。此患者关节疼痛,畏寒怕风,四肢末端麻木欠温伴腰困,乃产后气血亏虚,肝肾不足,风寒外袭所致,予当归四逆汤加味。方中黄芪、当归益气养血;白芍养血和营;鸡血藤养血通络;桑寄生、续断温补肝肾;桂枝温经通脉;通草通经脉以畅血行;细辛止痛效果虽好,但因其毒性孕产妇慎用,改用独活、威灵仙、防风祛风通络止痛;炙甘草调和诸药。诸症缓解后以扶正为要,予丸剂徐徐调之,正所谓"正气存内,邪不可干"。

5. 经期头痛案

患者徐某,女,32 岁,因经前经期头痛 1 年余,于 2015 年 10 月 25 日来我院就诊,既往月经规律,5/27 ～ 28 天,末次月经时间为 10 月 15 日,月经色暗红,伴少许血块,经量适中,无乳房胀痛,经期腰骶部酸痛,经期头痛,感寒时加重,额顶百会穴旁明显,白带量适中,色白,无异味。纳可,寐欠安(多梦),二便平。平素手足不温,晚上睡姿不当易引起腰痛,舌淡红苔薄白稍腻,脉细软。辨证为血虚症且兼顾患者有寒凝之象,故以当归四逆汤加减。处方:桂枝 10g,当归

10g、白芍 10g、细辛 10g、通草 10g、甘草 10g、大枣 10g、法半夏 10g、白术 10g、天麻 10g、丹参 6g、乌药 10g、吴茱萸 10g。共 7 剂,日 1 剂,分 2 次温服。服药后患者 11 月 17 日复诊,末次月经时间为 11 月 11 日,诉月经量稍多,色鲜红,服药后头痛症状减轻,腰酸,纳可,寐欠安,易醒,醒后难入睡,二便平。舌淡红,苔薄白,脉沉细。在原方基础上加桑寄生 10g,续断 10g,五味子 10g,远志 10g。共 7 剂,日 1 剂,分 2 次温服。12 月 16 日复诊时,诉末次月经 12 月 8 日,月经量多,色红,经期头痛明显缓解,腰酸轻,纳可,寐安,二便平,舌红,苔薄白,脉细。拟前方继服 7 剂。后患者复诊时述经期无头痛腰酸等明显不适。

医案解要:祖国医学认为,女子月经属精气藏泻相宜而出现的生理现象,若出血过多或者经期感寒则容易诱发因血虚或寒凝所致的头痛。患者初诊时述月经色暗红,伴少许血块,经量适中,无乳房胀痛,经期腰骶部酸痛,经期头痛,感寒时加重,额顶百会穴旁明显,纳可,寐欠安(多梦),二便平,平素手足不温,晚上睡姿不当易引起腰痛,舌淡红苔薄白稍腻,脉细软。此均为血虚寒凝之症,故笔者认为治疗本病主要是温经散寒,养血通脉以止痛。其中当归四逆散兼具养血温经之功,方中当归养血和血;细辛、桂枝温经散寒,温通血脉;白芍养血和营助当归补益营血;通草通经脉以畅血行;大枣、甘草益气健脾养血,调和药性;加以丹参活血通经;天麻息风止痉,可治眩晕头痛;考虑到患者平素手足不温,加以乌药、吴茱萸温经和里,补助阳气。后因患者腰酸症状明显,睡眠较差,故守原方加桑寄生、续断补益肝肾;五味子、远志安神定志,补肾宁心。全方养血兼顾散寒,为调理血虚寒凝所致经期头痛的理想方剂。当精血旺盛,则经脉荣润,寒去则经脉通,经期头痛即渐恢复正常。

6. 带下病案

患者女,22 岁,2013 年 10 月 6 日初诊。患者半年来白带量多、质稀、有腥味,月经 40～50 天一行,量少色暗,腹冷痛,腰骶酸痛,经期尤甚,四肢不温,纳少。舌淡,苔白腻,脉沉细。曾服抗生素和止带汤治疗,未见好转。辨证为血虚中寒,湿邪下注。治宜温养血脉,益气化湿止带。方选当归四逆汤加炒白术 15g、苍术 15g、炙黄芪 30g、小茴香 6g、乌药 15g、杜仲 12g、菟丝子 30g。5 剂,每日 1 剂,水煎 2 次,共取药液 600ml,分早晚 2 次温服。5 日后复诊,带已减半,腹已不痛,加芡实 15g 再服 5 剂,带下可,后去小茴香 6g,继服 5 剂巩固疗效,随访 1 年未复发。

医案解要:带下病最主要的病因是湿邪,正如《傅青主女科》曰:"带下,俱是湿证。"临床上以湿热最为常见。但本患者血虚寒湿之象明显,故用当归四逆汤养血散寒,温经通脉。炙黄芪、炒白术、苍术益气健脾利湿。杜仲、菟丝子

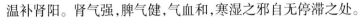

温补肾阳。肾气强,脾气健,气血和,寒湿之邪自无停滞之处。

7. 前庭大腺脓肿案

患者女,45 岁,2018 年 1 月初诊,主诉:前庭大腺脓肿反复发作半年余。现病史:患者前庭大腺脓肿反复发作,睡眠不足时易复发,伴疼痛,反复予西药抗感染治疗后可稍缓解,但时常复发,肿胀疼痛,流脓;面颊两侧、额头多发痤疮,经常口干苦,喜饮温,情志抑郁,饮食清淡,寐欠佳,入睡难,头胀,畏寒,手足凉,二便尚调。月经史:月经周期、经期尚可,量少而暗,无痛经,无血块,无腰酸,经前偶有乳房胀痛,白带正常。舌脉:舌质紫暗,苔水滑,舌底瘀,脉沉细弦。证型:肝经有寒,气滞血瘀。治法:暖肝散寒,疏肝理气,活血通络。方药:当归 16g、吴茱萸 10g、桂枝 16g、通草 6g、细辛 3g、白芍 15g、炙甘草 6g、大枣 12g、乌药 10g、延胡索 15g、大血藤 15g、败酱草 15g、香附 10g、川楝子 10g、丹参 15g、小茴香 10g,生姜 3 片,7 剂。二诊:患者药后好转,前庭大腺脓肿减小,疼痛消失,寐差、口干苦皆有好转,续前方再服 14 剂。三诊后患者症状皆有改善,续上方 7 剂巩固疗效。

医案解要:患者前庭大腺反复胀肿,因肝经绕阴器,肝经有寒,肝经寒凝气滞而成,血行不利,寒凝血瘀,日久肉腐化脓;肝经有寒,影响末梢阳气运行,故肢冷、头胀、畏寒;再者患者平素情志不畅,以致肝气郁结,故可见经前乳房胀痛,面颊两侧多发痤疮等症;肝寒气滞,木亢克土,寒湿阻碍脾胃,引起纳差等。故予以当归四逆加吴茱萸生姜汤温经散寒,加以疏肝行气、活血化瘀之香附、丹参等,使患者寒邪得散,肝郁得疏,瘀血得活。

8. 产后风案

《续名医类案·卷二十五·产后·类风》记载:萧万如治陈昌之内,首胎恃壮,当风澡体,即病发热如燎,口眼斜,喘呕有沫,面目青黄,心腹膨胀,扬手舞足,脉见弦数不鼓。曰:此肝虚自招风也,非表病也。急以姜附丸灌下,仍用当归四逆汤加入吴茱萸,两剂诸症如失。

医案解要:此案的辨证要点是"肝虚风动"。说明当归四逆汤加吴茱萸针对此病机能有效治愈。吴茱萸入肝经,去肝寒的作用非常强大,因此非此药不可。

9. 矢数道刚治疗冻疮案

患者女,27 岁,每至冬季则发冻疮,体瘦,面色黄褐而无红润,脉软弱,腹部陷没、无力,有胃内停水,并有胃下垂、食欲不振、易疲劳等症,投以上方,冻疮好转,面转红润,纳增,体稍发胖,皮肤色泽如常。

医案解要:矢数道刚用当归四逆加吴茱萸、生姜治疗手足端冷,以及末端瘀血发生冻疮者。以脉细、受寒则腹胀、腹痛者为适应证。

10. 黄煌治疗乳癖案

患者吴女士,34 岁。双乳纤维瘤 17 年间已经手术 4 次。主诉乳房胀痛的同时,还有左眼以及左眉棱骨胀痛。用柴胡桂枝干姜汤半月,一度乳房胀痛减轻,但 1 周后反复,乳房疼痛如针刺,同时口内反吐酸水,仍然用原方加生麦芽。2 周后复诊,症状没有减轻,反而怕冷,颈项部尤其明显,乳房刺痛,小腹拘急。颇感纳闷:柴胡桂枝干姜汤原来治疗心下支结,有人用来治疗乳痛也有效果。而且其中生牡蛎能软坚散结,天花粉能治痈肿,为何无效? 细细凝视患者面色,只见她虽然精神尚佳,但面色晦暗,舌暗,其脉细。这时她说乳房疼痛如针刺。我猛然醒悟,四肢厥冷、疼痛、脉细,这不正是当归四逆汤证吗? 遂处方:当归 15g、桂枝 15g、白芍 15g、北细辛 6g、生甘草 6g、干姜 10g、红枣 20g、吴茱萸 6g。服药 3 周复诊,乳房疼痛消失,左眉棱骨疼痛大减,冷感明显减轻,四肢转温,而且面色红润,又服 3 周,已判若两人。

医案解要:黄煌教授使用当归四逆汤的经验是抓住四肢厥冷、疼痛和脉细这 3 个主证。

50 黄连阿胶汤

【原文】

少阴病,得之二三日以上,心中烦,不得卧,黄连阿胶汤主之。

——《伤寒论》303 条

【释义】

本条为少阴病热化证。真阴已虚,邪火复炽。肾水亏于下,心火亢于上,心肾不得相交,故心中烦而不得卧。它与单纯的邪热或单纯的阴虚不同,所以治必兼顾,滋阴与清火同用,黄连阿胶汤为代表方剂。

【方药】

黄连四两　黄芩二两　芍药二两　鸡子黄二枚　阿胶三两,一云三挺

【煎服】

上五味,以水六升,先煮三物,取二升,去滓,内胶烊尽,小冷,内鸡子黄,搅令相得,温服七合,日三服。

【功效】

滋阴清火。

【方解】

方中黄连、黄芩既可清上焦热,又可清中、下焦热;芍药、阿胶、鸡子黄既可益阴,又可补血。成无己认为:阳有余以苦除之,黄芩黄连之苦以除热;阴不足以甘补之,鸡黄阿胶之甘以补血;酸,收也,泄也,芍药之酸,收阴气而泄邪热。吴鞠通认为是证"阴既虚而实邪正盛",并谓"邪少虚多者,不得用黄连阿胶

汤",又说此方"以黄芩从黄连,外泻壮火而内坚真阴;芍药从阿胶,内护真阴而抑阳亢。"柯琴也认为方中用芩、连以直折心火,用阿胶以补肾阴,鸡子黄佐芩、连,于泻心中补心血;芍药佐阿胶,于补阴中敛阴气。斯则心肾交合,水升火降。可见邪实正虚,阴虚阳亢是此方证的辨证关键。故此方在阿胶,芍药,鸡子黄养阴的同时,重用黄连、黄芩。

【精准辨证】

阴虚火旺,火灼伤阴,则见口干咽燥,舌质红绛少苔,或光绛无苔,甚至舌尖红赤起刺,状若杨梅,脉象细数或弦数。

【妇科临床应用】

此方原为素体阴虚,复感外邪,两三日后,邪从火化,阴虚火旺而形成的少阴热化证,现本方临床常用于热病后期,余热伤阴或阴虚火旺、心肾不交等失眠、更年期综合征、月经不调、产后恶露不尽等属于阴虚内热证者。

【不传之秘】

1. 关于黄连的用量。黄连小剂量除痞,如诸泻心汤治痞,黄连用一两;大剂量则除烦、安神,如本方所治的"心中烦,不得卧"即用四两。

2. 关于鸡子黄的用法。《伤寒论》中对黄连阿胶汤煎服法的描述是:"上五味,以水六升,先煮三物,取二升,去滓,纳胶烊尽,小冷,纳鸡子黄,搅令相得,温服七合,日三服。"刘渡舟教授在《伤寒论通俗讲话》中亦指出:用本方当注意阿胶应烊化兑入汤剂中,待汤稍冷再加入鸡子黄,此二药均不得入汤液中同煎。鸡子黄在黄连阿胶汤中应当是生用,而不是煮熟以后再入药。

【临证加减】

若夹寒者,可与四逆汤合方用之;若属于心肾虚热夹瘀者,可与下瘀血汤合方用之;若夹心肝阴血虚者,可与酸枣仁汤合方用之。

【医案】

1. 月经淋漓不尽案

患者唐某某,女,30岁。月经淋漓不止已半年许,妇科检查未见异常,血常规检查 Hb72g/L,伴心烦不得卧,惊惕不安,自汗沾衣。索其前方,多是参、芪温补与涩血固经之药,患者言服药效果不佳,切其脉萦萦如丝,数而薄疾(一息六至有余),视其舌光红无苔,舌尖红艳如杨梅。细绎其证,脉细为阴虚,数为火旺,此乃水火不济,心肾不交,阴阳悖逆之过。治应泻南补北,清火育阴,安谧冲任为法。处方:黄连10g,阿胶12g,黄芩5g,白芍12g,鸡子黄2枚。自此方服至5剂,夜间心不烦乱,能安然入睡,惊惕不发。再进5剂,则漏血已止。Hb上升至120g/L。

医案解要:本案主诉月经淋漓不止,前医囿于"气能摄血"之规,率用参、芪之品,反增火热之势。《素问·生气通天论》指出:"阴不胜其阳,则脉流薄疾,并乃狂。"病本水亏火旺,反服温燥之药,何异抱薪救火,焉能取效。心肾不交之证,肾水亏于下不能上济心火,心火反下移入胞中,逼迫经血淋漓不止。阴亏火炽,故治当壮水制火,泻南补北,交通心肾为法,投《伤寒论》的黄连阿胶汤,正与病相宜,果数剂而愈。

2. 更年期失眠案

患者乙,女,51岁,2013年11月21日初诊。月事紊乱已两年,末次月经2013年9月16日,夜寐欠佳,近两个月来更是辗转不安,夜不能寐,每每需服地西泮1～2片方能稍睡片刻,并伴烘热汗出、心烦头晕、腰酸乏力、动则心悸气短,舌红少苔,脉弦细数,妇科B超及心电图均未见异常,血性激素检测:E2为42ng/L,FSH为58IU/L,LH为44IU/L,诊断为更年期不寐,辨证属阴虚火旺、心肾不交。治以滋阴降火、清心助眠。方拟黄连阿胶汤化裁:黄连6g,阿胶12g,黄芩9g,白芍9g,炒酸枣仁15g,夜交藤15g,合欢皮15g,功劳叶15g,麦冬12g,淫羊藿12g,甘草3g,7剂,每日1剂,水煎服每日2次。二诊:夜眠明显改善,已停用地西泮,每晚睡4小时左右,心烦易怒、头面烘热症状减轻。但仍腰酸乏力、汗出明显,舌质红,苔少,脉略细数,上方去夜交藤、淫羊藿,加浮小麦30g、瘪桃干15g、续断12g,7剂。三诊:每晚能安睡6小时以上,诸症基本消失,舌质稍红,苔薄白,脉细,随证加减续服14剂。同时给予健康教育及一定的心理疏导,随访半年,夜寐尚佳。

医案解要:本案以黄连阿胶汤化裁治疗。黄连阿胶汤出自张仲景的《伤寒论》,用于邪从火化、阴虚火旺而形成的少阴热化证。方中黄连味苦、性寒,直折心火,阿胶甘平、滋阴润燥;二药配伍、滋阴补肾清心降火;白芍酸、寒,养血敛阴,配黄连增加泻火之力,配阿胶增强益水之功;黄芩泻火。本案中患者由于年过七七肾水不足,心火偏旺,水火不济,心肾不交,出现心烦不寐、烘热汗出、腰酸乏力,故予仲景黄连阿胶汤加酸枣仁、合欢皮,夜交藤宁心安神,功劳叶、麦冬滋阴除烦退虚热,全方共奏滋阴清心安神助眠之效。药症相应则收效满意。同时对于更年期妇女也要进行适当的健康教育及一定的心理疏导,解除她们由于生理功能的变化而产生的心理恐惧、精神紧张,从而有利于睡眠的改善。

3. 产后恶露不绝案

患者乙,女,32 岁,已婚,教师。因产后 3 个月余恶露不绝,于 2019 年 11 月 21 日初诊。患者 3 个多月前平安产下 1 女婴,产后阴道流血一直未净,产后 45 天就诊于某医科大学附属医院,B 超提示:①宫腔积血(盆腔内见分离暗区,宽约 3mm);②盆腔积液(直肠子宫陷凹见积液,深约 20mm);③单边内膜厚度 2mm,其内见云雾状强回声。未予治疗。就诊时患者仍阴道流血,量少色淡,失眠症重,疲劳乏力,心烦口干,腰膝酸软,无明显腹痛。舌胖暗红,脉细。中医诊断:产后恶露不绝(气阴不足,心肾不交证)。西医诊断:晚期产后出血。以补气养阴、交通心肾法治疗,方以参麦黄连阿胶汤加味。处方:黄芪 30g,太子参 15g,阿胶珠 15g,黄连 12g,麦冬 15g,生地黄 12g,五味子 l2g,酸枣仁 30g,柏子仁 15g,炙远志 10g,珍珠母 30g,甘草 6g。每日 1 剂,水煎服,每日 3 次,每次约 200ml,1 周复诊,服药期间注意休息营养,调畅情志。

二诊(2019 年 11 月 28 日):服药后睡眠明显改善,阴道流血干净 2 天。查妇科 B 超:子宫内膜厚度 4mm。舌脉如前。此诊患者告知产后 20 余天因"右侧急性乳腺炎"就诊于某人民医院,乳腺 B 超提示:①双乳符合哺乳期乳腺;②右乳头下方无回声区(范围约 50mm×28mm),考虑乳汁淤积可能;③右侧腋窝淋巴结肿大(较大者约 15mm×11mm)。诊断为急性乳腺炎,予穿刺抽脓 3 次并予抗炎治疗后脓肿消失,但穿刺处创口不愈,一直有少量淡黄清稀分泌物,仍坚持哺乳。告知服本次中药后分泌物减少,乳房溃口缩小。即查看右乳房:右侧乳房右下象限见 3 个大小不等的溃口,最大的约 0.8cm×0.8cm,创面湿润色淡红,挤压有少量清稀淡黄色无臭分泌物。上方加白及 15g,玉竹 15g,续服 1 周。

三诊(2019 年 12 月 6 日):阴道无流血,入睡时间约 6 小时,乳房无分泌物,溃口明显缩小,创面干燥,其余症状改善可。诉口干、渴,上方加石斛 15g,桃仁 12g,续服 1 周。

四诊(2019 年 12 月 17 日):阴道无流血,乳房溃口愈合,失眠等症明显好转,上方续服 1 周。1 个月后随访,以上症状好转,未复发。

医案解要:患者产后阴道流血 3 个月余属于中医的"产后恶露不绝",又称"恶露不尽""恶露不止"。西医称为"晚期产后出血",是以产后 1 ～ 2 周发病最常见,也有迟至产后 2 个月余发病者,阴道出血多为少量或中等量,持续或间断,亦可表现为大量出血,常因失血过多导致贫血或失血性休克,危及产妇的生命。陈无择认为血崩不是轻病，况产后有此，是谓重伤。患者产后恶露不绝，结合相关检查排除宫腔残留及感染征象。中医认为妇女产时耗散阴血，产后哺乳，加之产后恶露不绝，使阴血耗伤，气血大亏，气虚不摄，冲任不固，阴虚血热，血海不宁，使产后恶露不绝3个月余。正如《妇人大全良方》所述：夫产后恶露不绝者，由产后伤于经血，虚损不足……故令恶露淋沥不绝也。肾阴亏虚无以上济心火，心肾不交导致严重失眠。又因气血亏虚，血亏不生肌，故乳房穿刺溃口处不愈合。余症均为气阴大亏、心肾不交的征象。导师应用交通心肾法，灵活运用"参麦黄连阿胶汤"益气固摄、养阴清热、宁心安神为主，使患者恶露不绝、严重失眠、乳房溃口均治愈，可谓一箭三雕。分析治疗思路如下：①患者因产后失眠严重，以治疗失眠症为先，参麦黄连阿胶汤清热除烦、宁心安神，使睡眠得安；②因方中重用黄芪大补元气，固冲止血，如《神农本草经》记载：黄芪补虚，黄芪可治一切气衰血虚之症，加之阿胶珠、五味子滋阴养血止血，黄连清心火，冲任伏热得清，所以恶露得止，精妙之处在于全方中未专用止血药而达到止血效果；③方中重用黄芪以生肌，如清代张秉成认为黄芪之补，善达表益卫，温分肉，肥腠理，使阳气和利，充满流行，自然生津生血，故为外科疮家圣药，以营卫气血太和，自无瘀滞耳；又如清·汪昂《本草备要》中认为，黄芪可生血生肌，排脓内托，是疮痈圣药，可见黄芪生肌效果显著，故本案重用黄芪，加上其他滋阴养血药的作用，使经久不愈的乳房溃口收敛愈合。

参考文献

[1]赵慧君,孙娟,骆美成,等.桂枝加龙骨牡蛎汤分层论治妇人失血证的临床运用.广州中医药大学学报,2020.37(10):2022-2026.

[2]吴前程.桂枝加龙骨牡蛎汤验案四则.山东中医药杂志,2009,28(11):812-813.

[3]范中有,田鑫华,陈良,等.桂枝茯苓丸验案3则.国医论坛,2022,37(1):10-11.

[4]郑秋萍.中医中药治疗卵巢囊肿60例临床观察.中外医学研究,2019,17(21):118-120.

[5]魏娇娇,孙正灏,赵金远,等.《金匮要略》"血不利则为水"理论在妇科疾病治疗中的应用.亚太传统医药,2017,13(18):40-41.

[6]林丽娜,李淑萍,袁杰.经方妇科运用举隅.江苏中医药,2018,50(2):49-51.

[7]冉雪梦.当归芍药散妇科临床应用举隅.环球中医药,2019,12(1):107-109.

[8]简焕玲,陈慧玲,赵颖.当归芍药散异病同治妇科疾病医案3则.新中医,2021,53(1):4-7.

[9]朱红梅,何清湖,喻嵘,等.国医大师熊继柏运用胶艾汤加减治疗妇人下

血证举隅 . 中华中医药杂志,2021,36(5):2723-2726.

［10］曾斌,刘国伟,李大鹏,等 . 仲景妇人病用酒浅论 . 中国民族民间医药, 2016,25(15):75-76,78.

［11］刘慧聪,陈应超,徐莲薇 . 海派陈氏妇科治疗产后身痛经验 . 中医文献杂志,2018,36(3):39-42.

［12］宁飞,靳荃,李越,等 . 金匮肾气丸中附子、地黄阴阳配伍规律的研究 . 中医药临床杂志,2019,31(4):627-629.

［13］姜华清,孙玉信 . 孙玉信运用干姜人参半夏丸治疗寒性呕呃经验 . 中国民间疗法,2020,28(1):17-19.

［14］苏瑛 . 防己黄芪汤加减治疗乳腺癌术后患肢淋巴水肿的临床疗效观察 . 中医临床研究,2021,13(16):76-78.

［15］戴铭 . 班秀文医论医话集 . 北京:科学出版社,2015.

［16］陈修园 . 金匮方歌括 . 林明和,校注 . 北京:中国中医药出版社,2016.

［17］高辉远 . 蒲辅周医案 . 北京:人民卫生出版社,2005.

［18］曹颖甫 . 经方实验录 . 上海:上海科学技术出版社,1979.

［19］王付 . 王付经方使用手册:讲透260首经方 . 郑州:河南科学技术出版社, 2018.